일반인을위한치과비밀해설서

치과시크릿 ②

일반인을 위한
치과비밀 해설서

야구경기가 잘 이해되지 않으면 전문가가 해설을 해줍니다.
치과치료가 잘 이해되지 않으면 치과시크릿이 해설해 줄 것입니다.

일 반 인 을 위 한 치 과 비 밀 해 설 서

치과시크릿 ②

초판 1쇄	2016년 1월 10일
2쇄	2022년 2월 10일

지은이	조명의
발행인	김재홍
디자인	박상아, 이슬기
교정 · 교열	김현경
마케팅	이연실

발행처	도서출판지식공감
등록번호	제2019-000164호
주소	서울특별시 영등포구 경인로82길 3-4 센터플러스 1117호{문래동1가}
전화	02-3141-2700
팩스	02-322-3089
홈페이지	www.bookdaum.com
이메일	bookon@daum.net

가격	22,000원
ISBN	979-11-5622-144-9 04510
	979-11-5622-087-9 04510 (세트)

일반 인 을 위 한 치 과 비 밀 해 설 서

치과시크릿 ②

| 조명의 지음 |

차 례

본 책을 읽기 전 도서출판 지식공감 홈페이지에 있는 저자의 해설동영상을
보고 나서 읽으시길 추천합니다. 그래야 책을 이해하기가 쉬워집니다.

www.bookdaum.com

머리말

단테스 다이지가 제자들에게 이렇게 말했다.

> "〈목숨을 건다〉 딱 하나라도 좋으니까 목숨을 걸 수 있는 대상을 향해 돌진하라!"고 하면 요즘은 무척 고루한 것처럼 너희들은 생각하는데 인간으로서 이것만큼 당연한 것은 없다.　　　　　　　　 – EO 「반역의 우주」

나는 의학과 치과시크릿 책에 목숨을 걸기로 결정하였다.

치과시크릿 2편이 출판됨으로써
나는 이제 죽을 수 있는 권리가 주어졌다.

나의 실력과 진료스타일은 세계바둑계의 이세돌 수준이라고 보면 된다. 그리고 아인슈타인처럼 기존 학계의 잘못된 정보의 오류들을 바로 잡고 있는 천재이기도 하다. 이미 치과시크릿 1편에서 잇몸병의 제1원인이 세균이 될 수 없으며, 교합임을 증명했다. 2편에서는 치과에서 살릴 수 없다고 판정한 치아를 살리는 자연치아 살리기 기술, 교정, 임플란트 등에 대한 올바른 정보를 인류를 위해 공개할 예정이다.

세종대왕께서 인류 최고의 문자인 한글을 만든 건 백성들이 글을 깨닫고 똑똑해지게 하기 위함이었다. 한글처럼 인류문화유산이 될 『치과시크릿』도 일반인이 치과&의학을 깨닫게 하기 위해 쓴 것이다. 그리고 『치과시크릿』은 의학계의 실용성 없는 논문보다 훨씬 훌륭한 논문이다. 예를 들어 국내 교수 두 분이 미국SCI학술지 「임플란트 교합」에 올린 논문보다 본 책에 나온 임플란트 교합을 자연치와 똑같이 해도 문제가 생기지 않음을 증명하는 나의 실전 임상증례들이 훨씬 실용성 있는 살아있는 논문이다.

도산의 말씀

그대는 나라를 사랑하는가
그러면 먼저 그대가
건전한 인격이 되라

우리 중에 인물이 없는 것은
인물이 되려고 마음먹고
힘쓰는 사람이 없는 까닭이다
인물이 없다고 한탄하는
그 사람 자신이 왜 인물이 될
공부를 아니하는가

당신은 세상이 잘못되었다고 생각하는가?
세상이 이 모양인 것은 바꾸려고 애쓰는 사람이 없어서이다.
왜 그대 자신은 실력을 키워 세상을 바꾸려 아니하는가?

– 조명의

스펙보다는 순수한 열정이 위대함을 창조한다!

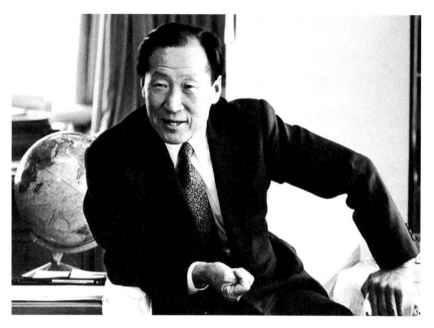

　정주영 전 현대그룹 회장님은 다 알다시피 학력이 초등학교 졸업이다. 김정일 국방위원장과 금강산 관광사업을 할 때, 김위원장이 "정회장! 북한은 교외단[서커스단]이 유명하니 호텔 앞에 교외장[서커스장]을 하나 지어 주시오."라고 말했다.

　정회장이 "그럽시다."하고 11월부터 공사를 시작했는데, 문제는 1월이 되니 기온이 영하 40도까지 떨어져 물이 얼어서 콘크리트를 만들 수가 없어 공사가 불가능했다. 정회장은 현대건설의 전 세계 공사현장에 연락을 해서 겨울에 공사를 하는 방법이 있는지를 알아보게 했다. 토목건설 분야에 세계적인 석박사급 인재들이 모두 불가능하다고 했다. 마지막으로 러시아에서도 답변이 왔는데, "러시아도 겨울에는 공사가 불가능해서 공사를 중단하고 봄이 되야 재개한다."고 했다.

　직원들이 "회장님! 불가능하다는데요."라고 하자 정회장은 "그럼 비닐하우스를 지어라!"라고 지시를 했다.

한마디 더 "아참! 그리고 2겹으로 지어라."

이렇게 해서 한겨울에 영하 40도에서도 비닐하우스 안에서 시멘트에 물을 섞어 공사를 하는 비닐하우스 공법이 창조된 것이다. 그 외에도 오백원짜리 지폐 들고 그리스와 영국을 가서 조선소를 만든 일화 등등 신화적인 이야기가 많다. 정회장님이 학력이 뛰어나서 경영을 잘했던가?

그분은 열정과 실행력이 뛰어나서 경영을 잘하신 거다.

[2015년 11월 25일 정주영 회장님의 탄생 100주년!]

이렇듯 건설분야든 의학분야든 간에 학벌과 스펙은 무의미하며 순수한 열정으로 그 모든 것을 뛰어넘을 수 있다. 본 책도 마찬가지이다. 환자를 향한 순수한 열정으로 기존의 인류의 모든 치&의학의 한계를 뛰어넘는 정보를 담고 있다.

『치과시크릿』은 인간의 열정과 우주의 기운으로 쓰였다.

사실상 이 책은 내가 쓴 게 아니다. 나는 이 정보를 인류에게 전하기 위한 특수한 사명을 가지고 태어난 존재이다.

2016년 현재에도 치&의학계에 비과학적인 미신이 난무하고 있다. 예를 들어 "세균 때문에 잇몸병이 생긴다."라든가.

EBS 인문학 특강에서 "세상을 보고 싶은 대로 보는 자는 보이는 대로 보는 자를 이길 수 없다."라는 가르침이 떠오른다. 나는 학교 교육이란 세뇌를 뛰어넘어 치&의학을 보이는 대로 썼다. 인류의 대부분은 보고 싶은 대로 보겠지만.

"If the doors of perception were cleansed,
everything would appear to man as it is, Infinite!"
인식의 문(門)이 깨끗이 닦여지면, 사람 눈에 보이는 건 오직 있는 그대로의 모습, 바로 무한일 뿐! – William Blake

영혼이 깨어있는 자만이 보이는 대로 볼 수 있다. – 조명의

우리의 삶이 힘든 건 위선자들 때문이다

기득권층은 국민을 위한다는 말뿐이고 관심도 없다.

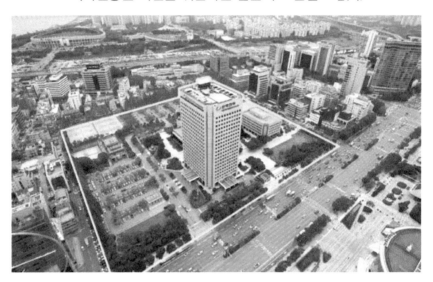

먼저 일본식민지이자 전쟁폐허였던 곳에 기적처럼 세계 5위의 위대한 자동차 회사가 있음을 자랑스럽게 생각함을 밝힌다. 이런 기적과 혜택은 박정희, 정주영 두 분의 천재 덕분이다.

요즈음 가계부채가 1,200조를 넘어 국민들이 고통받는 근본원인은 수도권[서울, 경기] 인구와 경제력 집중도가 55%이기 때문이다. 지구에서 가장 심한 집중도이다. 일본은 동경권에 30%가 살고, 프랑스는 인구 6천만 명인데 파리에 9백만 명이 살고, 독일은 8천만 명인데 수도 베를린에 3백만 명 정도 산다. 출산율 문제를 해결하려면 학제개편이 아닌 기업체 이전이 근본적 문제 해법이다. 집 문제로 빚쟁이가 되니까 애를 키울 돈이 없고 당신의 삶에 희망이 없다.

집값 문제와 출산율 저조로 인해 나라가 망해가는데, 한전부지를 대기업에 매각하는 행위에 대해 대한민국의 한 사람으로서 분노와 절망감을 느꼈다. 정치인들의 직무유기이다.

대다수 정치인들은 국민의 고통에 관심이 없다

--o

　1979년 박정희 대통령 서거 이후 2016년까지 37년 동안 7명의 대통령, 국회의원, 장관, 언론인들이 있었으나, 집값 고통에 대해 도대체가 관심이 없다. 국회의원 한 명당 예산이 1년에 6억 원이 사용되는데, 왜 국가시스템의 중대한 문제를 해결하지 않는가? 한전부지 매각발표 시 이를 반대하는 성명서나 기자회견을 하는 사람을 나는 언론에서 보지를 못했다. 교과서 문제로 야당대표가 대통령을 만나지만 의식주의 하나인 '주거' 문제에 대해서는 정작 관심이 없다.

　현대차가 모델로 삼은 폭스바겐 자동차문화단지는 볼프스부르크[인구 12만]에 있고, 벤츠의 본사와 생산건물은 인구 60만인 슈투트가르트, 전라북도 전주에 본사와 생산건물이 있는 셈이고, BMW는 모든 핵심이 인구 140만인 뮌헨, 광주광역시에 있는 셈이다. 국민소득 5만 달러에 인구 8천만 명인 선진국 독일 외에 다른 선진국들도 이렇게 국토균형개발이 잘 되어 있다. 삼성그룹 본사도 대구에 있으면 얼마나 좋을까? 기업은 당연히 수도권을 포기하지 못한다. 인재모집과 환경이 유리하니까. 제대로 된 정치인이라면 이랬어야 했다.

> "수도권 집중을 막기 위해 대기업에 매각할 수 없으며, 지상은 공원, 지하는 쇼핑센터를 만들어 한전의 부채도 갚고, 국가균형발전에도 이바지하겠다. 삼성, 현대 같은 대기업은 앞으로 40년의 여유를 줄 테니 본사를 비수도권으로 이전하고, 따르지 않는 기업은 법인세를 5% 올리겠다."

　1980년에 정치권에서 기업들을 비수도권[지방이란 단어는 한국에만 있는 몰상식한 단어임]으로 이전시켰다면 우리는 훨씬 더 행복했을 것이다.

　당신의 삶이 힘든 건 근본적, 구조적 문제는 개선하지 않고 개인에게 책임을 덤터기 씌우는 위선자가 많아서 그렇다.

　의료시스템도 구조적 문제가 많다. 환자들은 1분진료한다고 의사들에게 화를 낼 게 아니라 보험수가를 원가이하로 강제책정한 정부에게 화를 내야 옳다. 10분진료 가능하게 치료비를 올려야 한다.

의료계에도 위선자들이 많다

어떤 의사들은 환자에겐 최대한 신경치료하고 보철을 권하면서 가족에게는 신경치료나 보철을 피하고 교합치료를 하는 방향으로 치료를 한다. 치료가 필요 없거나 적은 치료로 해결할 수 있는데도 군이 치료비가 비싼 치료를 하려는 경우가 너무나 많다. 예로 신경치료해서 충분히 살릴 수 있는 뿌리만 남은 치아를 빼고 임플란트를 하는 것과 같은 경우이다.

대출기한 만기도래 안내

조○○ (고객번호 : 62○○○○60) 귀하

항상 저희 신한은행을 이용해 주셔서 대단히 고맙습니다.
고객님의 대출금(채무자) 또는 연대보증하신 대출금(연대보증인)의 약정 만기일자가 아래와 같이 도래하였음을 알려드립니다.
약정만기일이 경과하면 대출금 잔액에 대하여 높은 이율의 연체이자를 부담하시게 되오니 약정만기일 이내에 기한연장 등에 대하여 저희 영업점과 상담하여 주시기 바랍니다.

■ 대출금 내용

(단위 : 원)

대출과목	대출일자	계좌번호	약정만기	대출잔액
〈가계〉일반자금대출(유동성한도)	2014. 9. 5	110336******	2015. 3. 27	32,915,418
〈가계〉일반자금대출(만기일시)	2011. 6. 27	311052******	2015. 3. 27	330,000,000
합계 2건				362,915,418

부채 3억 6300만원

※ 이 안내장은 2015년02월16일 기준으로 작성되었습니다. 외화대출이나 파생거래약정을 체결하신 경우 대출잔액과 상환금액이 다를 수 있으므로 필히 영업점 담당자에게 확인하여 주시기 바랍니다. 본 안내장을 보시는 날 대출금이 없으신 고객님께서는 이 안내장을 폐기하셔도 됩니다.

나는 부채 3억 6300만 원의 인생고문을 당하면서도 살릴 수 있는 치아는 살렸고, 임플란트를 권하지 않았다. 다만 한 가지! 억울한 것이 있다. 왜 나처럼 자연치아를 살리고 더 어려운 치료를 하는 선량한 의사는 힘들게 살고, 환자를 속이며 과잉진료하는 의사가 돈을 더 많이 버느냐는 것이다. 그건 의료보험수가가 잘못되어서 그렇다. 신경치료처럼 치아살리는 치료를 원가 이하로 받으라고 강제지정했기 때문이다. 구조적 문제로 인해 환자도 의사도 고통받고 있다.

구조적 문제를 바꿔야 국민들이 제대로 된 의료혜택을 받을 수 있다.

인간은 세상과 외부에 의존하지 말아야 한다
자기 스스로 공부해서 세상을 살아야 한다

모르면 타인에게 당하고, 자기 자신을 지킬 수 없는 법이다. 그러므로 환자들은 치과치료 정보에 대해서 치과에 맡기지 말고 스스로 공부를 할 필요가 있다. 내가 이렇게 치과정보를 군이 책까지 써가면서 환자들과 공유하려는 이유는 딱 하나이다.

치과의료 현장에서 잘못된 치과치료나 치과에 대한 무지 때문에 척추가 틀어지고 인체균형이 무너진 경우를 너무 많이 봐서 안타깝기 때문이다. 잘못된 치과치료는 인체에 치명상을 입혀 단기적은 아니지만 장기적으로 생명을 단축시킨다. 무병장수하며 오래 살고 싶다면 잘하는 치과에서 교합과 인체균형을 맞춰야 한다.

그리고 겁도 없이 치과를 저렴한 곳을 찾는 어리석은 사람들이 있다. 그런 분들에게는 이런 말을 들려주고 싶다.

욕망이 있는 자 이용당하기 쉽다. - EO

치료비를 아끼려는 욕망이 있는 환자는 치과에 이용당하기 쉬울 뿐, 그 뒷일은 환자 본인이 책임을 져야 한다.

의학의 근본은 세포가 아니라 균형에 있다

홍길동이란 사람이 20년간 흡연을 하다가 폐암에 걸렸다면, 주원인을 담배라고 오진을 하는 경우가 많다.

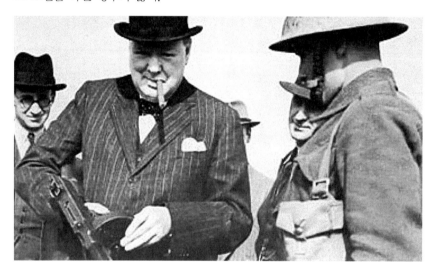

윈스터 처칠은 70년간 흡연과 음주를 과하게 하고도 왜 92세까지 살았나?
1874년에 태어나 의학기술이 낙후된 시대 사람인데도 장수했다.

1940~1945년 2차 세계대전 당시 영국 총리로서 독일군의 런던폭격 같은 극도의 스트레스 상황에서도 살아남아 업무를 잘 수행하고 장수했던 핵심은 '긍정적인 마인드'에 있었다. 처칠은 정신이 건강하니 골초 & 주당이어도 육체가 건강했다.

나는 의사로서 담배를 피워도 괜찮다는 이야기를 하려는 게 아니다. 핵심을 놓치고 있는 걸 알려주기 위해서이다.

홍길동이란 사람이 폐암에 걸린 제1원인은 담배가 아니라 스트레스이다. 스트레스로 인해 생명에너지가 감소되어 면역시스템에 균형이 깨진 것이 근본 원인이다. 홍길동은 스트레스를 많이 받아서 암세포가 발생할 상황이었는데, 담배를 피웠기 때문에 폐가 약해져서, 폐에서부터 병이 생긴 것이다.

만약 홍길동이 스트레스를 그대로 둔 채 금연을 했다면 위암에 걸렸을 것이다. 동물 중에서 권력과 서열 다툼으로 위염이 가장 많이 생기는 게 사자인 것처럼, 그는 위에서부터 병이 생겼을 것이다. 스트레스를 먼저 제어하고 그다음에 금연을 생각해봐야 한다. 만약 담배가 아니면 스트레스가 안 풀리는 사람이라면 차라리 담배를 계속 피우는 게 낫다. 물론 폐암을 걱정하면서 피우면 안 된다. 기왕 피울 거 즐거운 마음으로 피우도록 주변 사람들이 도와줘야 할 것이다. 금연을 하면 평균 13년을 더 산다고 하는데 스트레스를 다스리는 법을 익히면 그 2배인 26년을 더 살 수 있다고 본다. 윈스턴 처칠처럼 절대 긍정 마인드라면 술, 담배를 마구 즐겨도 92세까지는 살 수 있다. 스트레스를 다스리지 못하면 자기 스스로 생명을 포기하는 자살을 할 수도 있기 때문이다.

무병장수를 하고 싶다면 윈스턴 처칠처럼 긍정적이고 밝은 영혼을 가지는 것이 최우선이다. 술, 담배같은 부분적인 것은 중요치 않다. 나무만 보다가 숲을 못 보는 것이다.

만병의 근원은 스트레스이고, 치아도 그렇다
치아에 교합간섭이란 스트레스를 없앤다면
이를 닦지 않아도 치아는 절대 빠질 일이 없다

1장 세균보다 치과의사가 더 해로운 이유

환자 SGH 증례를 통해 치과의사가 왜 해로운지를 보자!

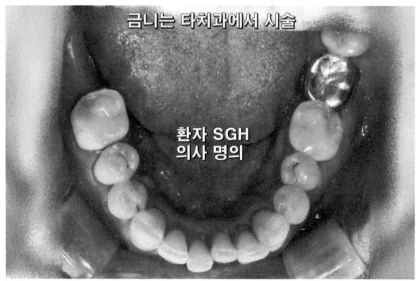

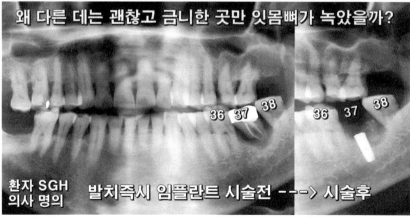

신경치료하고 보철하면 잇몸뼈가 빨리 안 좋아져서 빼고 또 임플란트하는 악순환이 생기는 경우가 많다. 근본 원인은 세균, 세포가 아니라 균형이다. 치과의사가 교합을 제대로 못 맞춰서 치아가 스트레스[교합간섭]를 받았다. 환자가 36번까지만 이를 닦고 37번은 안 닦고, 38번은 닦았을 리가 없다.

16 ▫ 치과 시크릿 2편

▎ 잇몸병은 세균이 아닌 치과의사가 발생시킨다
금니할 때 균형을 깨니까 세포에 문제가 생긴다

이런 현상을 설명하려면 교합지검사를 해보면 되는데, 좌측처럼 잇몸뼈가 다 녹아버리면 치아가 너무 흔들려서 교합지를 찍을 수 없어서 다른 환자 SSL 증례로써 설명하겠다.

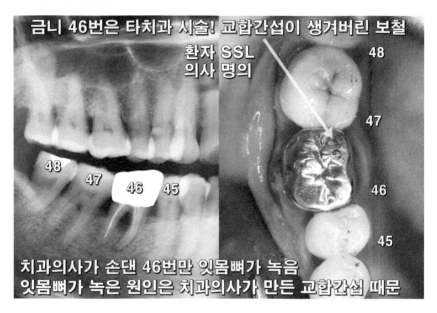

이 환자도 역시 좌측과 같이 치과의사가 손댄 치아만 잇몸뼈가 녹았다. [교합간섭에 대한 해설은 치과시크릿 1편에]

46번 치아를 치료한 의사가 문제가 있는 게, 신경치료를 뿌리 끝까지 제대로 하지 않았고 심지어 46번을 하면서 45번 치아의 옆면을 훼손시켜버렸다. 치과를 많이 다녀본 사람들은 무의식중에 느낄 것이다. 치과의사가 보철하면서 손을 댄 치아일수록 잇몸뼈가 더 빨리 망가진다는 진실을…. 그러면서 무조건 환자들에겐 이를 안 닦아서 세균 때문에 녹았다고 이야기한다. 그럼 내가 치료하는 환자들은 잇몸뼈가 얼마나 오래가는지 직접 보여주겠다.

균형[교합]이 맞으면 잇몸뼈도 안 녹는다

81세 환자 BLH를 통해 잇몸관리가 뭔지를 보여주겠다.

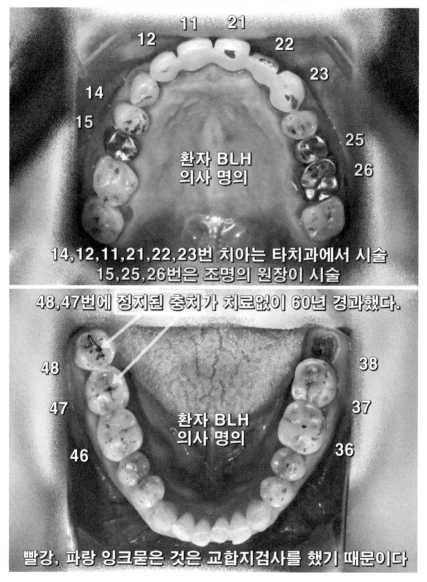

14,12,11,21,22,23번 치아는 타치과에서 시술
15,25,26번은 조명의 원장이 시술

48,47번에 정지된 충치가 치료없이 60년 경과했다.

빨강, 파랑 잉크묻은 것은 교합지검사를 했기 때문이다

충치도 경우에 따라 치료하지 않아도 정지성이 되어 괜찮다.

치아도 스트레스 관리를 하면 장수할 수 있다

81세 환자도 교합이 좋으니 잇몸뼈가 좋다.

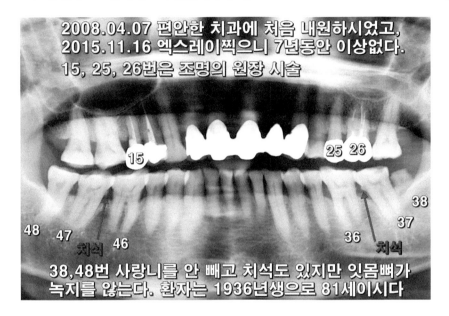

2008.04.07 편안한 치과에 처음 내원하시었고,
2015.11.16 엑스레이찍으니 7년동안 이상없다.
15, 25, 26번은 조명의 원장 시술

15
25 26
38
48 47
37
치석 46
36 치석
38,48번 사랑니를 안 빼고 치석도 있지만 잇몸뼈가
녹지를 않는다. 환자는 1936년생으로 81세이시다

2016년에 환자 나이가 81세이신데, 2012년과 2014년에는 치과에 안 오셨다. 2013년과 2015년에는 2년 만에 치과에 나오셨을 정도로 꾸준히 다니지 않으셨다는 이야기다. 그래도 아무런 문제가 없다.

> 잇몸관리에서 세균문제는 생각만큼 중요하지 않다.
> 치아에 가해지는 교합간섭이라는 스트레스를 없애면
> 치아는 절대로 빠지지 않고 장수할 수 있다. - 조명의

보험 임플란트 대상자이시지만 굳이 할 필요가 없다. 나이가 들면 당연히 치아가 안 좋아지고 임플란트를 해야 하는 게 아니라 관리를 잘하면 그럴 상황이 발생하지 않는다. 물론 어떤 치과의사를 만나느냐에 달렸다. 치과시크릿 1편에 치아를 잘 닦지 않는데도 90세가 넘어도 치아가 빠지지 않는 어르신들의 비밀을 잘 설명해 두었다.

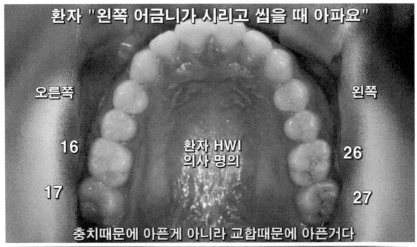

환자 "왼쪽 어금니가 시리고 씹을 때 아파요"

오른쪽 　　　　　　　　　　　　　　　　　왼쪽

16　　　　환자 HWI　　　26
　　　　　의사 명의

17　　　　　　　　　　　27

충치때문에 아픈게 아니라 교합때문에 아픈거다

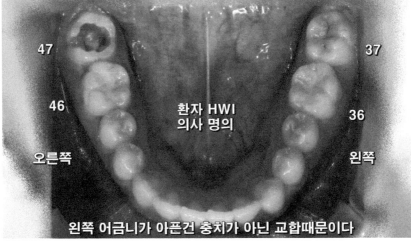

47　　　　　　　　　　　　37

46　　　　환자 HWI　　　36
　　　　　의사 명의

오른쪽 　　　　　　　　　　　　　　　　　왼쪽

왼쪽 어금니가 아픈건 충치가 아닌 교합때문이다

　가만히 있을 때나 씹을 때나 계속 아프면 그건 세균원인일 확률이 높다. 하지만 치아를 사용하지 않을 때는 괜찮다가 딱딱한 거 씹거나 뭔가 기능을 했을 때 아프다면 그건 세균병이 아닌 교합병이다. 치의학에 깨달음을 얻게 되면 치과병의 대다수가 교합병이라는 걸 이해하게 된다.

의사들도 치의학이 뭔지를 제대로 모르고 치료하고 있다. 교합이 뭔지 모르고 일한다

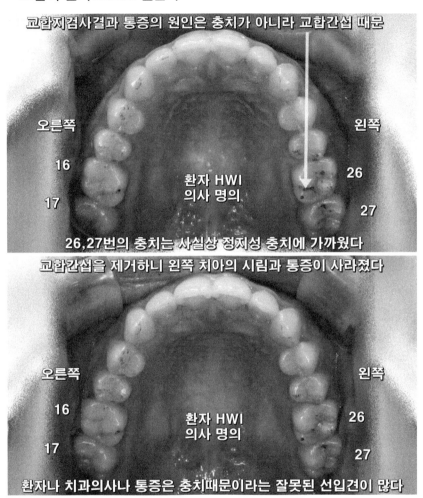

교합지검사결과 통증의 원인은 충치가 아니라 교합간섭 때문

오른쪽

16

17

환자 HWI
의사 명의

왼쪽

26

27

26,27번의 충치는 사실상 정지성 충치에 가까웠다

교합간섭을 제거하니 왼쪽 치아의 시림과 통증이 사라졌다

오른쪽

16

17

환자 HWI
의사 명의

왼쪽

26

27

환자나 치과의사나 통증은 충치때문이라는 잘못된 선입견이 많다

아팠던 26번을 충치치료 없이 교합치료 후 통증이 사라졌다. 26번 치아를 보면 빨간색으로 찍히던 교합간섭점이 사라졌다. 교합간섭은 치아에 가해지던 스트레스이다. 정지성 충치, 교합간섭에 대한 내용은 치과시크릿 1편에서 이미 해설해 놓았다.

치과에서 말하는 원인이 잘못된 경우가 많다

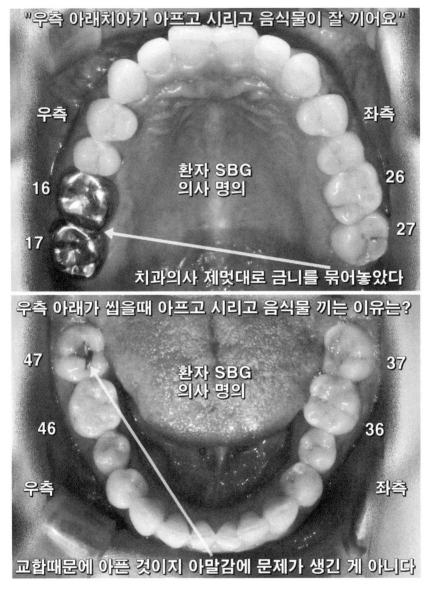

우측 아래 어금니가 불편한 건 16, 17번 금니가 근본원인이다. 금니의 교합을 못 맞춘 타치과 원장의 책임이다.

원칙은 16, 17번 금니를 뜯고 다시 해야 한다

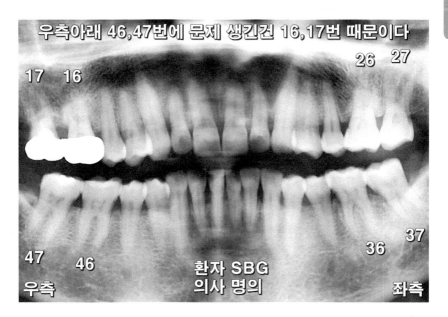

자연치아는 원래 서로 묶여 있지 않다. 타치과 원장이 묶을 필요가 없는 16, 17번을 보철로 연결하는 잘못된 치료를 해버렸다. 잇몸뼈가 약한 치아라면 몰라도 이렇게 건강한 치아를 묶는 건 치과의사가 금니의 교합을 맞추기 귀찮아서 자기 편한 데로 진료해서 환자에게 해로움을 주는 행위이다.

16, 17번 금니를 다시 해야 한다. 하지만 대부분 환자들은 의사 지시를 안 따른다. 차선책으로 교합치료를 할 수밖에 없다.

2016년 현재 한국에선 대부분의 치과의사들이 교합지검사도 안 해보고는 우측 통증의 원인이 47번 치아의 아말감 내부에 충치가 생겨서라고 오진을 한다. 좌측 사진을 보라!

아말감이 뜯어지지도 않고 충치도 없이 멀쩡하게 있다. 위에 엑스레이 사진을 보라! 아말감의 크기가 너무 작아서 신경까지 거리도 엄청나게 멀어서 아말감일 리가 없다. 치아에 금[crack] 간 게 원인이라고 오진을 한다. 어떻게 치료할까?

교합지검사 후 교합간섭을 제거하면 해결 가능

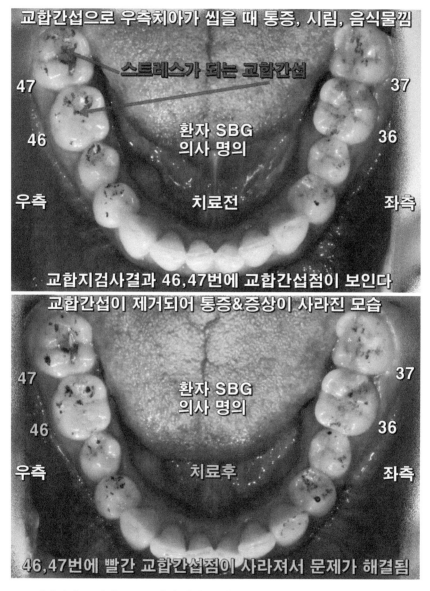

교합지검사를 하니 46, 47번에 빨간 교합간섭점이 보인다. 금니를 뜯으라 했으나 안 한다고 하셔서 교합간섭 제거 시행!

아말감이나 crack이 통증의 원인이 아니다

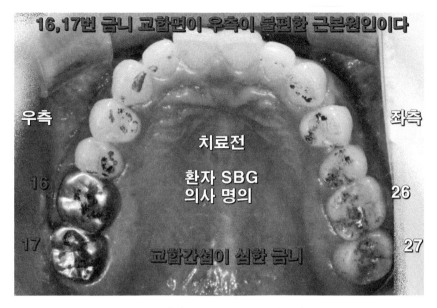

우측 어금니의 통증 & 증상의 원인이 아말감 내부의 충치이거나 치아에 금 [crack]이 가서 그렇다는 오진이 맞을 확률은 1% 미만이다. 진실을 알아내는 법이 있다.

교합지검사로 교합간섭을 찾아내서 제거해보고 나서 환자의 통증 & 증상이 사라지는지를 기다려보면 된다. 이렇게 하면 99% 이상 문제가 해결된다. 이렇게 해도 문제가 해결되지 않을 때 아말감을 제거해보거나 신경치료를 들어가면 된다.

최악의 경우는 씹을 때 아프거나 시리다는 환자의 상황을 이용해서 47번 치아를 무조건 신경치료하고 금니를 씌우려는 치아백정[의사라 부르기엔 좀…]을 만나는 것이다. 참고로 그런 치아백정들은 자기 가족들에게는 교합간섭만 제거하고, 돈벌이 대상이 되는 타인에게는 무조건 처음부터 신경치료를 권한다. 교합치료를 먼저 해보고, 안 되면 아말감 제거를 해보고, 안 되면 신경치료를 하는 순으로 치료계획을 세워야 한다.

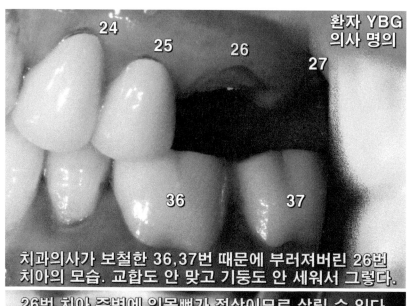

치과의사가 보철한 36,37번 때문에 부러져버린 26번 치아의 모습. 교합도 안 맞고 기둥도 안 세워서 그렇다.

26번 치아 주변에 잇몸뼈가 정상이므로 살릴 수 있다

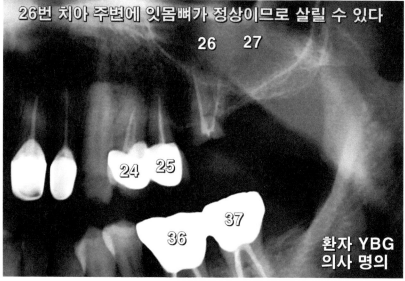

뿌리가 남았어도 살릴 수 있는 경우가 너무나 많다.

┃ 뿌리만 남은 치아도 대부분 살릴 수 있으나
┃ 빼고 임플란트하려는 치과가 너무나 많다

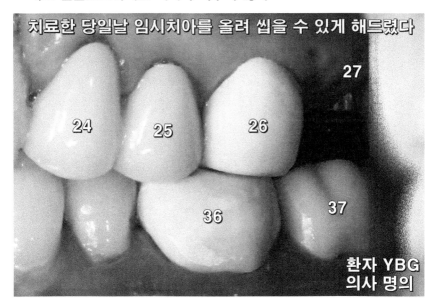

치료한 당일날 임시치아를 올려 씹을 수 있게 해드렸다

27

24 25 26

36 37

환자 YBG
의사 명의

　물론 나도 26번을 빼고 발치즉시 임플란트 수술을 할 수 있다. 하지만 그렇게 하면 환자는 26번 치아가 있는 왼쪽으로 식사를 하기까지 6달이 걸린다. 자연치아 살리기를 하면 환자는 치료 당일 씹을 수가 있고 최종보철도 6일 뒤에 끝난다.

　6달짜리 치료가 6일짜리 치료로 되는 것이다. 치료기간은 2번째 문제이고, 임플란트는 어떠한 경우에도 자연치아를 대신할 수 없다. 그 이유는 「치과시크릿 1편 2부 8장 임플란트 1절」에 자세히 설명해 놓았다. 다만 이렇게 어금니를 살려서 씹을 수 있게 하는 치료는 매우 난이도가 높으므로 치료비도 높게 받아야 한다.

양악수술은 교정치료로 99% 피할 수 있으나, 돈 or 무지 때문에 불필요한 수술이 행해진다

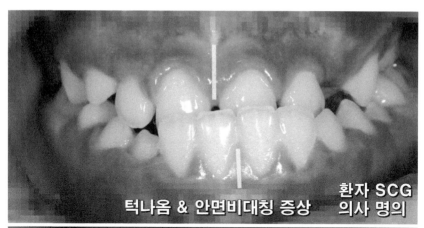

턱나옴 & 안면비대칭 증상　환자 SCG
의사 명의

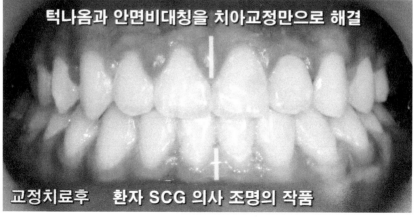

턱나옴과 안면비대칭을 치아교정만으로 해결

교정치료후　환자 SCG 의사 조명의 작품

　　교정치료 후 치아표면이 많이 누렇게 되고 손상된 것은 환자가 치아관리를 잘못해서 그렇다. 환자 SCG가 교정치료 중에 콜라를 마시고 이를 안 닦고 자는 등 무리한 행위를 많이 하였다. 그래도 나를 만나서 교정치료시기를 놓치지 않았기에 양악수술을 피할 수 있었다. 양악수술하면 3700만 원대가 나올 걸 700만 원대로 치료비를 낮춰서 다행인 게 아니라 생명이 위험한 수술을 피하게 돼서 참 다행인 것이다.

> 교수, 전문의라고 무조건 믿어선 안 된다
> 조명의 원장 말을 믿는 게 좋을 것이다

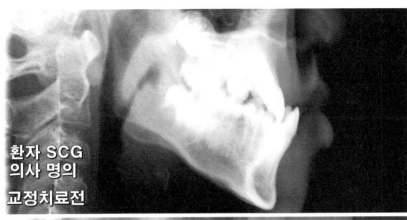

환자 SCG
의사 명의
교정치료전

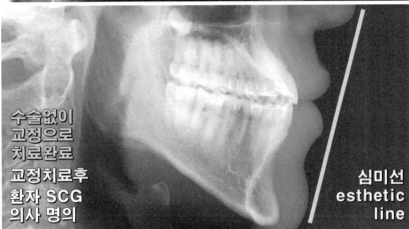

수술없이
교정으로
치료완료
교정치료후
환자 SCG
의사 명의

심미선
esthetic
line

이런 환자들도 양악수술이 필요 없다. 단, 10대 초반에 교정치료가 들어가야 한다. 그런데 치과대학병원에 있는 대학교수나 전문의라는 분들 중에 아직도 이런 환자가 왔을 때, "교정해도 안 되니 20대 돼서 양악수술해라."라고 진단하는 의사가 있다. 그 말을 믿었다간 교정시기를 놓치게 된다. 「치과시크릿 1편 2부 9장 교정」 부분에 자세히 설명해 놓았다.

07장 자연치아 살리기

여기서 말하는 자연치아 살리기란, 정상적인 신경치료와 보철로 살릴 수 있는 경우는 제외한다. [요즘은 그런 쉬운 경우에도 임플란트를 권하는 실정이다.] 치아의 상태가 매우 안 좋아서 치과의사 중 다수가 살리기를 포기한 경우에 살리는 것을 '자연치아 살리기'로 정의하겠다. – 조명의 살릴 수 있는 치아를 빼고 임플란트하려는 치과가 많아서 정말 나도 짜증이 난다. 하지만 더 크게 화가 나는 것은 자연치아를 살리려고 고생하는 선량한 원장에게 더 치료비를 낮게 책정하는 의료보험수가제도의 구조적 문제이다. 그러므로 자연치아 살리기의 비용은 임플란트보다 더 비싸게 책정되는 것이 옳다. 더 어려운 치료가 더 고가를 받아야 한다.

유시민의 『글쓰기 특강』에 보면 주장을 하면 근거가 있어야 한다고 한다. 치과의사가 "이 치아는 빼고 임플란트를 해야 합니다."라는 주장을 한다면 환자는 왜 살릴 수 없는지 그 근거를 물어봐야 하고, 의사라면 대답할 수 있어야 한다.

빼고 임플란트해야 할 경우 왜 빼야 하는지? 신경치료나 기둥을 세워서 살리는 것은 왜 불가능한지? 의사에게 물어보자! 자기 치아는 환자 자신이 지켜야 한다. 엔도[신경치료], 치주[잇몸치료], 교합. 이 3가지 치과기술이 종합적으로 융합되면 생각보다 많은 자연치아 살리기가 가능하다.

자연치아 살리기에서 환자들이 알아야 할 사항

1. 당신이 생각하는 것보다 살릴 수 있는 치아가 많다.

2. 여러 곳의 치과를 알아보고 발치를 최종 결정 하자.

3. 치료내용에 따라 비용이 임플란트보다 비쌀 수도 있다.

4. 도저히 살릴 수 없다면 발치즉시 임플란트 수술을 하자.

5. 자연치아가 교합과 여러 가지 면에서 임플란트보다 유리하다.

6. 치아 상태가 나빠지기 전에 정기검진을 잘 받자.

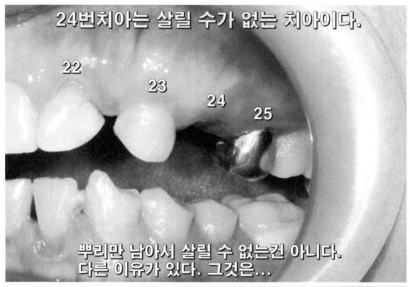

24번치아는 살릴 수가 없는 치아이다.

22

23

24

25

뿌리만 남아서 살릴 수 없는건 아니다.
다른 이유가 있다. 그것은...

기둥을 세우지 못해서 살리지 못하는 것일뿐...

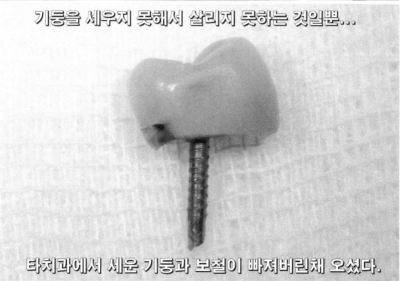

타치과에서 세운 기둥과 보철이 빠져버린채 오셨다.

치과용어로 post & core, "기둥과 중심"

보철과 잇몸뼈는 정상인데 기둥이 치아 내부에서 빠졌다.

█ 기둥 빠진 자리의 손상이 심해 살리기 불가능

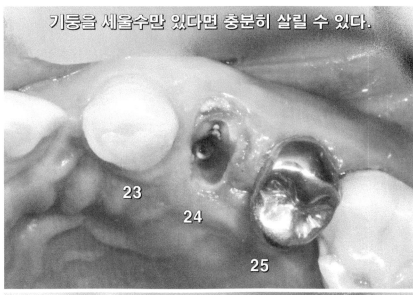

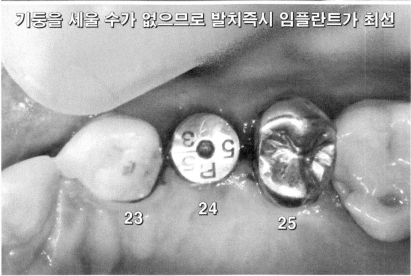

뿌리만 남아도 대부분 살릴 수 있지만, 이 경우는 기둥을 못 세우기 때문에 못 살리는 거다. 처음 치료가 중요하다.

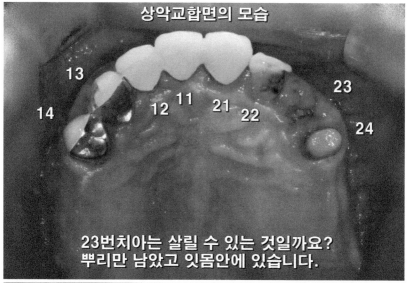

상악교합면의 모습

13
14
12 11 21 22
23
24

23번치아는 살릴 수 있는 것일까요?
뿌리만 남았고 잇몸안에 있습니다.

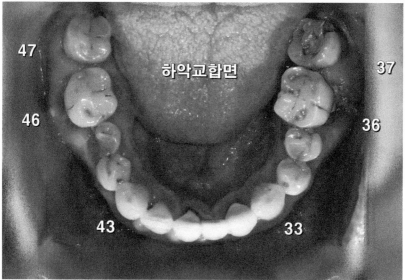

47
하악교합면
37
46
36
43
33

빼고 임플란트해야 한다는 치과도 일부 있겠지만….
과연 살릴 수 있을까?

뿌리만 남아도 충분히 살릴 수 있다

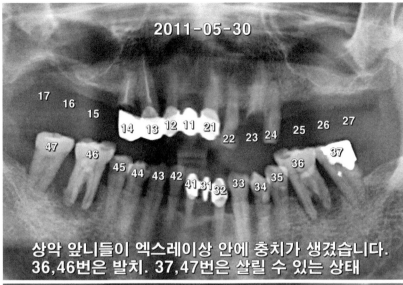

상악 앞니들이 엑스레이상 안에 충치가 생겼습니다.
36,46번은 발치. 37,47번은 살릴 수 있는 상태

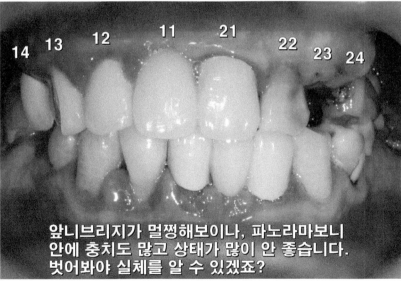

앞니브리지가 멀쩡해보이나, 파노라마보니
안에 충치도 많고 상태가 많이 안 좋습니다.
벗어봐야 실체를 알 수 있겠죠?

파노라마를 보면 14번 치아는 보철 내부가 썩어버린 걸 알 수가 있다. 보철의
내부상태를 보려면 제거해봐야 한다.

앞니 브리지를 제거한 모습

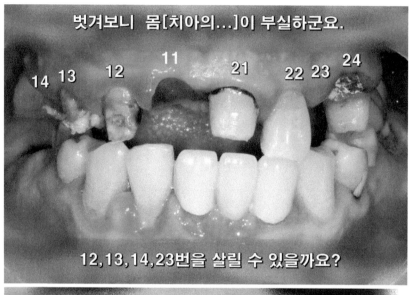

벗겨보니 몸[치아의...]이 부실하군요.

14 13 12 11 21 22 23 24

12,13,14,23번을 살릴 수 있을까요?

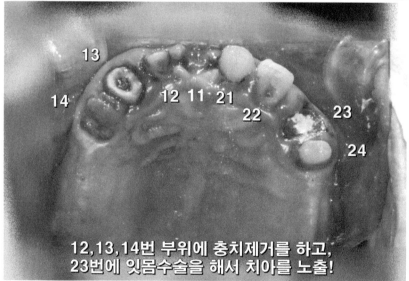

13

14 12 11 21

22

23

24

12,13,14번 부위에 충치제거를 하고,
23번에 잇몸수술을 해서 치아를 노출!

죄송합니다. 함부로 벗겨서⋯. 어쩔 수 없었습니다. 이래서 보철이나 브리지는
웬만해선 해서는 안 되는 것입니다.

신경치료하고 기둥 세우면 된다

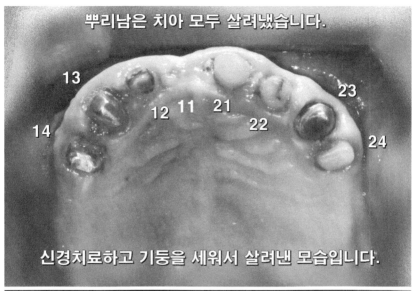

뿌리남은 치아 모두 살려냈습니다.

13
14
12 11 21
22
23
24

신경치료하고 기둥을 세워서 살려낸 모습입니다.

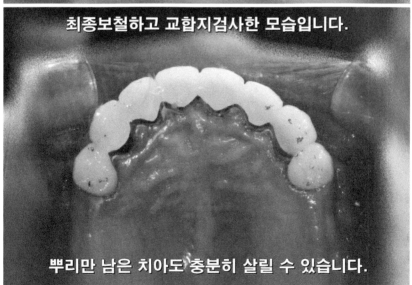

최종보철하고 교합지검사한 모습입니다.

뿌리만 남은 치아도 충분히 살릴 수 있습니다.

신경치료하고 기둥 세우고 본뜨고, 7일 뒤에 와서 끼웁니다.

이런 치료는 2회 내원, 7일 만에 끝낼 수 있습니다. 참 쉽죠?

▌ 뿌리 살린 치아 3년간 문제 없습니다

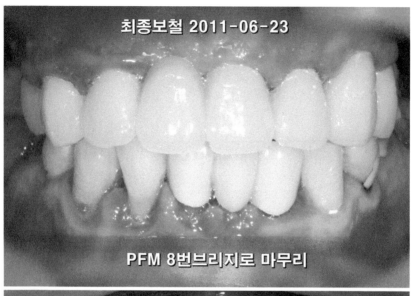

최종보철 2011-06-23

PFM 8번브리지로 마무리

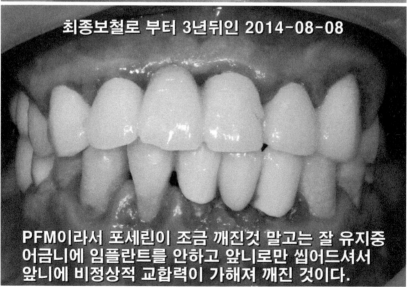

최종보철로 부터 3년뒤인 2014-08-08

PFM이라서 포세린이 조금 깨진것 말고는 잘 유지중
어금니에 임플란트를 안하고 앞니로만 씹어드셔서
앞니에 비정상적 교합력이 가해져 깨진 것이다.

앞니가 깨진 건 환자 탓이다. 어금니에 임플란트를 심으라는 의사지시를 따르지 않고 앞니로만 식사를 했기 때문이다.

| 환자가 배신하고 타치과에서 임플란트 심고 왔음

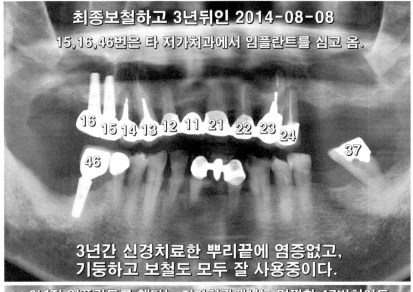

최종보철하고 3년뒤인 2014-08-08
15,16,46번은 타 저가치과에서 임플란트를 심고 옴.

3년간 신경치료한 뿌리끝에 염증없고,
기둥하고 보철도 모두 잘 사용중이다.

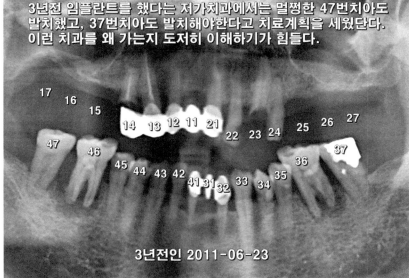

3년전 임플란트를 했다는 저가치과에서는 멀쩡한 47번치아도
발치했고, 37번치아도 발치해야한다고 치료계획을 세웠단다.
이런 치과를 왜 가는지 도저히 이해하기가 힘들다.

3년전인 2011-06-23

저가 치과에서는 쓸 수 있는 47번도 빼버렸다. 물론 잇몸이 조금 안 좋지만 그래도 한 번 사용해볼 수는 있다고 본다.

3절 자연치아 살리기가 임플란트보다 어려운 기술이다

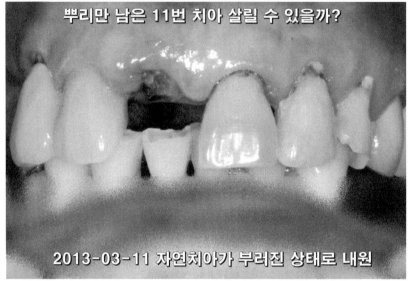

뿌리만 남은 11번 치아 살릴 수 있을까?

2013-03-11 자연치아가 부러진 상태로 내원

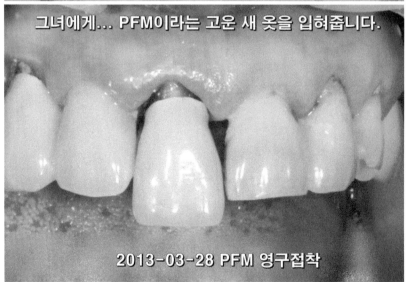

그녀에게... PFM이라는 고운 새 옷을 입혀줍니다.

2013-03-28 PFM 영구접착

살려서 보철을 장착하려는 순간이다.

치과의사가 자연치아 살리기를 기피하는 건 기술적으로 어렵고 실패율이 좀 있어서이다

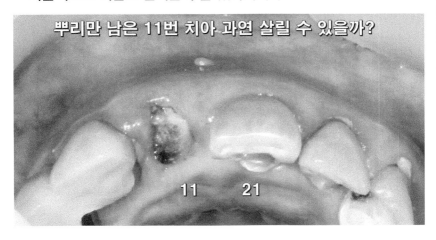

환자가 쓰다가 보철이 탈락해서 오셨습니다. 기둥을 세웠던 부분이 파절되어 버렸네요.

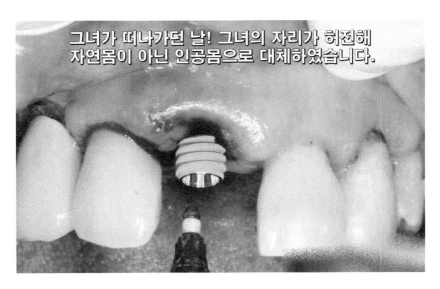

발치하고 임플란트를 심었습니다. 자연치아 살리기는 임플란트보다 더 난이도 가 높아서 치료비를 더 받아야 합니다.

4절 생각보다 살릴 수 있는 치아가 많은데, 빼고 임플란트하는 치과가 많다

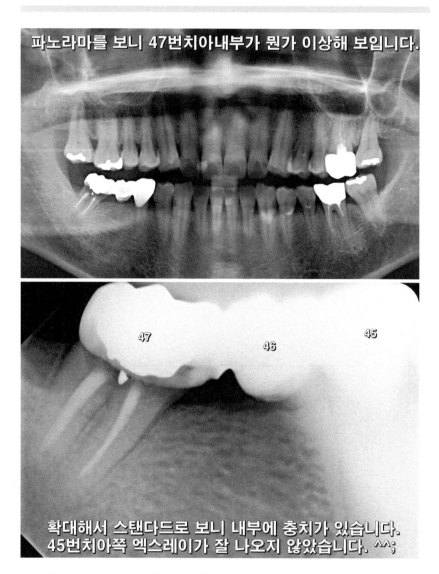

파노라마를 보니 47번치아내부가 뭔가 이상해 보입니다.

47 46 45

확대해서 스탠다드로 보니 내부에 충치가 있습니다.
45번치아쪽 엑스레이가 잘 나오지 않았습니다. ^^;

신경치료 후 기둥 & 레진하고 교합을 잘 맞췄다면….

브리지한 치아는 문제가 생기기 쉽다
처음부터 임플란트를 하는 게 좋다

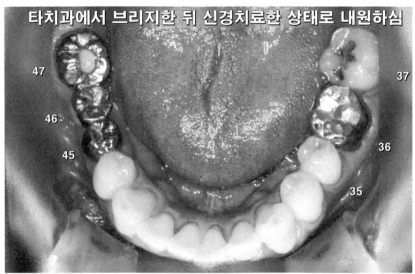

타치과에서 브리지한 뒤 신경치료한 상태로 내원하심

47
46
45
37
36
35

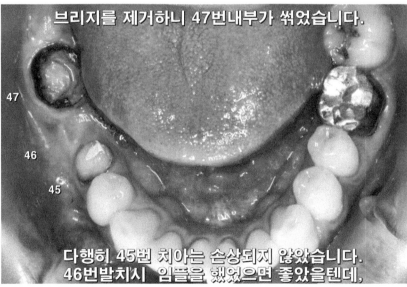

브리지를 제거하니 47번내부가 썩었습니다.

47
46
45

다행히 45번 치아는 손상되지 않았습니다.
46번발치시 임플을 했었으면 좋았을텐데,

처음부터 브리지 대신 임플란트를 해야 했다.

뿌리만 남아도 충분히 살릴 수 있다

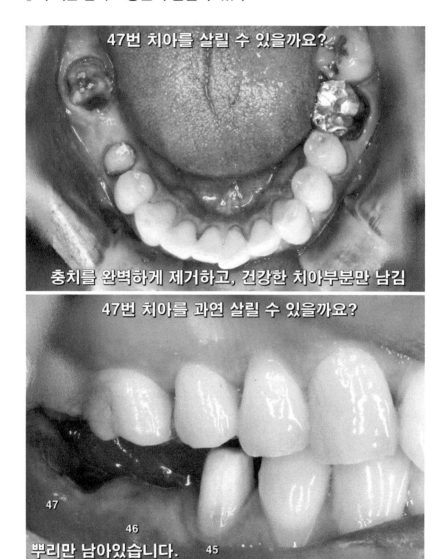

47번 치아를 살릴 수 있을까요?

충치를 완벽하게 제거하고, 건강한 치아부분만 남김

47번 치아를 과연 살릴 수 있을까요?

뿌리만 남아있습니다.

47번 치아는 도저히 살리기 힘들어 보인다. 못 살릴까???

뿌리가 튼튼하므로 충분히 살릴 수 있다. 지금껏 나는 살릴 수 있는 치아를 빼자고 말한 적이 없다.

기둥을 세우면 뿌리 남은 치아도 살린다

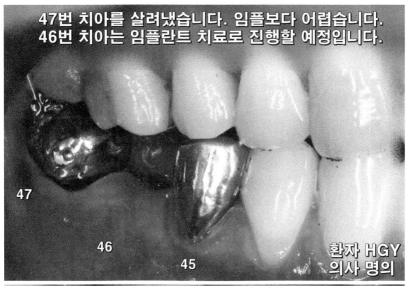

47번 치아를 살려냈습니다. 임플보다 어렵습니다.
46번 치아는 임플란트 치료로 진행할 예정입니다.

47

46

45

환자 HGY
의사 명의

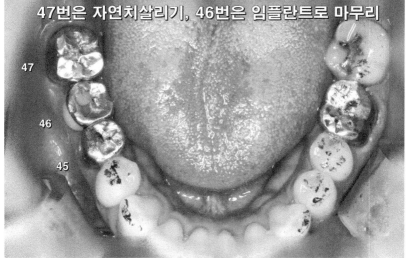

47번은 자연치살리기, 46번은 임플란트로 마무리

47

46

45

2008년 시술했으며 2014년 현재 6년째 잘 사용 중이다.

어려운 임플란트 수술보다는 난이도가 높지 않다. 많은 치과의사들이 자연치아 살리기에도 관심을 가졌으면 한다.

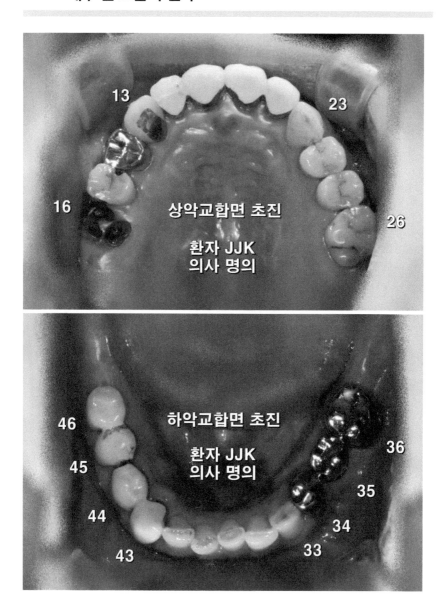

13

23

16

상악교합면 초진

환자 JJK
의사 명의

26

46

하악교합면 초진

환자 JJK
의사 명의

36

45

35

44

34

43

33

하악 어금니 좌우측에 보철이 많이 보인다.

임플란트를 안 하거나 임플란트 개수를 획기적으로 줄일 수 있다

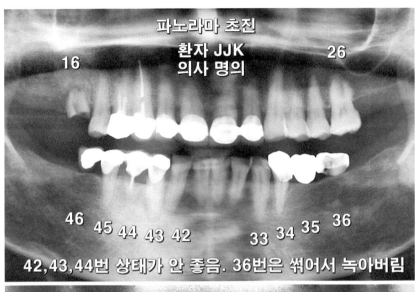

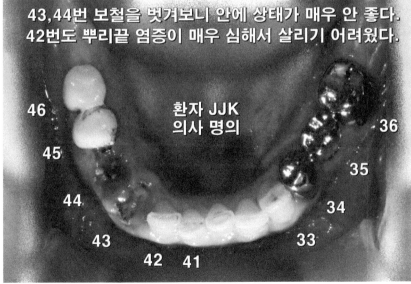

파노라마만 봐도 보철 내부가 멀쩡하지 않음을 알 수 있다.

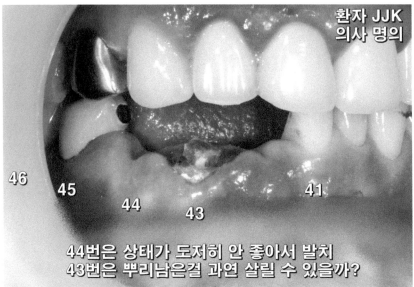

44번은 상태가 도저히 안 좋아서 발치
43번은 뿌리남은걸 과연 살릴 수 있을까?

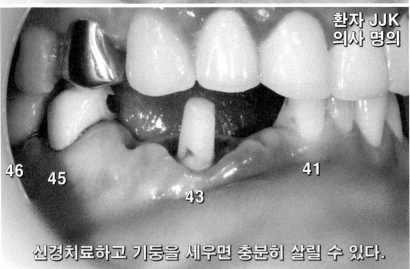

신경치료하고 기둥을 세우면 충분히 살릴 수 있다.

43번 치아는 하루에 신경치료하고 기둥 세우고 본뜨면 치료가 끝난다.

1, 2, 3, 4, 5번 치아는 살리기가 많이 어렵진 않다.

치아를 살리면 치료계획에 좋다

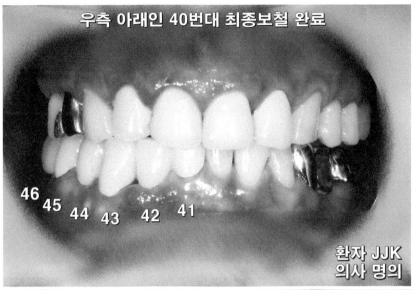

우측 아래인 40번대 최종보철 완료

46 45 44 43 42 41

환자 JJK
의사 명의

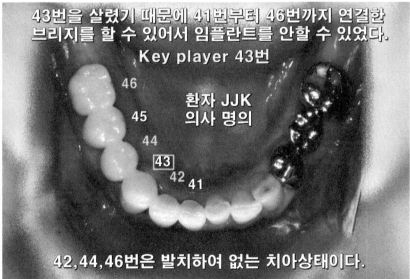

43번을 살렸기 때문에 41번부터 46번까지 연결한
브리지를 할 수 있어서 임플란트를 안할 수 있었다.
Key player 43번

46
45 환자 JJK
44 의사 명의
43
42 41

42,44,46번은 발치하여 없는 치아상태이다.

임플란트할 환자를 브리지를 해서 치료품질이 떨어지긴 했지만,
42, 44, 46번 임플란트 3개 할 비용을 줄이긴 했다.

▎ 자연치아 살리기! 매우 어려운 치과기술이다

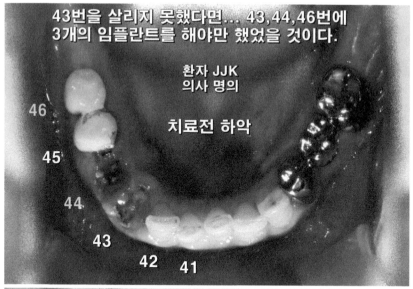

43번을 살리지 못했다면... 43,44,46번에
3개의 임플란트를 해야만 했었을 것이다.

환자 JJK
의사 명의

치료전 하악

46
45
44
43
42   41

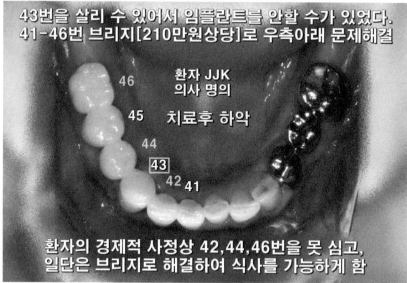

43번을 살리 수 있어서 임플란트를 안할 수가 있었다.
41-46번 브리지[210만원상당]로 우측아래 문제해결

46   환자 JJK
의사 명의
45   치료후 하악
44
43
42 41

환자의 경제적 사정상 42,44,46번을 못 심고,
일단은 브리지로 해결하여 식사를 가능하게 함

43번처럼 뿌리만 남아도 일단 빼지 말고 있어라.

살릴 수 있는 치과의사를 만날 때까지.

자연치아 살리기를 통해 치료비를 크게 절약함

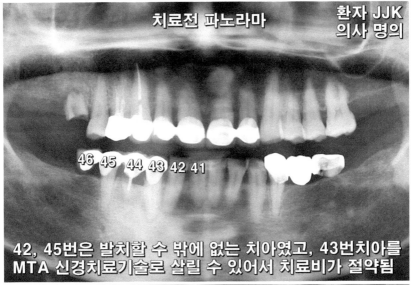

치료전 파노라마 환자 JJK 의사 명의

46 45 44 43 42 41

42, 45번은 발치할 수 밖에 없는 치아였고, 43번치아를 MTA 신경치료기술로 살릴 수 있어서 치료비가 절약됨

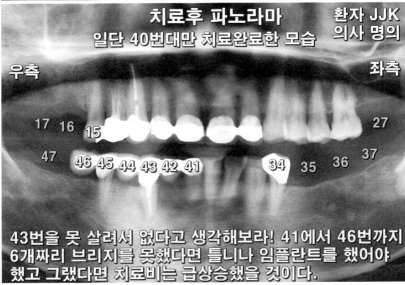

치료후 파노라마 환자 JJK 의사 명의
일단 40번대만 치료완료한 모습

우측 좌측

17 16 15 27

47 46 45 44 43 42 41 34 35 36 37

43번을 못 살려서 없다고 생각해보라! 41에서 46번까지 6개짜리 브리지를 못했다면 틀니나 임플란트를 했어야 했고 그랬다면 치료비는 급상승했을 것이다.

절약한 치료비로 가장 우선순위인 35, 36번 임플란트를 심었어야 했는데, 환자가 말을 안 듣고 임플란트를 안 한다.

6절 원칙은 빼야 하나, 살려서 버티는 경우
앞니는 이렇게 버틸 수도 있다

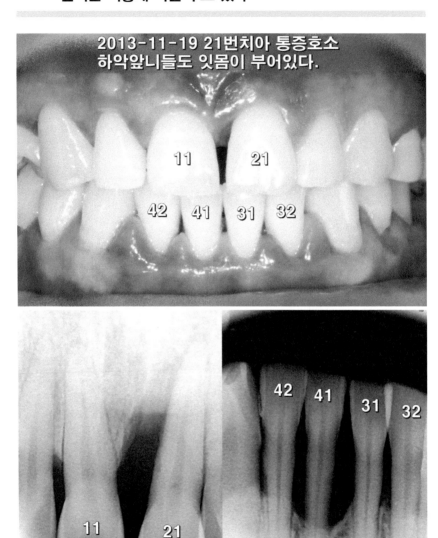

2013-11-19 21번치아 통증호소
하악앞니들도 잇몸이 부어있다.

11   21

42   41   31   32

42   41   31   32

11   21

원칙적으로 21번은 당장 발치해야하고,
41번도 많이 흔들거려 오늘, 내일 한다.

환자가 당장 임플란트할 상황이 못되면 발치하지 않고 버티는 방법도 있다

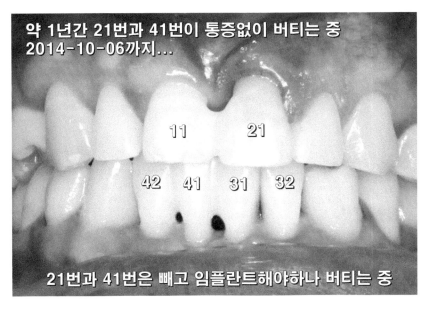

약 1년간 21번과 41번이 통증없이 버티는 중
2014-10-06까지...

11   21

42 41 31 32

21번과 41번은 빼고 임플란트해야하나 버티는 중

[2015년 4월 현재까지도 아프지 않게 버티고는 있는 중]

왼쪽의 스탠다드사진을 보면 21번은 당장 빼고 발치즉시 임플란트를 하는 게 맞으나 환자의 상황을 고려하여 일단 살려 놓았다. 언제까지 계속 쓸 수 있을지 는 누구도 장담할 수 없다. 잇몸뼈가 저 정도로 녹을 때까지 스케일링과 잇몸관 리를 안 한 환자의 책임이 매우 크다.

환자는 현재 버틸 수 있도록 시술을 해서 앞으로 정상적인 식사와 사용이 가 능하다. 이러한 치료는 하기 전에 치료결과에 대해서 치과의사가 보증할 수 없 는 치료이다.

요즘은 발치즉시 임플란트 기술이 안정화되고 보편화되어서, 발치하는 날 바 로 임플란트를 심으면 된다. 굳이 이렇게 버틴다고 잇몸뼈가 다시 좋아지기는 불 가능하다. 단지 버틸 뿐이다.

7절 신경치료에 문제가 있을 때
살리는 경우와 빼는 경우

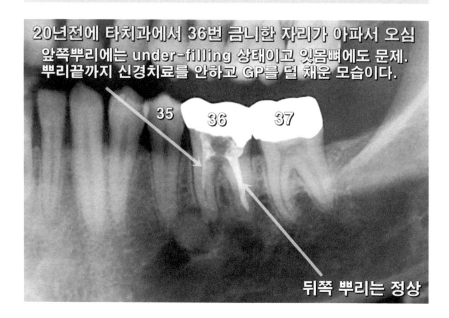

20년전에 타치과에서 36번 금니한 자리가 아파서 오심
앞쪽뿌리에는 under-filling 상태이고 잇몸뼈에도 문제.
뿌리끝까지 신경치료를 안하고 GP를 덜 채운 모습이다.

35   36   37

뒤쪽 뿌리는 정상

36번 앞쪽뿌리의 경우 신경치료가 뿌리끝까지 안 되어 있다.

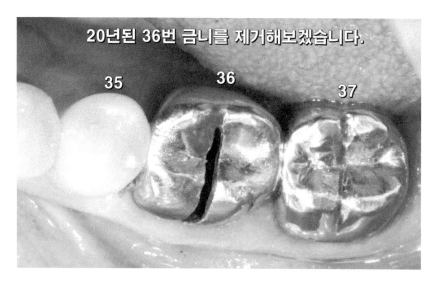

20년된 36번 금니를 제거해보겠습니다.

35   36   37

신경치료는 20년 뒤에 통증이 생길 수도 있다
신경치료 잘하고 기둥 세웠으면 이럴 일이 없다

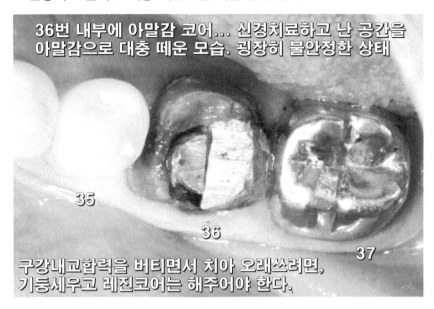

36번 내부에 아말감 코어... 신경치료하고 난 공간을 아말감으로 대충 때운 모습. 굉장히 불안정한 상태

구강내교합력을 버티면서 치아 오래쓰려면, 기둥세우고 레진코어는 해주어야 한다.

아말감 코어는 하지 말아야 할 방법이다.

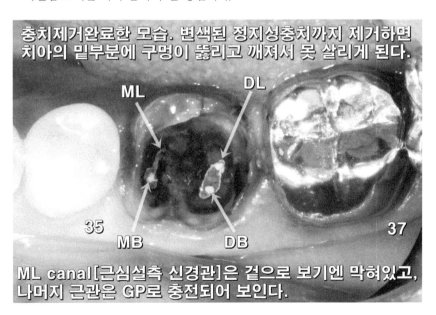

충치제거완료한 모습. 변색된 정지성충치까지 제거하면 치아의 밑부분에 구멍이 뚫리고 깨져서 못 살리게 된다.

ML canal[근심설측 신경관]은 겉으로 보기엔 막혀있고, 나머지 근관은 GP로 충전되어 보인다.

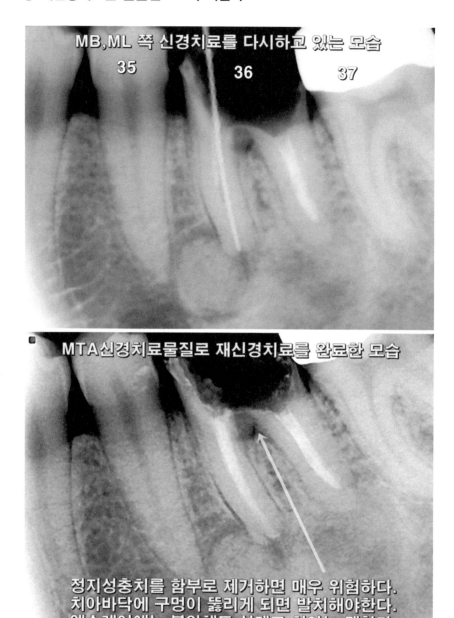

MB,ML 쪽 신경치료를 다시하고 있는 모습
35　　　　36　　　　37

MTA신경치료물질로 재신경치료를 완료한 모습

정지성충치를 함부로 제거하면 매우 위험하다.
치아바닥에 구멍이 뚫리게 되면 발치해야한다.
엑스레이에는 불안해도 실제로 치아는 괜찮다.

임플란트보다 어려운 치료이므로
치료비를 임플란트보다 더 많이 받는 게 정당하다

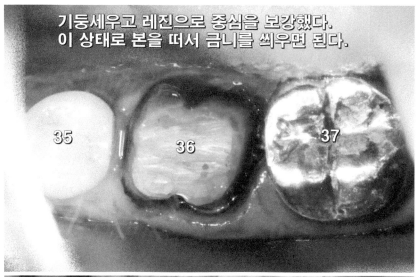

기둥세우고 레진으로 중심을 보강했다.
이 상태로 본을 떠서 금니를 씌우면 된다.

35 36 37

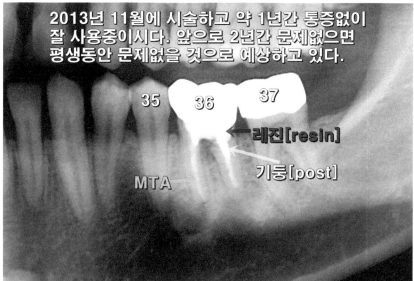

2013년 11월에 시술하고 약 1년간 통증없이
잘 사용중이시다. 앞으로 2년간 문제없으면
평생동안 문제없을 것으로 예상하고 있다.

35 36 37

레진[resin]

기둥[post]

MTA

대구치는 살리기가 어렵다. 난이도가 매우 높다.

신경치료 시기를 놓쳐서 빼는 경우

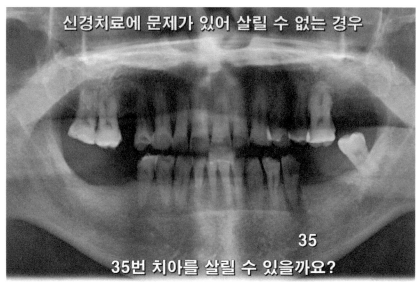

신경치료에 문제가 있어 살릴 수 없는 경우

35

35번 치아를 살릴 수 있을까요?

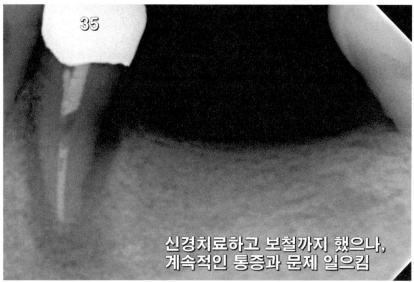

35

신경치료하고 보철까지 했으나,
계속적인 통증과 문제 일으킴

처음부터 빼야 할 치아였는데, 살리려는 욕심이 컸다.

빼야 할 치아는 처음부터 빼고 임플란트해야 한다.

35번 치아는 발치하고 임플란트했다

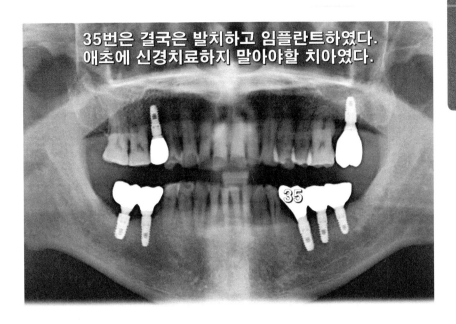

살릴 수 없는 경우에 나처럼 오진해서 신경치료하면 환자만 고생시키고 얻는게 없다. 과거엔 임플란트를 안 하고, 살리려는 의욕만 너무 앞서 이런 일이 종종 있었다. 요즘은 진단단계에서 이런 실수를 더 이상 하지 않는다. 이제는 살릴 수 있는 경우와 빼야 할 경우를 명확하게 구별할 수 있다.

만약 환자가 뿌리 끝 염증이 생겼을 때 치과를 더 빨리 찾아왔더라면 살릴 수 있었는데, 시기를 놓친 것이다.

치과의사가 자연치아를 살리기 위해 최선을 다해 노력하는 것은 맞으나 이런 경우처럼 살릴 수 없는 경우에 살린다고 환자를 고생시키지는 말아야 한다.

치과의사는 신이 아니다. 살릴 수 없는 치아는 살릴 수 없는 것이다. 안 되는 건 안 되는 거다.

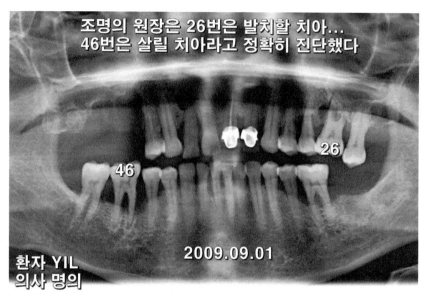

조명의 원장은 26번은 발처할 치아...
46번은 살릴 치아라고 정확히 진단했다

46

26

2009.09.01

환자 YIL
의사 명의

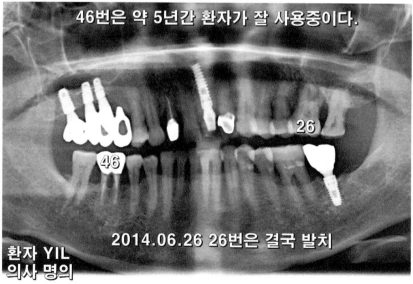

46번은 약 5년간 환자가 잘 사용중이다.

26

46

2014.06.26 26번은 결국 발치

환자 YIL
의사 명의

치아가 흔들린다고 무조건 빼야 하는 건 아니다
잇몸 & 신경치료 후 흔들림을 없앨 수도 있다

46번과 26번 치아가 흔들거려서 타치과와 환자는 빼고 임플란트를 하자고 했지만 살릴 수 있는 치아만 골라서 살렸다.

26번 치아를 살릴 수 있는가? 정답은 "아니오"

왼쪽 파노라마를 보면 26번은 잇몸뼈가 뿌리의 절반 정도 녹아있다. 치근이개부까지 녹아버린 치주염 2단계라서 살릴 수가 없다. [치주염단계는 1편에 해설] 상악대구치에서 치주염 2단계는 발치가 정답이다. 이유는 치아의 해부학적 구조 때문에 살릴 수 없는 것이다. 뿌리가 3개라서 치근이개부의 염증이 잘 빠져나오지 않는다. 이런 치아를 살리겠다고 세계 치과계의 많은 선학들이 도전했으나, 실패했다. 여기서 살린다는 기준은 대략 "잇몸치료해서 5년간 잇몸뼈를 유지해서 치아로서 제 기능을 다 하는 것"이라고 보는데, 그럴 수 없다면 빼고 임플란트를 하는 게 환자를 위해서 좋은 것이다. 그래서 나도 안 살린다. 안 되는 건 안되는 거다. 빼고 발치즉시 임플란트를 하는 게 환자를 위한 길이다.

46번 치아를 살릴 수 있는가? 정답은 "예"

하악대구치 같은 경우는 치근이개부의 잇몸뼈가 녹아버린 치주염 2단계여도 살릴 수가 있다. 해부학적 이유 때문인데 뿌리가 2개라서 치근이개부의 염증이 협측과 설측으로 원활하게 빠져나가서 건강한 상태를 유지할 수 있기 때문이다. 왜 똑같이 치아뿌리 절반이 녹았는데, 상악은 못 살리고 하악은 살릴 수 있는지 다음 쪽에서 해설하겠다.

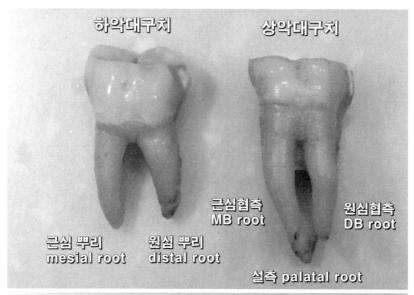

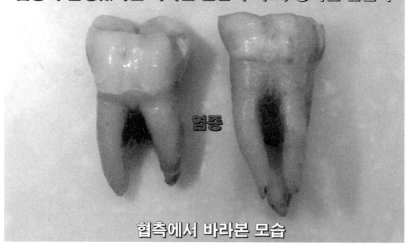

빨간 왁스가 염증조직을 표현하고 있다.

▍해부학적 구조 차이로 인해 하악이 살리기 쉽다

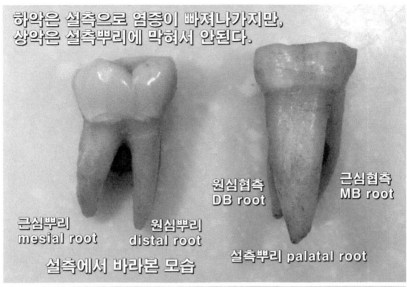

하악은 설측으로 염증이 빠져나가지만, 상악은 설측뿌리에 막혀서 안된다.

원심협측 DB root · 근심협측 MB root

근심뿌리 mesial root · 원심뿌리 distal root

설측뿌리 palatal root

설측에서 바라본 모습

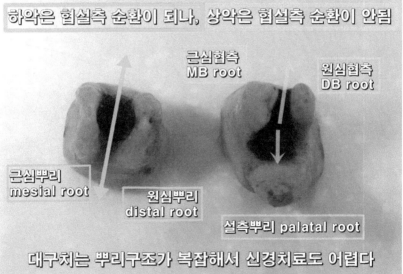

하악은 협설측 순환이 되나, 상악은 협설측 순환이 안됨

근심협측 MB root · 원심협측 DB root

근심뿌리 mesial root · 원심뿌리 distal root

설측뿌리 palatal root

대구치는 뿌리구조가 복잡해서 신경치료도 어렵다

8절 첫 번째 환자 YIL님의 경우 왜 26번은 살릴 수 없고, 왜 46번은 살릴 수 있는지 원리를 정확히 해설했다.

이 경우 26번, 46번 둘 다 발치를 해야 한다

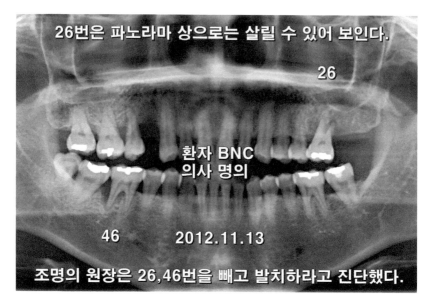

2012년에 46번 임플란트 시술했으면 뼈이식 비용 40만 원.

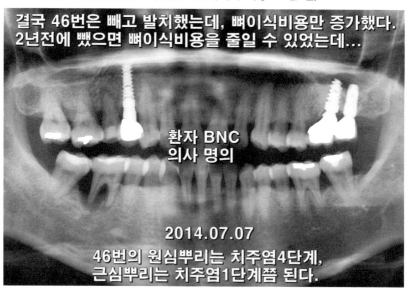

2014년에 46번 임플란트 시술했으면 뼈이식 비용 70만 원.

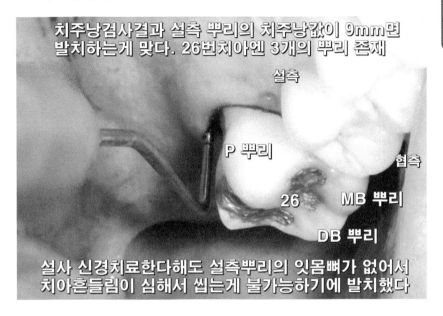

발치판정기준 = 엑스레이 & 치주낭 검사

좌측 파노라마만 보면 26번을 발치하는 건 과잉진료처럼 보인다. 그러나 절대로 그렇지 않다. 발치하고 임플란트를 하는 게 정확한 진단과 치료였다.

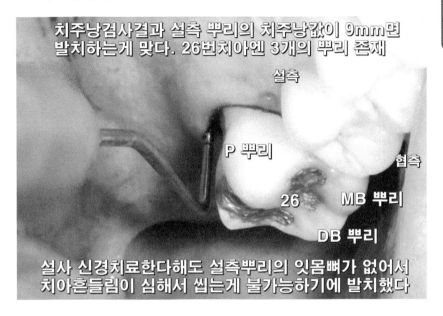

치주낭검사결과 설측 뿌리의 치주낭값이 9mm면
발치하는게 맞다. 26번치아엔 3개의 뿌리 존재

설측

P 뿌리

협측

26   MB 뿌리

DB 뿌리

설사 신경치료한다해도 설측뿌리의 잇몸뼈가 없어서
치아흔들림이 심해서 씹는게 불가능하기에 발치했다

26번 치아의 치주낭 검사결과는 발치로 나왔다. 발치하는 게 정답이다. 이런 치아 살린다고 신경치료하고 붙잡고 있으면 시간과 치료비만 낭비된다. 46번은 원심쪽 뿌리의 잇몸뼈가 많이 녹아서 발치가 올바른 진단이다. 2012년에 이미 발치하라고 진단했는데 26번은 의사 지시에 따르고, 46번은 지시에 따르지 않았다. 결국 46번은 2014년 7월에 발치하였다. 2012년에 발치했으면 뼈이식 비용을 40만 원 이내로 받으려고 했는데 이제는 70만 원은 받아야 할 정도로 뼈 상태가 안 좋아졌다. 뺄 치아를 늦게 빼면 환자만 손해이다. 근데 문제는 2016년 1월 현재 1년 반 동안 치과를 오지 않고 계신다는 것!!!

녹은 잇몸뼈는 재생되는 게 불가능하니 녹기 전에 관리해야 한다.

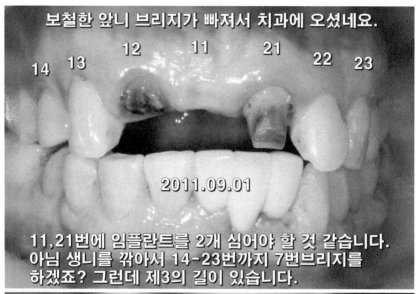

보철한 앞니 브리지가 빠져서 치과에 오셨네요.

14 13 12 11 21 22 23

2011.09.01

11,21번에 임플란트를 2개 심어야 할 것 같습니다.
아님 생니를 깎아서 14-23번까지 7번브리지를
하겠죠? 그런데 제3의 길이 있습니다.

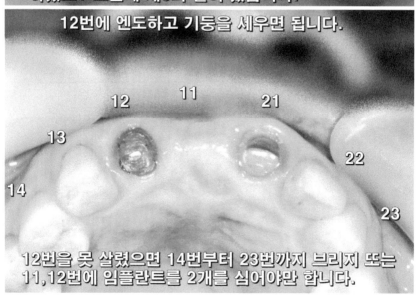

12번에 엔도하고 기둥을 세우면 됩니다.

13 12 11 21 22

14 23

12번을 못 살렸으면 14번부터 23번까지 브리지 또는
11,12번에 임플란트를 2개를 심어야만 합니다.

자연치아 살리기 기술은 환자에게 경제적으로, 치료시간 단축면으로 여러모로 유리하다

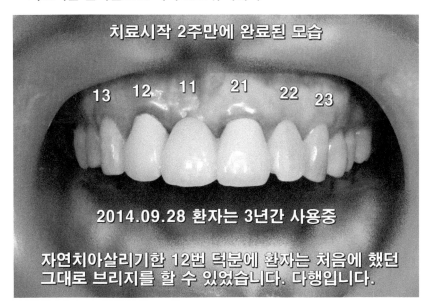

치료시작 2주만에 완료된 모습

13   12   11   21   22   23

2014.09.28 환자는 3년간 사용중

자연치아살리기한 12번 덕분에 환자는 처음에 했던
그대로 브리지를 할 수 있었습니다. 다행입니다.

원칙은 11번에 임플란트를 심고 12, 21번은 보철을 따로 하는 게 맞다. 하지만 환자의 경제적 사정도 있으므로 자연치아인 13, 22번은 건드리지 않고, 저렴하게 브리지로 마무리했다. 사실상 치과의사가 관심을 가지면 누구나 할 수 있는 시술이다. 임플란트 기본수술보다는 어렵지만, 초고난이도의 임플란트 수술보다는 할 만하다.

환자를 정말로 사랑한다면 임플란트 센터를 운영할 게 아니라, 자연치아 살리기 센터를 운영하는 게 맞을 것이다. 하도 자연치아를 살려주는 치과가 없어지는 추세라서 내가 치과 네트워크를 만들고 "자연치아 살리기 센터"를 만들어야 할 거 같다. 자연치아 살리기를 잘하고 관심 있어 하는 치과가 진정으로 환자를 사랑하는 치과이다.

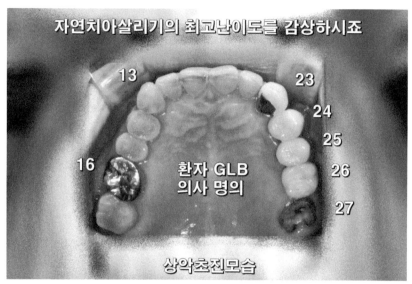

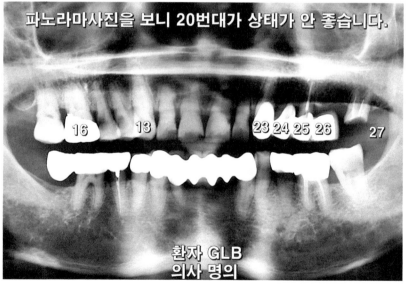

하지만 25, 27번의 뿌리와 잇몸뼈는 건강하다.

▎뿌리가 남은 치아의 경우 특히나 기둥을 세워서 살릴 수 있는 경우가 많다

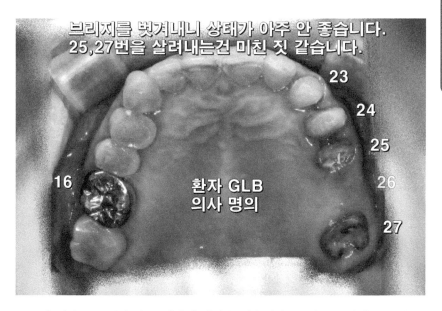

27번 치아는 뿌리만 남고 굉장히 어려운 경우이다. 25번도 뿌리만 남아있고, 아마도 대부분의 치과에서는 25, 27번을 발치하고 임플란트 3개는 심어야 한다고 진단했을 것이다. 그리고 23, 24번을 보철로 묶고 25~27번 부위는 끼웠다 뺐다하는 틀니를 했을 것이다.

물론 원칙적으로 26번에 임플란트를 심는 게 좋지만, 환자가 70대 후반이고 그 외에도 치료할 부분도 많고 빨리 식사를 하게 해드려야 할 것 같아서 살리기로 결정했다. 틀니로 밥을 씹는 것과 자연치아로 씹는 것은 하늘과 땅 차이를 넘어서서 하늘과 우주 차이쯤 된다. 틀니보다는 브리지가 낫고, 위험한 브리지보다는 임플란트가 낫다.

▍뿌리만 남아도 살릴 수 있다

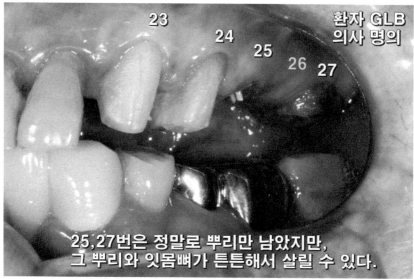

25,27번은 정말로 뿌리만 남았지만,
그 뿌리와 잇몸뼈가 튼튼해서 살릴 수 있다.

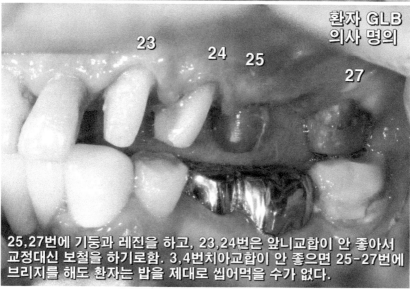

25,27번에 기둥과 레진을 하고, 23,24번은 앞니교합이 안 좋아서
교정대신 보철을 하기로함. 3,4번치아교합이 안 좋으면 25-27번에
브리지를 해도 환자는 밥을 제대로 씹어먹을 수가 없다.

 25번, 27번의 신경치료 상태에 문제가 없으므로 바로 기둥을 올리고 프렙을
한 뒤에 본을 뜨면 된다.

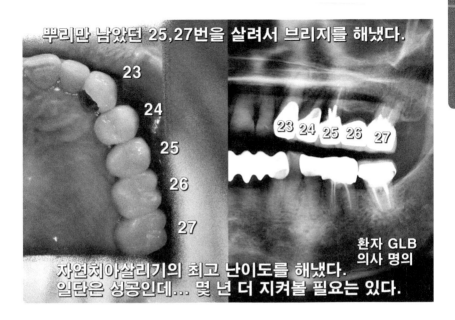

기둥을 세워서 살리면 쓸 수 있다

뿌리만 남았던 25, 27번을 살려서 브리지를 해냈다.

23
24
25
26
27

23 24 25 26 27

자연치아살리기의 최고 난이도를 해냈다.
일단은 성공인데… 몇 년 더 지켜볼 필요는 있다.

환자 GLB
의사 명의

보기에는 쉽지만 굉장히 어려운 기술이다. 일반적인 치과의사는 할 엄두를 못 내는 치료이다. 구강 내의 교합력이라는 험난한 환경에서 기둥이 부러지지 않고 버텨낼지는 아무도 장담하기 힘들다. 사실상 26번에 임플란트를 하나 심고 나서 25, 27번을 살렸으면 나도 크게 걱정이 안 되었을 텐데 이렇게 브리지를 묶어놓으니 신경이 쓰인다. 환자를 너무 생각하면서 이런 성공률이 낮은 진료를 하면 치과의사의 수명이 단축된다. 스트레스로 인해….

앞으로는 이런 치료는 안 할 예정이다. 최소 26번에 임플란트는 심어야 제대로 된 치료를 하는 것이다.

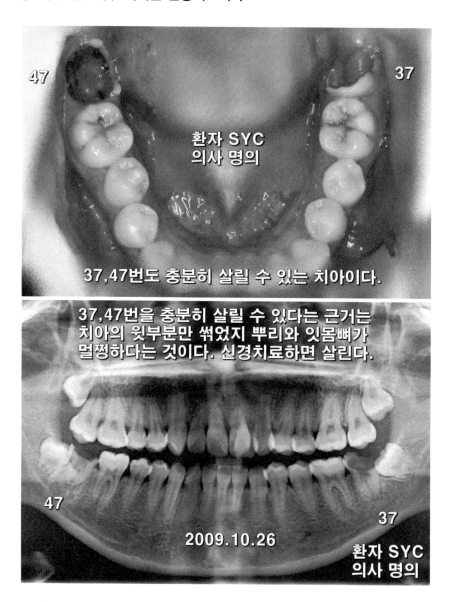

47 37

환자 SYC
의사 명의

37,47번도 충분히 살릴 수 있는 치아이다.

37,47번을 충분히 살릴 수 있다는 근거는
치아의 윗부분만 썩었지 뿌리와 잇몸뼈가
멀쩡하다는 것이다. 신경치료하면 살린다.

47 37

2009.10.26

환자 SYC
의사 명의

이렇게 뿌리만 남으면 빼야 할 거라고 생각하기 쉽지만, 파노라마를 보면 뿌리
가 멀쩡하므로 충분히 살릴 수 있다.

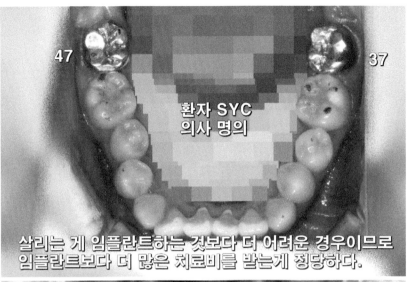

자연치아 살리기 시술 후 5년째 사용 중

치아
살
리
기

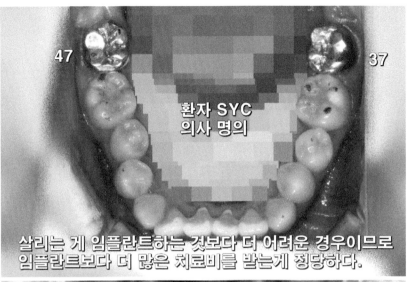

47 37

환자 SYC
의사 명의

살리는 게 임플란트하는 것보다 더 어려운 경우이므로
임플란트보다 더 많은 치료비를 받는게 정당하다.

2011.11.14 파노라마 촬영한 상태까지 이상없음.
약 2년 1개월간 사용하였으나 문제될 기미는 없다.

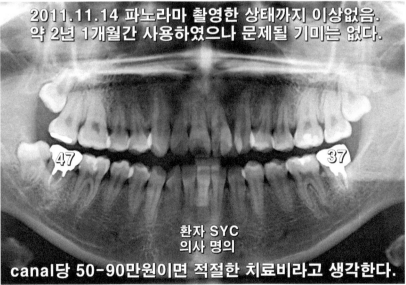

47 37

환자 SYC
의사 명의

canal당 50-90만원이면 적절한 치료비라고 생각한다.

2014년 9월 26일 환자와 통화를 했는데, "5년째 별 탈 없이 37, 47번을 잘 사용 중"이라고 한다.

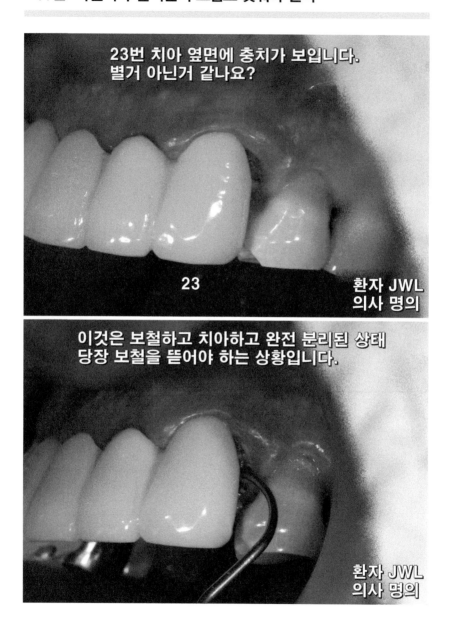

23번 치아 옆면에 충치가 보입니다.
별거 아닌거 같나요?

23

환자 JWL
의사 명의

이것은 보철하고 치아하고 완전 분리된 상태
당장 보철을 뜯어야 하는 상황입니다.

환자 JWL
의사 명의

보철을 하면 내부에 충치가 생기기 쉽다

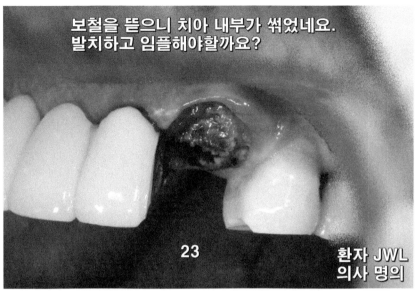

보철을 뜯으니 치아 내부가 썩었네요.
발치하고 임플해야할까요?

23

환자 JWL
의사 명의

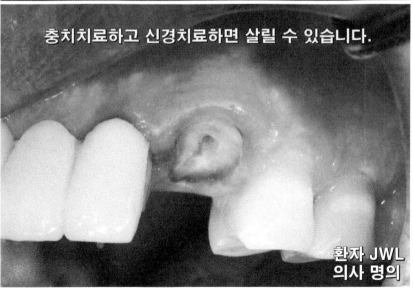

충치치료하고 신경치료하면 살릴 수 있습니다.

환자 JWL
의사 명의

▌뿌리도 기둥을 세워 충분히 살릴 수 있다

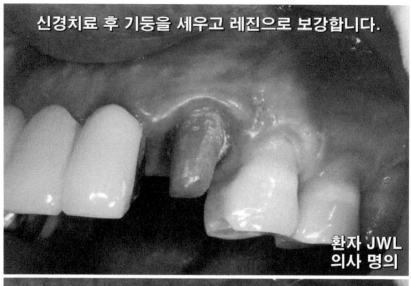

신경치료 후 기둥을 세우고 레진으로 보강합니다.

환자 JWL
의사 명의

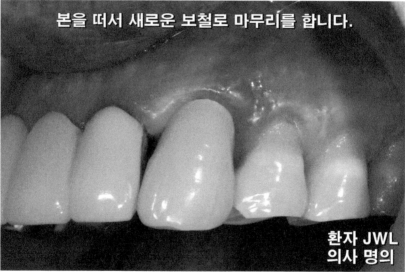

본을 떠서 새로운 보철로 마무리를 합니다.

환자 JWL
의사 명의

　뿌리만 남은 치아일수록 그 뿌리와 주변 잇몸뼈가 건강할 확률이 높아서 오히려 살릴 확률이 높다.

보철을 하면서 교합까지 제대로 해야 한다

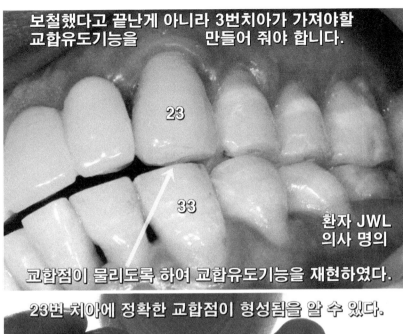

보철했다고 끝난게 아니라 3번치아가 가져야할 교합유도기능을 만들어 줘야 합니다.

23

33

환자 JWL 의사 명의

교합점이 물리도록 하여 교합유도기능을 재현하였다.

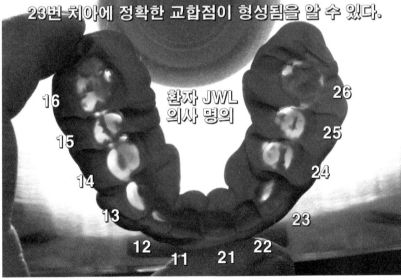

23번 치아에 정확한 교합점이 형성됨을 알 수 있다.

16 15 14 13 12 11 21 22 23 24 25 26

환자 JWL 의사 명의

3번 치아의 교합유도기능이 왜 중요한지는 「치과시크릿 1편 2부 5장 15절 환자가 씹지 못하는 이유」에 나와 있다.

08장 임플란트

임플란트보다는 발치를 방치하거나 브리지, 틀니가 부작용이 훨씬 위험하다. 임플란트 기술이 이제 안정화되었으므로 잘하는 의사를 만나면 문제가 없다. 허나! 살리기가 가능한 데 발치하고 임플란트하려는 의사, 어금니 임플란트를 물리지 않게 시술해서 환자가 씹지도 못하는데 잘못한 게 없다는 의사, 그리고 수술기술이 지나치게 보수적이라 치료기간이 불필요하게 길어지는 의사들이 생각보다 많다. 나는 임플란트수술을 시작한지 3년만에 6세대 기술까지 도달했다. 임플란트 수술환자의 100%를 혼자 해결하고 있다.

임플란트 치료 시 환자가 꼭 알아야 할 사항

1. 진단 = 자연치아 살리기는 할 수 없고 임플란트가 최선인가?

2. 수술 = 몇 세대 임플란트 기술로, 몇 회법으로 어떻게?

3. 기둥 = 한조각 기둥, 두조각 기둥, 일체형 임플란트

4. 보철 = 시멘트형, 나사형, SCRP형? 보철재료는?

5. 교합 = 어금니를 자연치처럼 물리게 하나? 교합정밀도

6. 유지 = 임플란트의 교합과 잇몸뼈를 유지시키느냐?

임플란트보다 자연치아가 먼저입니다

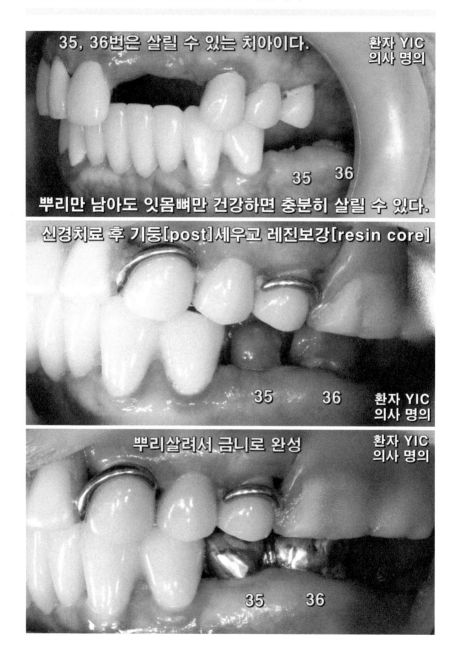

35, 36번은 살릴 수 있는 치아이다.　환자 YIC 의사 명의

35　36

뿌리만 남아도 잇몸뼈만 건강하면 충분히 살릴 수 있다.

신경치료 후 기둥[post]세우고 레진보강[resin core]

35　36　환자 YIC 의사 명의

뿌리살려서 금니로 완성　환자 YIC 의사 명의

35　36

뿌리만 남아도 살릴 수 있는 경우가 많다

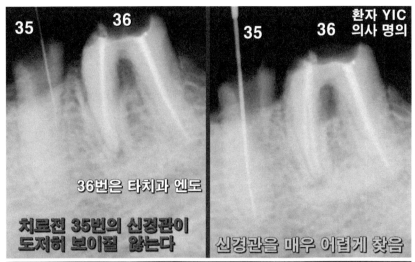

35 36

36번은 타치과 엔도

치료전 35번의 신경관이 도저히 보이질 않는다

환자 YIC 의사 명의

35 36

신경관을 매우 어렵게 찾음

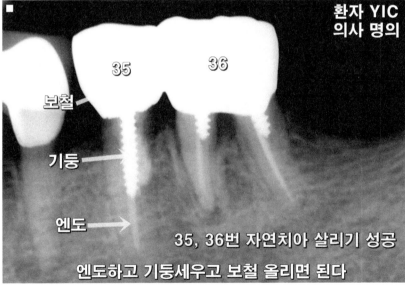

환자 YIC 의사 명의

보철

기둥

엔도

35 36

35, 36번 자연치아 살리기 성공

엔도하고 기둥세우고 보철 올리면 된다

의사는 신경치료의 보험수가가 너무 낮아서 기피하게 된다. 그리고 그만큼 어려운 치료이므로, 임플란트 & 뼈이식 치료비보다 더 고가로 받아야 한다.

치아와 임플란트는 근본부터 다르다

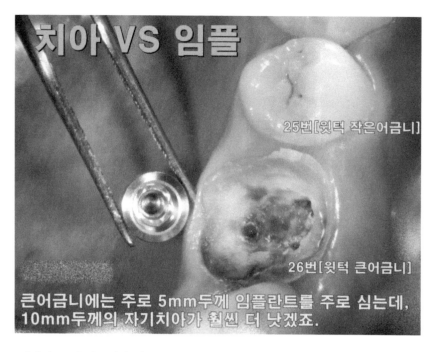

치아 VS 임플

25번[윗턱 작은어금니]

26번[윗턱 큰어금니]

큰어금니에는 주로 5mm두께 임플란트를 주로 심는데,
10mm두께의 자기치아가 훨씬 더 낫겠죠.

[실제 26번 어금니의 지름은 10mm를 넘는다.]

좌측의 직경 5.0mm짜리 임플란트와 우측의 자연치를 봐라! 대구치에 심는
임플란트가 대구치는 커녕 소구치보다 작다.

직경 5.0mm짜리 임플란트하고 대구치[큰어금니]하고의 직경을 비교해 봐라!
임플란트가 자연치 대구치를 대체해야 하는데 직경이 작아 심고 나서 탈이 날
위험성을 안고 시작하는 거다. 치료하는 치과의사도 힘들고 환자도 힘들다. 그
래서 치과의사들이 임플란트 보철을 우측사진처럼 작게 만든다. 겁이 나기 때
문이다. 물론 나는 교합면에 있어서는 자연치와 같게 만들 수 있는 기술력을 가
지고 있다.

임플란트의 크기는 기껏해야 소구치 한 개 크기보다 작은 정도이므로 보철을
올릴 때 교합을 맞추기가 힘든 것이다.

임플란트하면 씹는 면을 작게 만들어야 한다

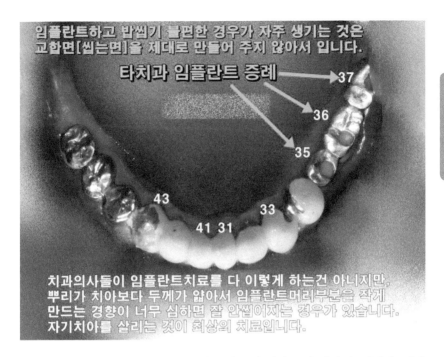

위와 같이 임플란트 보철 크기를 작게 만들면 제대로 안 씹힐 수 있지만, 치과 의사들은 겁이 나서 크게 못 만든다.

임플란트하고 나서 가장 큰 문제가 뭐냐면 수술실패가 아니라 교합문제이다. 요새는 임플란트 제품의 품질이 너무 좋아서 실패가 많이 없다. 요즘도 수술실 패가 지나치게 많다면 그건 의사가 실력이 없는 거다.

임플란트 후 가장 많은 부작용은 밥이 잘 안 씹어진다는 것이다. 왼쪽처럼 임 플란트는 자연치보다 직경이 작아서 치과의사들이 임플란트 보철을 잘 물리게 했다가 문제가 생길까 봐 겁먹고 잘 물리지 않게 만든다. 즉 교합력이라는 센 힘 을 받지 않게 만들고 씹는 면도 작게 만든다. 그러면 환자는 자연치보다는 잘 안 씹히게 된다. 그나마 잘 안 씹히면 다행인 거고 아예 안 씹히는 경우도 많다.

치아를 살리되 안 되면 임플란트 교합을 잘 맞추는 곳으로 가라!

임플란트와 자연치아의 실제 비교

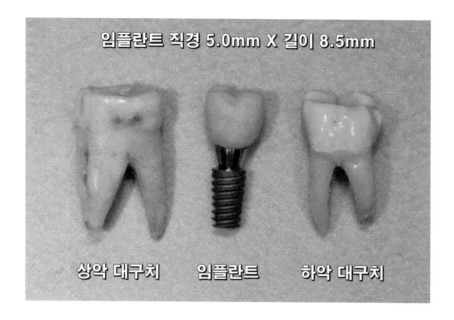

직경 5.0mm짜리와 실제로 비교한 사진이다.
자연치아보다 훨씬 크기가 작다.

근본적으로 저 작은 임플란트로 대구치를 대체하려니 치과의사 입장에서는 얼마나 힘들겠는가? 그래서 치과의사들은 임플란트 교합면을 크게 해 잘 씹히게 만들기를 주저하며 겁낸다. 씹는 면을 자연치처럼 크게 잘 씹히게 만들면 임플란트 구조체에 문제가 생길까 봐 보통 이 책 8장 5절에 나온 것처럼 제작해버린다. 임플란트는 힘을 적게 받아야 한다면서.

임플란트를 잘하는 원장님은 수술을 잘하는 원장이 아니라, 임플란트를 최대한 안 하고, 혹시 한다면 제대로 하는 원장이다. 임플란트가 가진 본래의 구조적 한계를 이겨내고 정확한 골유착과 정확한 교합을 제대로 만들 수 있는 원장이다.

임플란트는 자연치아에 비해 떨어진다

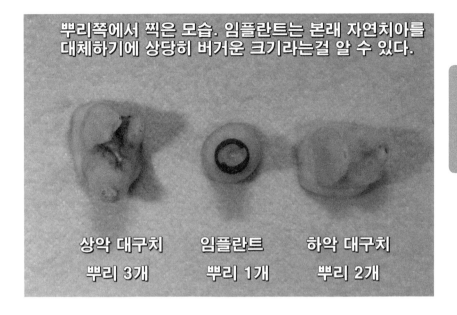

뿌리쪽에서 찍은 모습. 임플란트는 본래 자연치아를 대체하기에 상당히 버거운 크기라는걸 알 수 있다.

상악 대구치 | 임플란트 | 하악 대구치
뿌리 3개 | 뿌리 1개 | 뿌리 2개

이제 뿌리쪽에서 살펴보자. 임플란트는 뿌리가 1개지만, 상악대구치는 뿌리가 3개, 하악대구치는 뿌리가 2개이다. 뿌리에다가 그 뿌리가 지지하는 표면적까지 계산하면 자연치아 대구치가 교합력을 분산하는 능력이 훨씬 좋다.

결정적으로 임플란트는 인대가 없지만, 자연치아는 인대가 있다. 치주인대의 없고 있음이 가장 큰 차이이다. 자연치아는 흔들면 흔들린다. 그것은 치주인대가 있어서 그렇다. 치아와 잇몸뼈 사이에 인대로 연결되어 있는데, 인대가 충격흡수판 역할을 한다. 하지만 임플란트는 인대가 없다. 임플란트는 면적과 구조도 자연치보다 작은데 뼈와 직접적으로 붙어 있으면서 충격흡수판인 치주인대도 없다. 이런데도 자연치아처럼 제대로 기능하게 하려니까 치료가 힘들다.

임플란트

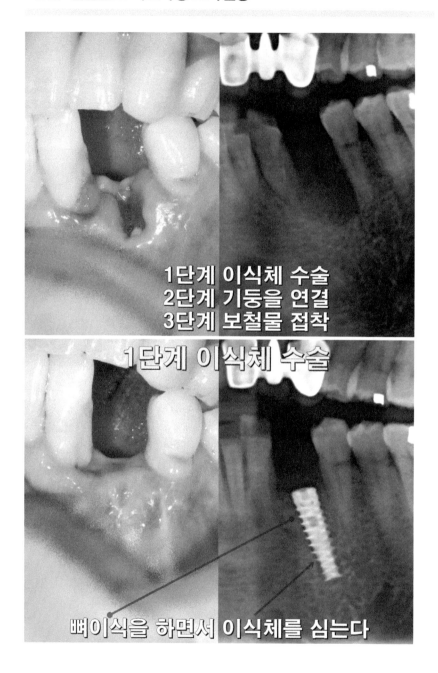

1단계 이식체 수술
2단계 기둥을 연결
3단계 보철물 접착

1단계 이식체 수술

뼈이식을 하면서 이식체를 심는다

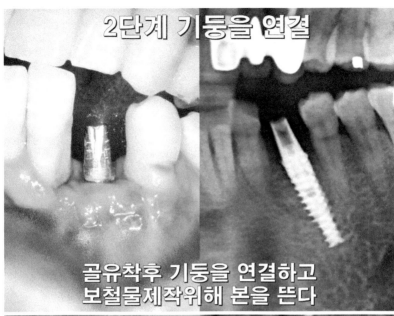

2단계 기둥을 연결

골유착후 기둥을 연결하고
보철물제작위해 본을 뜬다

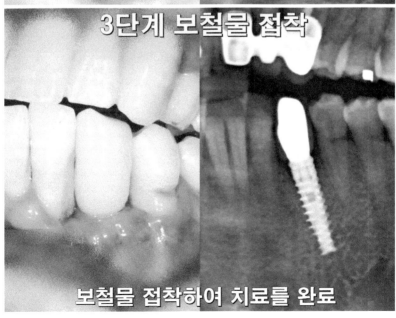

3단계 보철물 접착

보철물 접착하여 치료를 완료

브리지, 틀니, 신경치료 대신 임플란트를 한다

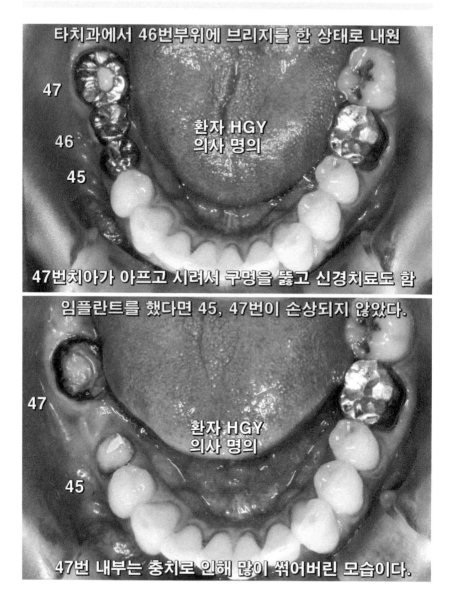

타치과에서 46번부위에 브리지를 한 상태로 내원

47

46

45

환자 HGY
의사 명의

47번치아가 아프고 시려서 구멍을 뚫고 신경치료도 함

임플란트를 했다면 45, 47번이 손상되지 않았다.

47

45

환자 HGY
의사 명의

47번 내부는 충치로 인해 많이 썩어버린 모습이다.

처음부터 브리지를 하지 않고 임플란트를 해야 했다.

틀니치료는 주변 치아를 손상시킨다

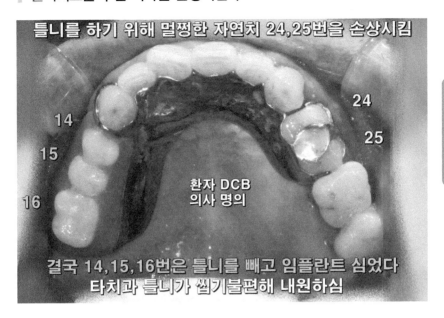

틀니를 하기 위해 멀쩡한 자연치 24,25번을 손상시킴

14
15
16
24
25

환자 DCB
의사 명의

결국 14,15,16번은 틀니를 빼고 임플란트 심었다
타치과 틀니가 씹기불편해 내원하심

신경치료로 자연치아를 살릴지 애매하면 바로 임플란트를 할 수도 있다

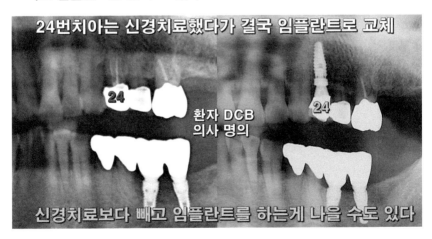

24번치아는 신경치료했다가 결국 임플란트로 교체

24
24

환자 DCB
의사 명의

신경치료보다 빼고 임플란트를 하는게 나을 수도 있다

환자 DCB는 틀니하다 손상된 24, 25번을 신경치료했다가 24번 치아에 문제 발생하여 다시 빼고 임플란트를 하였다.

4절 조명의 원장이 치아가 빠져 임플란트 치료받은 이야기

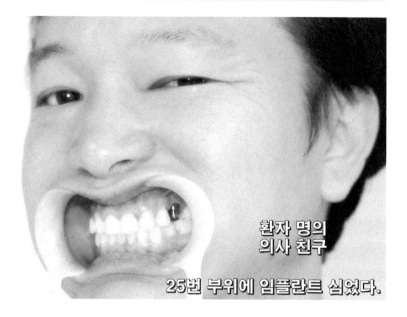

환자 명의
의사 친구

25번 부위에 임플란트 심었다.

25번 자리에 원래는 65번 유치가 빠지고 영구치가 나와야 하는데, 영구치결손이라 30년간 유치로 식사를 했다.

좀 더 버텨보려고 했는데, 65번이 먼저 빠지고, 55번도 빠지게 되어 어쩔 수 없이 임플란트를 하게 되었다.

우리 치과에 있는 임플란트 제품을 손에 들고 친구네 치과에 찾아가서 "저녁식사를 사줄 테니 공짜로 심어달라. 본뜨는 거랑 보철도 내가 다 알아서 할 테니 심어만 다오!"라고 진상짓을 했더니 친구가 그냥 심어주었다. 치과의사라서 이런 점은 좋다.

나는 선천적인 치아결손으로 인해 임플란트를 할 수밖에 없었다

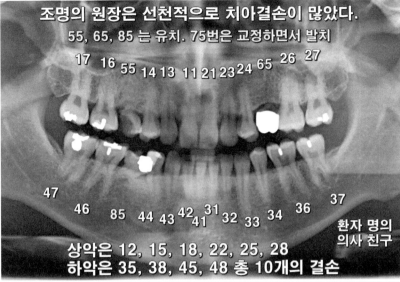

조명의 원장은 선천적으로 치아결손이 많았다.
55, 65, 85 는 유치. 75번은 교정하면서 발치

17 16 55 14 13 11 21 23 24 65 26 27

47
46 85 44 43 42 41 31 32 33 34 36 37

환자 명의
의사 친구

상악은 12, 15, 18, 22, 25, 28
하악은 35, 38, 45, 48 총 10개의 결손

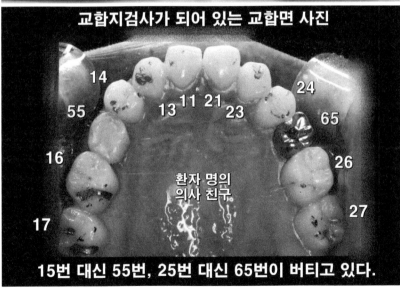

교합지검사가 되어 있는 교합면 사진

14
55 13 11 21 23 24 65

16 26

환자 명의
의사 친구

27

17

15번 대신 55번, 25번 대신 65번이 버티고 있다.

나의 입속인데 교합지검사로 인해 지저분해 보인다.

아프지 않게 임플란트 식립 당시 발치즉시 임플란트 수술로 받았다

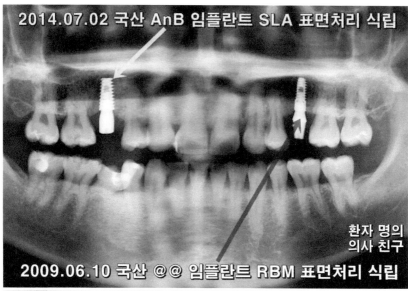

2014.07.02 국산 AnB 임플란트 SLA 표면처리 식립

환자 명의
의사 친구

2009.06.10 국산 @@ 임플란트 RBM 표면처리 식립

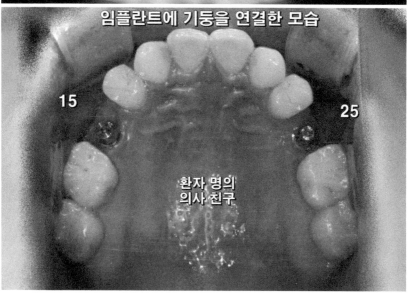

임플란트에 기둥을 연결한 모습

15

25

환자 명의
의사 친구

본뜨고 일단은 임시보철을 해 넣고, 약 2주간 최종보철을 기다렸다

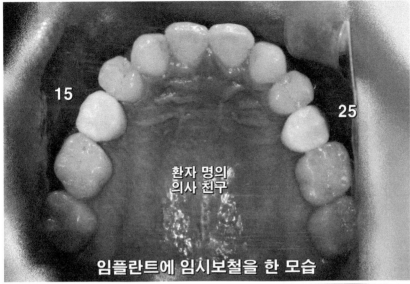

15 25

환자 명의
의사 친구

임플란트에 임시보철을 한 모습

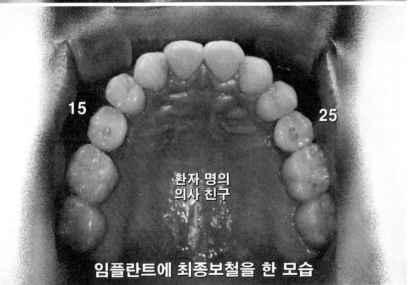

15 25

환자 명의
의사 친구

임플란트에 최종보철을 한 모습

내가 직접 수술을 받아보니 아프지 않았다. 겁먹지 마세요

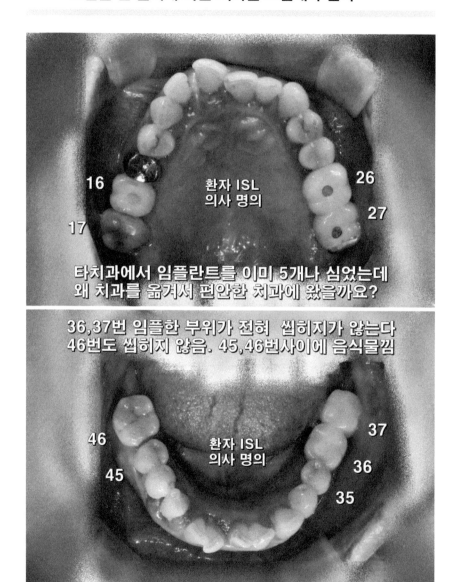

임플란트를 어금니에 5개나 했는데 왜 못 씹을까???

타치과 임플란트 시술 후 안 씹어져서
보철을 다시 해드린 경우를 감상하시라

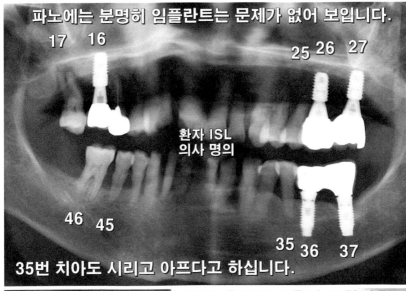

35번 치아도 시리고 아프다고 하십니다.

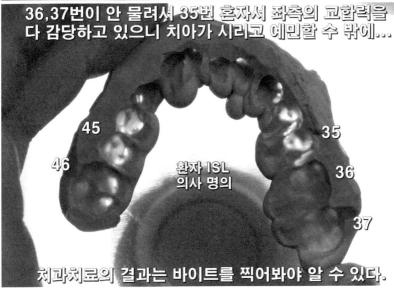

임플란트는 했지만 전혀 물리지 않음. 안 물리니 안 씹힘!

임플란트

보철만 다시 하기로 했다

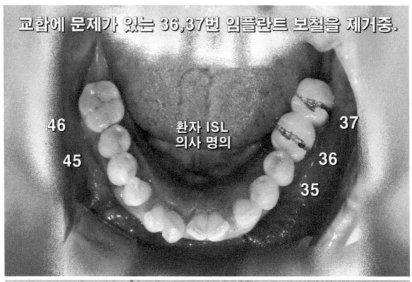

교합에 문제가 있는 36,37번 임플란트 보철을 제거중.

46
45
환자 ISL
의사 명의
37
36
35

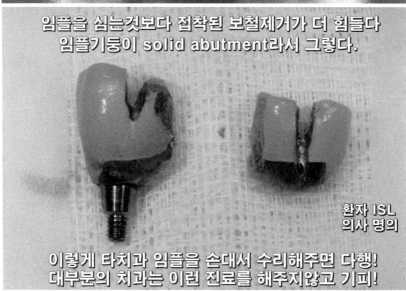

임플을 심는것보다 접착된 보철제거가 더 힘들다
임플기둥이 solid abutment라서 그렇다.

환자 ISL
의사 명의

이렇게 타치과 임플을 손대서 수리해주면 다행!
대부분의 치과는 이런 진료를 해주지않고 기피!

대부분의 치과의사는 타치과 치료에 대해 손대지 않는다.

괜히 손댔다가 입장이 난처해질 수 있어서 기피한다.

다행히 수술은 하지 않아도 되는 상황

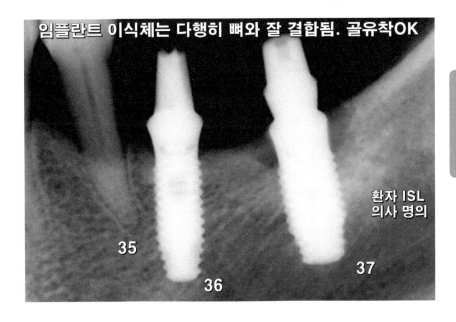

임플란트 이식체는 다행히 뼈와 잘 결합됨. 골유착OK

환자 ISL
의사 명의

35

36

37

임플란트 부작용은 대개 수술실패가 아닌 교합실패가 많다.

처음부터 교합을 정확히 맞춰주는 치과에서 임플란트를 했다면 추가비용이 들지 않았을 것이다. 그래도 의사 잘 만나 추가비용 내고 재치료를 받을 수 있어서 참 운이 좋았다. 왜냐면 치과의사들이 이런 치료는 기피하니깐. 기피하는 치과의사의 잘못이 아니다. 본인이 수술하지도 않았던 임플란트의 보철을 해줘야 할 의무는 없다. 환자의 잘못이 크다.

저렴한 데서 하거나 임플란트하는 의사의 실력이 어떤지 확인도 안 하고 시술을 받았으니깐. 임플란트를 하기 전에 시술의사가 교합을 어떻게 만드는지 환자는 반드시 확인할 필요가 있다. 그걸 확인 안 했다가 교합이 안 물리는데, 시술했던 치과의사가 외면해 버리면 환자는 갈 곳이 없는 "치과난민"이 된다. 한국에도 이런 난감한 상황에서 치료를 못 받고 치과난민이 되어 스스로 씹기를 포기한 환자가 많다.

임플란트 보철만 다시 하는 중

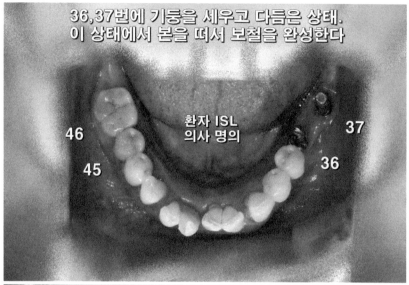

36,37번에 기둥을 세우고 다듬은 상태.
이 상태에서 본을 떠서 보철을 완성한다

환자 ISL
의사 명의

46
45
37
36

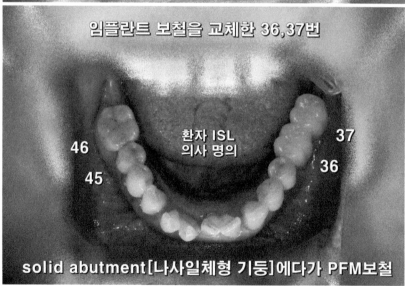

임플란트 보철을 교체한 36,37번

환자 ISL
의사 명의

46
45
37
36

solid abutment[나사일체형 기둥]에다가 PFM보철

나사일체형 = 한조각 기둥 / 나사분리형 = 두조각 기둥
36, 37번은 한조각 기둥방식 시멘트형 임플란트 보철이다.

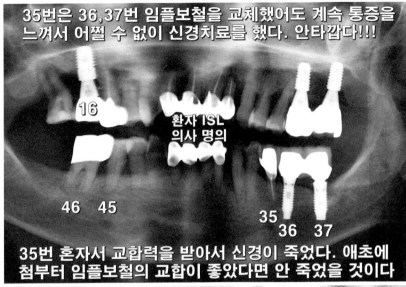

35번은 36,37번 임플보철을 교체했어도 계속 통증을
느껴서 어쩔 수 없이 신경치료를 했다. 안타깝다!!!

16

환자 ISL
의사 명의

46   45

35
36   37

35번 혼자서 교합력을 받아서 신경이 죽었다. 애초에
첨부터 임플보철의 교합이 좋았다면 안 죽었을 것이다

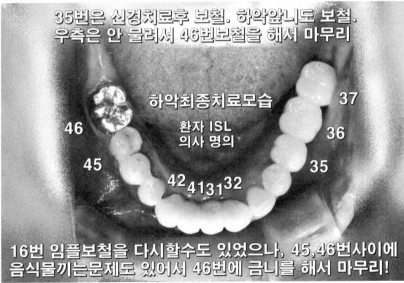

35번은 신경치료후 보철. 하악앞니도 보철.
우측은 안 물려서 46번보철을 해서 마무리

하악최종치료모습

46   환자 ISL
             의사 명의

45

42 41 31 32

37

36

35

16번 임플보철을 다시할수도 있었으나, 45,46번사이에
음식물끼는문제도 있어서 46번에 금니를 해서 마무리!

36, 37번 임플란트 보철을 물리게 해주었으나 한발 늦었다. 그 전에 누적된
과도한 교합력으로 35번 치아신경이 죽어버렸다.

교합은 가장 중요한 임플란트 실력이다

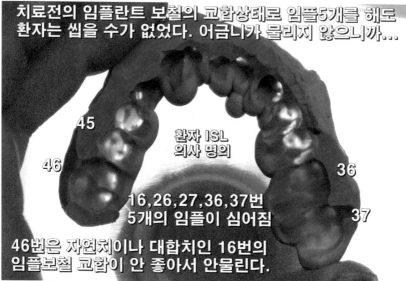

치료전의 임플란트 보철의 교합상태로 임플5개를 해도 환자는 씹을 수가 없었다. 어금니가 물리지 않으니까...

45
46
환자 ISL
의사 명의
36
37
16,26,27,36,37번
5개의 임플이 심어짐
46번은 자연치이나 대합치인 16번의
임플보철 교합이 안 좋아서 안물린다.

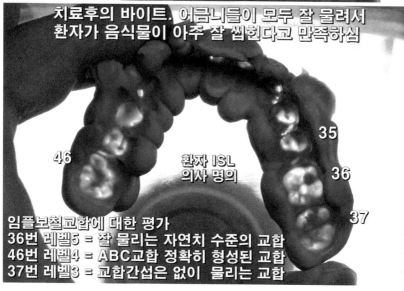

치료후의 바이트. 어금니들이 모두 잘 물려서 환자가 음식물이 아주 잘 씹힌다고 만족하심

46
환자 ISL
의사 명의
35
36
37
임플보철교합에 대한 평가
36번 레벨5 = 잘 물리는 자연치 수준의 교합
46번 레벨4 = ABC교합 정확히 형성된 교합
37번 레벨3 = 교합간섭은 없이 물리는 교합

치료 전과 후의 바이트를 비교해보면 치과의 실력 차이,
교합의 실력 차이를 누구나 쉽게 알 수 있다.

바이트는 교합상태를 정확히 보여준다

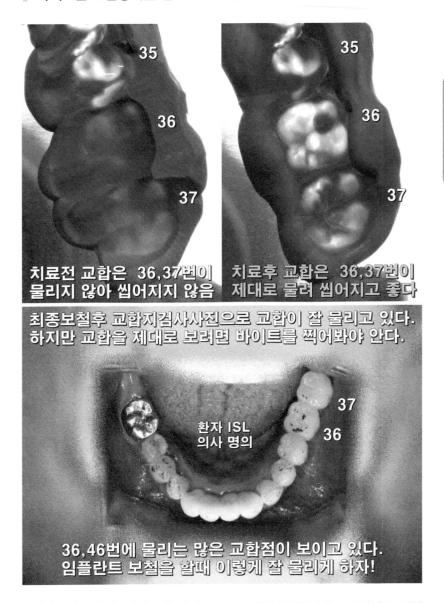

35

36

37

35

36

37

치료전 교합은 36,37번이 물리지 않아 씹어지지 않음

치료후 교합은 36,37번이 제대로 물려 씹어지고 좋다

최종보철후 교합지검사사진으로 교합이 잘 물리고 있다. 하지만 교합을 제대로 보려면 바이트를 찍어봐야 안다.

환자 ISL
의사 명의

37

36

36,46번에 물리는 많은 교합점이 보이고 있다. 임플란트 보철을 할때 이렇게 잘 물리게 하자!

대합치가 임플란트임에도 불구하고 36번 교합은 꽤 잘 나와서 다행이다. 대합치가 자연치가 아니면 상당히 어렵다.

6절 임플란트가 뼈에 붙었는지 여부와 교합과의 관계 [부작용, 임플주위염, 기타]

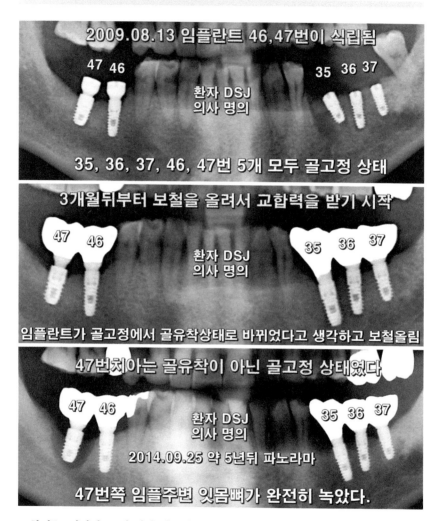

2009.08.13 임플란트 46,47번이 식립됨

47 46   환자 DSJ 의사 명의   35 36 37

35, 36, 37, 46, 47번 5개 모두 골고정 상태

3개월뒤부터 보철을 올려서 교합력을 받기 시작

47 46   환자 DSJ 의사 명의   35 36 37

임플란트가 골고정에서 골유착상태로 바뀌었다고 생각하고 보철올림

47번치아는 골유착이 아닌 골고정 상태였다

47 46   환자 DSJ 의사 명의   35 36 37

2014.09.25 약 5년뒤 파노라마

47번쪽 임플주변 잇몸뼈가 완전히 녹았다.

환자는 의사가 47번 치아 임플란트 수술을 잘못했다고 생각하고, 의사는 환자가 47번 치아 위생관리를 잘못했다고 생각한다.

둘 다 틀렸다. 제품 불량으로 임플란트가 골유착을 이루지 못하고 골고정 상태였고, 교합력이 가해지면서 녹은 것이다.

골고정 = 임플란트 표면과 뼈의 물리적 결합
골유착 = 임플란트 표면과 뼈의 세포적 결합

좌측의 임플란트 제품은 TV 광고까지 했던 국내 메이저회사의 2008년 출시된 GS3라는 제품인데 출시 1년 만에 제품결함으로 생산 중단되었다. 치과의사가 수술을 잘못한 게 아니라 애초부터 제품의 문제였던 것이다. 원리를 이해해 보자!

임플란트 수술의 핵심원리는 이식체를 잇몸뼈에 골고정을 시키고 나서 임플란트 표면과 잇몸뼈 사이에 세포적 결합[골유착]이 일어나는 4~24주를 기다리는 것이다. 골유착이 충분해지면 그때 본을 떠서 임플란트 보철을 올린다. 그런데 이런 식으로 아주 가끔 골유착이 제대로 일어나지 않는 경우가 있다. 수술을 다 똑같이 했는데 47번은 당시 골유착이 안 된 골고정 상태일 뿐이다. 이런 상태에서 교합력을 가하면 임플란트와 잇몸뼈 사이에 세균이 침투하기 쉬워 임플란트 주위에 염증이 잘 생기는 것이다. 그래서 어떤 원장들은 임플란트에 교합력이 가해지는 걸 꺼려서 안 물리고 안 씹히게 만드는 것이다. 골고정 상태로 치료를 끝내고 싶어서.

임플란트 주위염은 세균 원인이 아니다. 애초부터 임플란트 표면과 잇몸뼈 사이에 골유착이 일어나지 않았던 것이다. 골유착이 잘 일어났다면 세균이 있어도 좌측처럼 쉽게 잇몸뼈가 녹는 일이 발생하지 않는다. 2010년 이후 전 세계적으로 제품 품질이 향상되어 이런 일이 더 이상은 일어나지 않는다.

임플란트 기술은 이제 안정적이어서 오히려 발치 부위를 방치하거나 브리지, 틀니가 더 위험한 치료가 되어 버렸다.

골유착이 완전하면 잇몸뼈가 안 녹는다
교합력을 가해야 수술이 잘 되었는지 안다

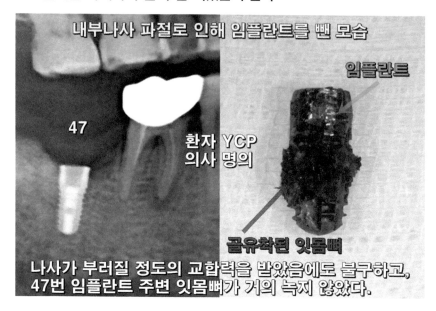

위의 환자는 보증기간 내에 임플란트 기둥[내부나사]이 파손되어서 내가 무료 재시술을 해주었다. 위와 같은 경우는 골유착이 거의 완전한 경우이다. 47번에 교합력이 강하게 작용하여 기둥이 부러질 정도였으나 임플란트 주변 잇몸뼈는 거의 녹지를 않았다. 임플란트를 제거하여 보니 잇몸뼈와 임플란트가 강력한 골유착을 해서 제거하느라 고생했다. 골유착된 임플란트를 제거하는 것은 임플란트를 심는 것보다 어렵고, 임플란트보다 더 어려운 사랑니 발치보다 2배 어렵다.

임플란트 주변 잇몸뼈가 녹는 건 세균이 아닌 골유착 문제다. 임플란트 주위염이 생긴 제1원인은 골유착 문제이므로 아예 심을 때부터 표면처리상태가 좋은 제품으로 수술을 잘해야 한다. 한번 녹은 임플란트 주변에 잇몸뼈를 재생시킬 바엔 재수술이 낫다.

| 임플란트에 교합력이 가해져야 잇몸뼈에 좋다
건강한 교합력이 잇몸뼈 유지에 도움이 된다

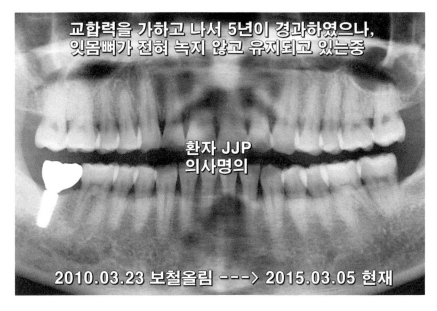

수술이 정확하게 된 임플란트는 자연치아랑 똑같이 교합되게 물리게 해도 아무런 문제가 없어야 한다.

많은 원장님들이 임플란트를 안 물리게 하거나 약하게 물리게 하려는 경향이 있다. 치아가 없어 틀니를 오래 낀 환자가 잇몸뼈가 쪼그라드는 것은 교합력이라는 생리적인 자극이 가해지지 않고, 필요성이 없어져서 잇몸뼈가 쪼그라드는 것이다. 임플란트 주위 뼈도 마찬가지이다.

임플란트 수술을 제대로 해서 골유착을 만들었다면 자연치아처럼 교합력을 가해도 된다. 그래야 잇몸뼈도 건전한 생리적 자극을 받게 되고, 그 존재 이유가 있어서 잇몸뼈도 건강하게 유지가 되는 것이다. 위의 환자 JJP는 어느 정도까지 교합력을 가했는지 보여주겠다.

수술이 잘 됐는지는 교합력을 가해야 알 수 있다
보철을 자연치처럼 물리도록 했다

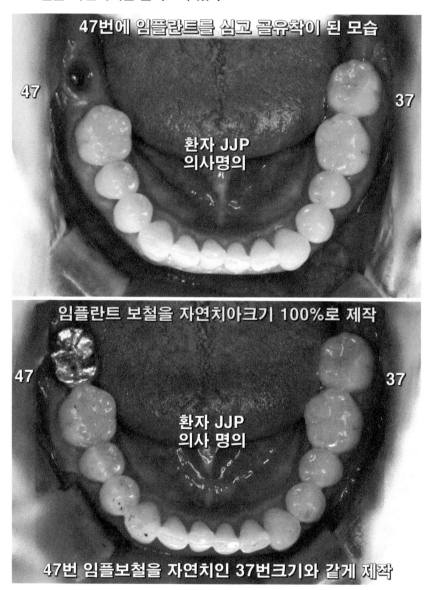

47번에 임플란트를 심고 골유착이 된 모습

47

37

환자 JJP
의사명의

임플란트 보철을 자연치아크기 100%로 제작

47

37

환자 JJP
의사 명의

47번 임플보철을 자연치인 37번크기와 같게 제작

47번 임플란트 보철을 자연치처럼 크게 만들어야 잘 씹힌다.

교합이 물리면서 유지되어야 진짜 성공한 수술이다
교합력이 뼈 유지에도 도움된다

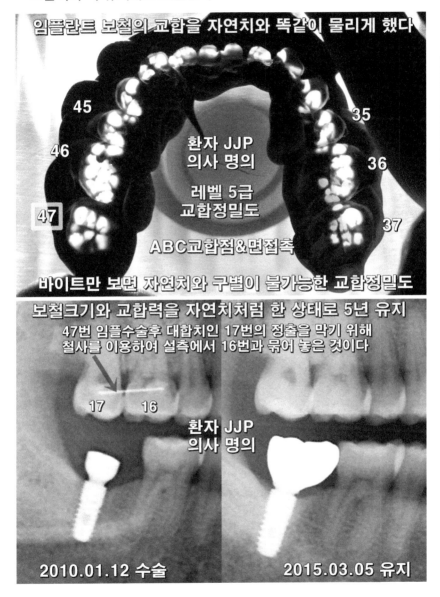

임플란트 보철의 교합을 자연치와 똑같이 물리게 했다

45　　　　　　　　35

46　　　　　　　　36

환자 JJP
의사 명의

레벨 5급
교합정밀도

47

37

ABC교합점&면접촉

바이트만 보면 자연치와 구별이 불가능한 교합정밀도

보철크기와 교합력을 자연치처럼 한 상태로 5년 유지

47번 임플수술후 대합치인 17번의 정출을 막기 위해
철사를 이용하여 설측에서 16번과 묶어 놓은 것이다

17　　16

환자 JJP
의사 명의

2010.01.12 수술　　　　　2015.03.05 유지

국산 임플란트 최고급형 225만 원. 5년간 임플란트 주변 뼈 상태 건강.

7절 임플란트 1세대부터 6세대까지의 역사를 알아보자

골고정 = osseofixation = 임플란트와 골의 물리적 고정상태
골유착 = osseointegration = 임플란트와 골이 세포결합한 상태

1세대 기술 SMOOTH 임플란트 1965년 / 매끈한 표면의 임플란트
골유착까지 6~12달 정도 걸림. 골유착 실패율도 높음

2세대 기술 RBM 임플란트 1980년대 / 표면을 거칠게 처리
골유착까지 상악 6달, 하악 3달 걸림. 성공률 상승

3세대 기술 SLA 임플란트 1994년 / RBM보다 표면처리를 개선
골유착까지 상하악 구분 없이 6주 걸림. 골유착 성공률 99%

4세대 기술 new-SLA 임플란트 2007년 / 표면처리를 보다 개선
골유착까지 상하악 구분 없이 3~4주 걸림

5세대 기술 Active 임플란트 2008년 / 수술 즉시 씹는 게 가능
강력한 골고정력을 이용하여 식립 즉시기능이 가능!

6세대 기술 SSR 임플란트 2015년 / 공격적인 발치즉시 임플란트
조명의가 주창하다. 발치한 날로부터 4~24주 내 골유착 가능
기존에 불필요하게 지연되었던 완성속도를 공격적으로 단축

[위의 골유착 속도는 뼈가 다 차 있는 상태에서 수술했을 때, 평균적 골유착
속도이며, 개인차가 있을 수 있다.]

과거엔 임플란트 기술이 불안정했으나, 최근 10년 성공률은 현재 98.8% [스트라우만 회사발표]

10년 성공률이니까 CT가 보급되지 않았던 2000년 초반부터 2010년대 초반까지 결과를 말하는데, 스트라우만 측이 임플란트 교합을 제대로 물리게 하면서 이런 통계를 냈는지 알 수가 없다. 교합을 안 물리게 하면 성공률은 올라간다.

첫 번째 혁명은 역시나 임플란트의 탄생이다. 대단한 사건!

두 번째 혁명은 RBM 표면처리기술이다. 임플란트가 처음 개발될 당시에는 smooth surface라고 티타늄 나사표면을 매끈하게 깎아서 만들었다. 뼈에 붙는 임플란트가 더 많긴 했지만, 실패율도 상당했다. 그러다가 표면을 거칠게 만든 RBM 표면처리기술이 나오면서 성공률이 급상승했고, 치료기간도 상악 6달, 하악 3달로 줄었다.

세 번째 혁명은 SLA 표면처리기술로, 12~24주 걸리던 임플란트의 골유착 속도를 6주로 앞당긴 혁명적인 기술이었다. 성공률이 99%로 급상승하게 되었다. 뒤에 나온 New-SLA 기술은 6주를 3~4주로 앞당긴 기술이다.

네 번째 혁명은 즉시기능 임플란트[Active 임플란트]이다. 심고 나서 당일 임시치아를 올려서 씹을 수 있게 하거나, 최종보철도 가능하게 하는 기술이나, 즉시기능을 하면 성공률은 약간 감소한다.

다섯 번째 혁명은 발치즉시 임플란트 수술 기술이다. 과거 임플란트 표면처리 품질이 안 좋았을 때는 발치하고 기다렸다 심었지만, 요즘은 치아 주변에 염증이 있어도 발치즉시 임플란트 수술이 가능해 치료기간을 단축할 수 있다. 또 발치와 임플란트 수술을 동시에 해서 환자에게 매우 편안하다.

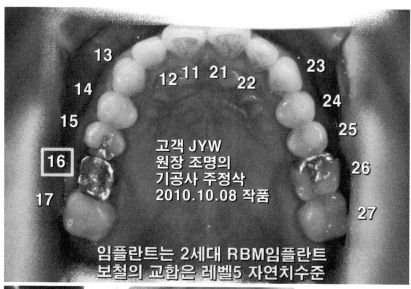

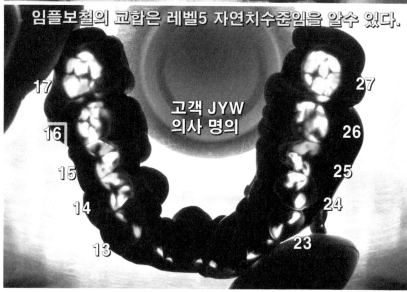

RBM 임플란트는 골고정 후 골유착까지 꽤 오래 기다려야만 했다.

16번 임플란트 보철의 교합이 잘 물리고 있음을 확인 가능하다.

RBM 임플란트는 상악 6달, 하악 3달은 걸림

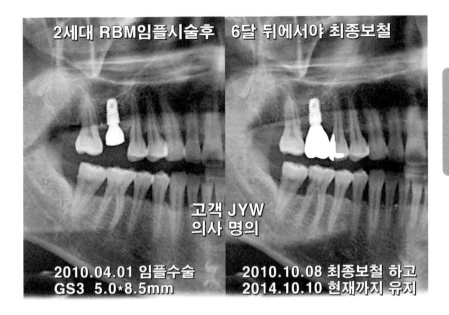

2세대 RBM임플시술후   6달 뒤에서야 최종보철

고객 JYW
의사 명의

2010.04.01 임플수술   2010.10.08 최종보철 하고
GS3 5.0*8.5mm   2014.10.10 현재까지 유지

임플란트 보철 교합이 물리면서 구강 내에서 4년간 유지 중이다.

임플란트를 물리지 않게 힘을 받지 않게 하면서 10년간 유지되었다고 하는 건 무의미하니 주의해야 한다.

나는 2008년에 첫 임플란트 수술을 했는데, 당시에는 1세대 임플란트가 없어 2세대부터 시작했다. 운이 좋아 이 증례의 임플란트는 문제를 일으키지 않았다. 이 환자에게 쓰인 국내 메이저회사의 GS3 모델은 실패가 자주 발생하여 현재 단종된 모델이기 때문에 운이 좋다라는 것이다. 2세대 임플란트는 점차 사라지고 있는 추세이다.

이 환자는 국산 임플란트인데 225만 원을 받았다. 임플란트는 국산이나 외산이나 뼈에 붙게 되면 다 똑같은 것이다. 교합과 보철을 최고급으로 정밀하게 만들고 보철방식에 최고기술이 투입되어서 고가이다. 어떤 기술이 투입되었는지는 다음에….

임플란트

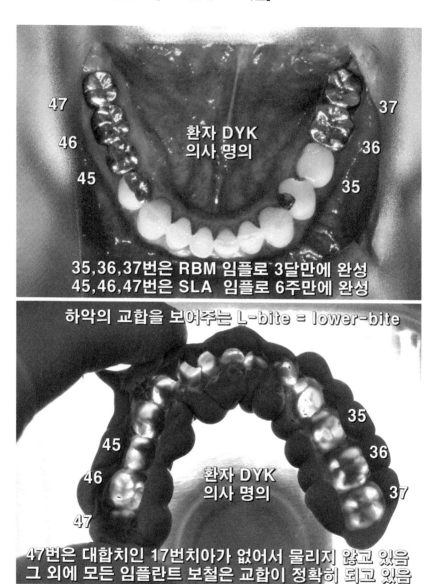

47
46
45
환자 DYK
의사 명의
37
36
35

35,36,37번은 RBM 임플로 3달만에 완성
45,46,47번은 SLA 임플로 6주만에 완성

하악의 교합을 보여주는 L-bite = lower-bite

45
46
47
환자 DYK
의사 명의
35
36
37

47번은 대합치인 17번치아가 없어서 물리지 않고 있음
그 외에 모든 임플란트 보철은 교합이 정확히 되고 있음

SLA 임플란트는 6주면 골유착이 완성됩니다

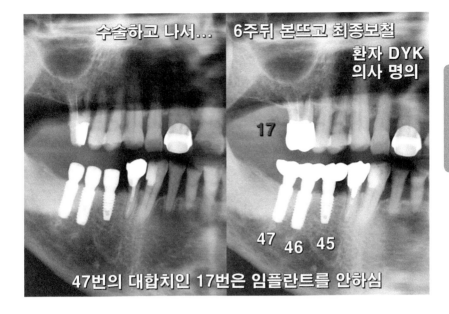

2015년도 세계 1위 임플란트 회사인 스위스 스트라우만에서 1994년에 발표한 표면처리방식이 SLA이다. 2013년 기준으로 매출 8,265억, 세계시장점유율 약 20%인 회사이다.

RBM 임플란트가 보통 3~6달 걸리던 골유착을 6주로 단축시켰다. 그리고 골유착 성공률도 99% 정도로 상승했다.

SLA 임플란트는 뼈세포와 티타늄 임플란트 표면 간에 골유착 반응이 빠르게 일어나서 골유착이 1994년 당시 6주면 되었다. 매우 놀랍고도 혁신적인 기술이었지만, 이것도 1994년도의 기술 20세기의 기술에 불과하다.

이 환자는 보철을 기본형을 썼기에 개당 130만 원을 받았던 것 같다.

4세대 new-SLA 임플란트 [2007년 4G 기술]

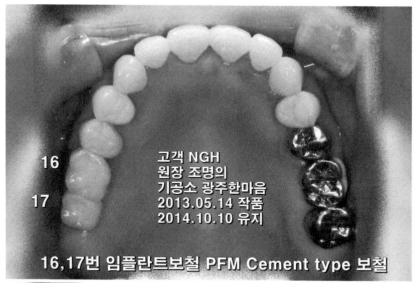

고객 NGH
원장 조명의
기공소 광주한마음
2013.05.14 작품
2014.10.10 유지

16,17번 임플란트보철 PFM Cement type 보철

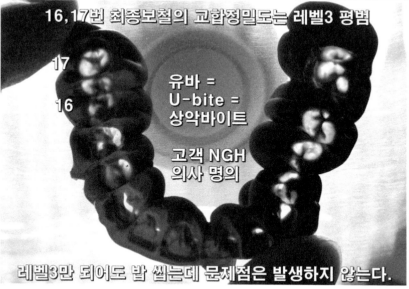

16,17번 최종보철의 교합정밀도는 레벨3 평범

유바 =
U-bite =
상악바이트

고객 NGH
의사 명의

레벨3만 되어도 밥 씹는데 문제점은 발생하지 않는다.

2007년도 이후 전 세계 임플란트 회사들의 SLA 표면처리 능력이 더욱 탁월
해져서 3~4주 만에 골유착이 가능해졌다.

new-SLA는 3~4주면 골유착이 완성됨

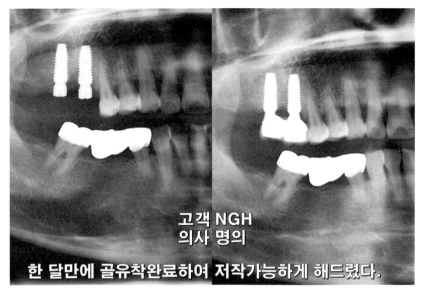

[국산 임플란트로 4주 만에 골유착]

2007년 스트라우만은 SLActive라는 새로운 임플란트 표면처리개념을 발표한다. 골유착 기간을 3~4주로 단축시킨 개념이다. 그런데 스트라우만 제품은 가격이 비싸고 호환성 문제가 있어 나는 사용하지 않고 있다. 그리고 스트라우만 것이 아니면 안 되는 기술도 아니다.

나는 국산 4대 메이저 임플란트 회사 제품 중 하나를 사용하여 같은 기술을 구현해 보았다. 국산으로도 4주 만에 골유착이 되어서 밥을 씹게 할 수 있다. 그리고 같은 기술을 국내 무명회사 제품으로도 구현이 가능하다. 2000년대에 들어서 국내 임플란트 회사들의 표면처리기술도 많이 상승하여, 나는 더 이상 외산을 쓰지 않는다. 같은 성능을 발휘할 수 있는 국산 제품이 있는데 왜 굳이 비싸기만 한 외산을 써야 하는지 필요성을 못 느껴서이다.

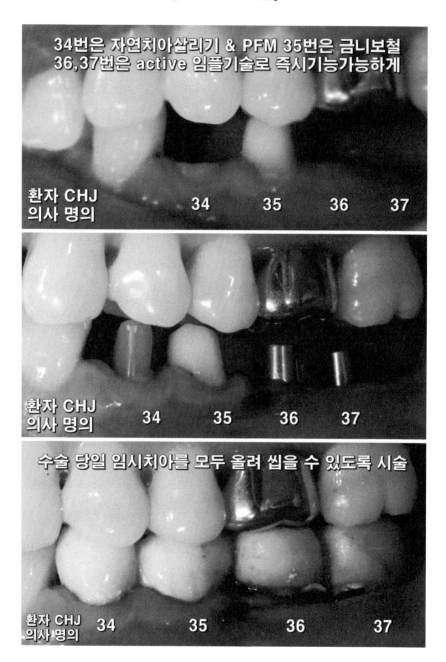

34번은 자연치아살리기 & PFM 35번은 금니보철
36,37번은 active 임플기술로 즉시기능가능하게

환자 CHJ
의사 명의   34   35   36   37

수술 당일 임시치아를 모두 올려 씹을 수 있도록 시술

즉시기능 임플란트 = 수술 당일 씹는 게 가능하다!

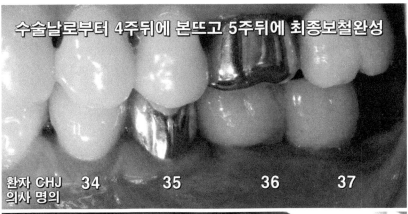

수술날로부터 4주뒤에 본뜨고 5주뒤에 최종보철완성

환자 CHJ 의사 명의 34 35 36 37

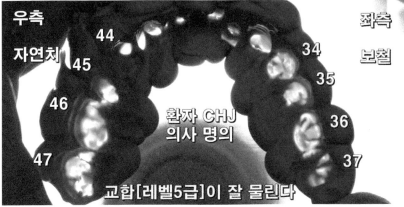

우측 자연치 44 45 46 47 좌측 보철 34 35 36 37 환자 CHJ 의사 명의

교합[레벨5급]이 잘 물린다

위에 바이트를 보라! 내가 좌측에 임플란트와 자연치아 살리기를 시행하여 인공적으로 만든 교합이 자연치보다 오히려 더 정교하다. 교합정밀도가 레벨5 수준이다.

물론 하루 만에 최종보철도 할 수 있다. 하지만 환자가 급행료를 지불하지 않았기에 평범하게 5주 만에 끝냈다. 그리고 임플란트 주변 잇몸을 좋게 하도록 무절개가 아닌 절개법으로 수술했으므로 4주 정도를 기다렸다 하는 게 좋다.

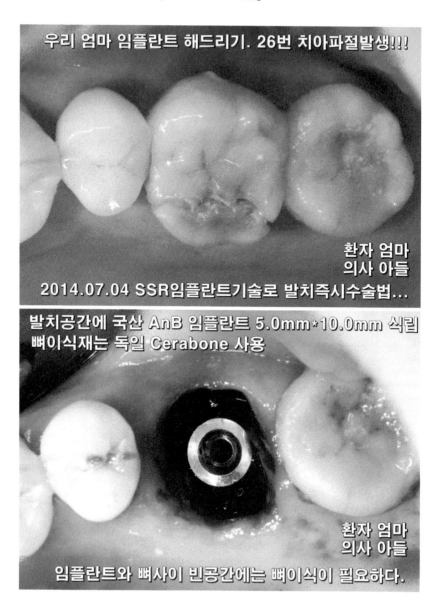

내가 SSR 임플란트 기술이라고 이름을 붙였다.

SLA Speed Restoration 임플란트

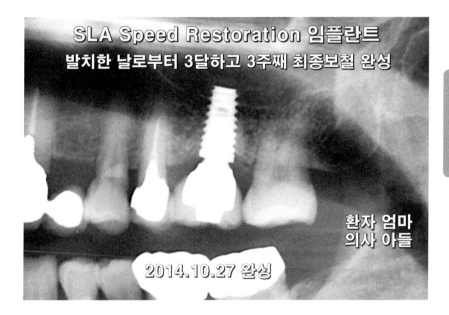

SSR 임플란트란 발치한 날로부터 가장 빠르고 정확하게 임플란트 수술을 완성하는 기술이다. 보통 4~24주 사이에 끝난다. 본 증례는 발치한 날로부터 3달하고 3주가 걸렸다. 물론 교합도 정확하게 물리도록 설계했다. 이 환자의 증례는 8장 임플란트의 10절에 자세하게 나온다. 290만 원짜리 진료이다.

기존의 임플란트 기술은 발치 부위에 염증이 심하거나 잇몸뼈가 너무 없으면 발치하고 기다렸다가 심어서 치료기간이 불필요하게 오래 걸렸다. 그러한 한계를 뛰어넘는 기술이다.

내가 주창하는 SSR 임플란트 기술은 치아에 염증이 심해도, 잇몸뼈가 거의 없어도 기다리지 않고 거의 모든 경우에 발치즉시 임플란트 시술을 시행하는 공격적인 기술이다.

본 책 16절, 17절, 29절의 환자 SSJ 같은 경우를 말한다.

8절 세계 4대 임플란트
노벨, 스트라우만, 아스트라, 알파바이오

임플란트 기술의 현재 상황을 이해하려면 외국 임플란트 회사인 노벨바이오케어, 스트라우만, 아스트라, 알파바이오를 알아야 한다. 최근 2010년대에 들어서서 스트라우만이 부동의 1위였던 노벨을 누르긴 했지만, 전통을 고려하여 노벨, 스트라우만, 아스트라, 알파바이오 순으로 소개하겠다. 이 소개순서가 임플란트 개발의 역사이기 때문이다.

임플란트의 역사는 노벨바이오케어사에서 시작했다.

"smooth surface" 즉 기계로 매끈하게 깎은 티타늄 표면을 가진 임플란트로 시작되었다. 1965년에 시술이 처음 시작되었고, 임플란트의 시초라고 보면 된다. 그래서 전 세계적으로 가장 유명하고 가장 많이 심어진 제품이다. 임플란트의 디자인은 external type이라는 형태를 가진다.

하지만 임플란트의 골유착 성능이 떨어졌다. 아무래도 개발 초기다 보니 그랬다. RBM이라는 임플란트 표면을 거칠게 처리하는 기술이 나오면서 성공률이 상승하게 되었다.

그런데 스트라우만-ITI 그룹에서 1994년에 SLA이라는, 현재에도 쓰이는 혁신적인 표면처리기술 SLA를 발표한다. 임플란트 성공률은 99%로 급상승하고, 골유착 속도는 6주로 급감소했다. 쉽게 말해 뼈에 훨씬 잘 붙는 임플란트가 나온 거다. 스트라우만 그룹에서는 보통 ITI-design이라는 internal non-submerged type이라는 임플란트 디자인을 채택했다. 2007년 스트라우만은 골유착 속도를 3~4주로 앞당기는 상품명 "SlActive"라는 new-SLA 표면처리기술까지 발표하게 된다.

노벨바이오케어 → 스트라우만 → 아스트라 → 알파바이오 이런 큰 흐름이다.

노벨이 임플란트의 역사를 열었고, 스트라우만은 표면처리기술을 통해 임플란트 성공률을 신뢰할만한 의료기술로 올렸다. 하지만 두 회사의 임플란트 디자인에서 개선점이 필요했다.

아스트라에서 submerged type 디자인을 만들어 해결해냈다. 현대 임플란트의 대다수는 아스트라의 디자인을 모방하여 만들어진 것들이다. 디자인을 개선해서 현재에 가장 많이 쓰이는 형태인 internal submerged 임플란트가 탄생하게 되었다. 현대 임플란트는 표면처리는 new-SLA, 디자인은 submerged type이 진리로 되어 있는 게 치과계 현실이다.

그런데 임플란트 역사에 패러다임의 혁명이 일어난다. 수술 당일 임플란트로 바로 씹을 수 있게 하려는 많은 시도가 있었고, 이것을 이스라엘의 회사 알파바이오에서 해냈다.

알파바이오는 임플란트의 나사선 디자인에 삼중구조를 만들어서 심을 때 잇몸뼈를 응축하면서 임플란트가 들어간다. 심은 날 강력한 토크로 골결합을 해도 잇몸뼈에 무리가 없어서 당일 바로 씹을 수 있게 해버린다. 그리고 이 특허기술은 노벨바이오케어사에 1억 달러에 팔리게 된다. 사실상 이 기술까지 개발되어 앞으로 임플란트 기술은 더 이상 개발될 게 없다. 절대로 없다.

노벨바이오케어에서 임플란트의 역사를 열고, 스트라우만이 표면처리기술을 종결시키고, 아스트라가 임플란트 내부디자인을 개선하고, 알파바이오에서 수술 당일 저작가능한 임플란트 외부디자인을 개발함으로써 임플란트의 기술적 진보는 종결되었다. 인간의 DNA 구조가 바뀌기 전에는 더 이상의 혁신은 없다. Game over!

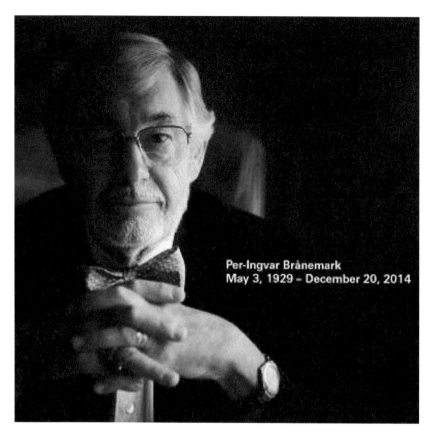

Per-Ingvar Brånemark
May 3, 1929 – December 20, 2014

　사진 속 분이 바로 임플란트의 창시자인 스웨덴의 브레네막 교수님이다. 2014년 12월 20일 그의 영혼은 인간계를 떠나 영계에서 머무르고 계시고, 다음 환생지는 아직 결정되지 않았다. 브레네막 교수는 치과의사가 아니다. 정형외과 의사이다. 스웨덴 예테보리 대학에 계신 분인데, 실험실에서 토끼의 뼈에 잘 이식된 '티타늄'이 골과 결합된 것을 발견하면서 치과영역에 임플란트를 도입하여 확산시킨 역사적인 인물이다. 노벨바이오케어사의 홈페이지에는 이렇게 소개되어 있다.

　"The man who made people smile."
　사람들을 미소 짓게 만들었던 사람.

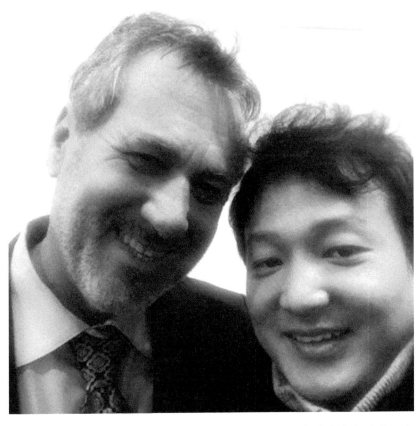

2012년 1월 15일 15:19:36에 촬영한 사진입니다. 우측에 이상하게 생긴 놈은 조명의… 아니다, 개명 전이므로 조성환 원장인데, 좌측에 외국인은 누구일까요? 이 분이 바로 1억 달러의 사나이 [추신수가 생각나네요.] 이스라엘의 치과의사이자 알파바이오 임플란트 회사를 창립한 오피르 프로모비치 박사입니다. 줄여서 오피르!!!

5세대 임플란트인 Active 임플란트 개념, 다시 말해 즉시기능 임플란트, 쉽게 말해 심은 그날 환자가 씹을 수 있는 임플란트 개념을 만드신 분입니다. 서울에 세미나 오셨을 때 사진 한번 찍어보았습니다.

1세대 → 5세대 → 6세대를 이야기하는 인물들이 나오네요. ^^;

9절 국산 4대 메이저 VS 국내 무명회사 임플란트

주요 임플란트업체 매출	(단위 : 억원)
오스템임플란트	2164
덴티움	739
디오임플란트	668
메가젠임플란트	343

*2013년 기준 　　　　　　　　자료:금융감독원

위의 매출액은 세계시장 수출액이 포함된 금액이고, 국내 임플란트 시장은 2013년 기준 약 2,700억 원으로 세계 5위 규모이다. 미국, 일본, 독일, 이탈리아 다음이다.

하지만 위의 메이저 회사 제품 말고도 좋은 제품은 얼마든지 있다. 국내에서 사용승인을 허가받은 제품들은 대부분 믿을 만한 제품이다. 치과 원장님들이 믿고 시술하고 있는 제품이라면 환자도 믿어도 된다.

2014년 현재 국내 시장에서 살아남은 국산 임플란트 아무거나 써도 뼈에 다 잘 붙는다. 제품이 다 상향 평준화되었다.

2007년도에 개원할 때만 해도 수술하는 의사인 나조차도 "이 임플란트가 잘 붙어야 할 텐데…" 하면서 수술했는데, 요새는 그런 생각을 안 한다. 임플란트 성공률이 굉장히 높아서 안심하고 할 수가 있다.

무명 A사 임플란트 4주 만에 골유착

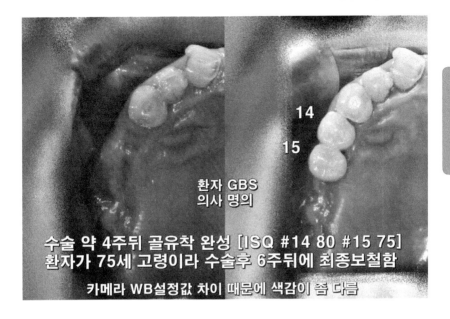

14
15

환자 GBS
의사 명의

수술 약 4주뒤 골유착 완성 [ISQ #14 80 #15 75]
환자가 75세 고령이라 수술후 6주뒤에 최종보철함

카메라 WB설정값 차이 때문에 색감이 좀 다름

2013년 기준 세계 1위 업체 스트라우만이 "SLActive"라는 걸 2007년에 개발해서 3~4주 만에 골유착을 가능하게 했다.

그럼 이런 놀라운 기술이 세계 1위인 스트라우만에서만 가능한 기술일까? 위의 증례는 연매출 9억밖에 안 되는 작은 국내 소기업에서 만든 임플란트이다. 4주 만에 골유착되었다. 환자의 잇몸뼈 상태만 좋다면 국내 4대 메이저 회사에서 만든 임플란트 제품을 써도 수술만 잘하면 4주 만에 골유착되게 하는 게 충분히 가능하다. 역시 한국은 대단한 나라이다. 후발주자인데 외국기술에 밀리지 않는 똑같은 기술을 보유했으니까. 요새는 임플란트 아무거나 써도 다 뼈에 잘 붙는다.

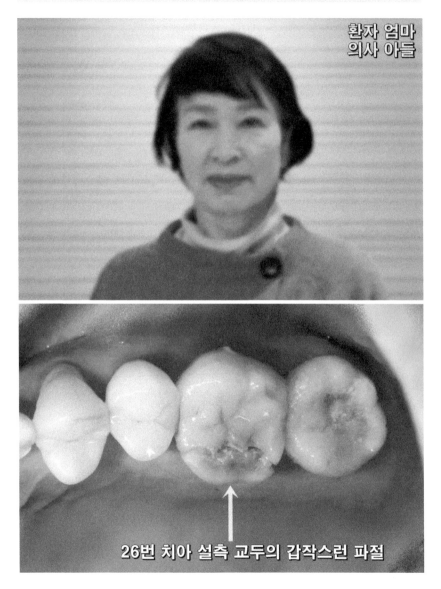

환자 엄마
의사 아들

26번 치아 설측 교두의 갑작스런 파절

엄마의 치아파절을 지켜주지 못해 미안했다. 어쩔 수 없었다.

> 자연치아가 웬만한 임플란트보다는
> 직경이나 여러 가지 면에서 우수하다

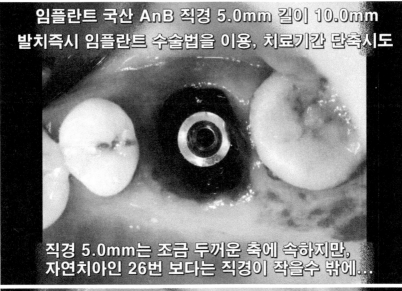

임플란트 국산 AnB 직경 5.0mm 길이 10.0mm
발치즉시 임플란트 수술법을 이용, 치료기간 단축시도

직경 5.0mm는 조금 두꺼운 축에 속하지만,
자연치아인 26번 보다는 직경이 작을수 밖에...

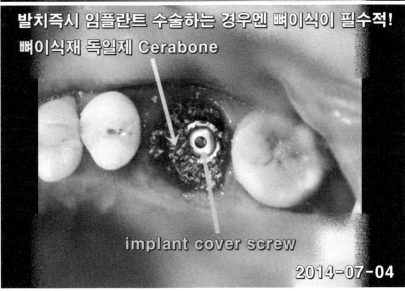

발치즉시 임플란트 수술하는 경우엔 뼈이식이 필수적!
뼈이식재 독일제 Cerabone

implant cover screw

2014-07-04

발치즉시 식립 임플란트를 보통 업계에서 '발즉임플'이라고 한다.

발즉임플 후 3달 뒤에 씹을 수 있었다

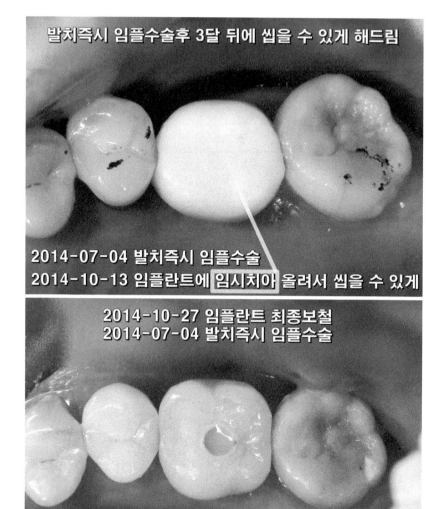

발치즉시 임플수술후 3달 뒤에 씹을 수 있게 해드림

2014-07-04 발치즉시 임플수술
2014-10-13 임플란트에 임시치아 올려서 씹을 수 있게

2014-10-27 임플란트 최종보철
2014-07-04 발치즉시 임플수술

포세린 SCRP형 보철

발치즉시 임플수술하면 3달 조금 넘어서 최종보철 가능
뼈상태가 안 좋을 수록 조금 더 기다려야 할 필요가 있다

치료기간은 환자의 뼈상태에 따라 다르다.
뼈상태가 안 좋으면 6~12달이 걸릴 수도 있다.

지연수술보다 발치즉시 수술이 좋다

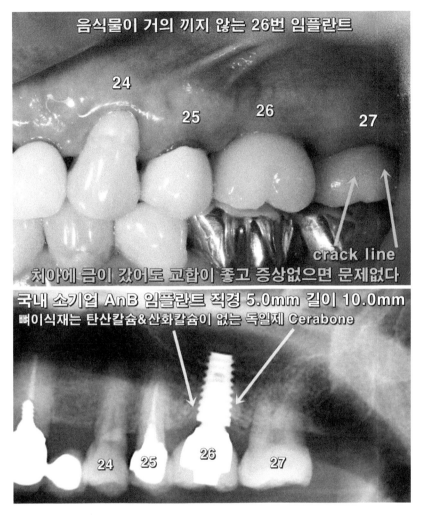

음식물이 거의 끼지 않는 26번 임플란트

24 25 26 27

crack line

치아에 금이 갔어도 교합이 좋고 증상없으면 문제없다

국내 소기업 AnB 임플란트 직경 5.0mm 길이 10.0mm
뼈이식재는 탄산칼슘&산화칼슘이 없는 독일제 Cerabone

24 25 26 27

빠르고 정확하게 수술을 성공하고 최종보철을 올렸다. 그리고 뼈이식이라는 게 임플란트 심는 것보다 더 어렵다. 없는 잇몸뼈를 성공적으로 만들어낸다는 게 생각처럼 쉽진 않다.

수술을 성공적으로 잘 해봤자 중요하진 않고, 임플란트의 최대 핵심인 교합이 어떻게 잘 형성되었는지를 감상해보자.

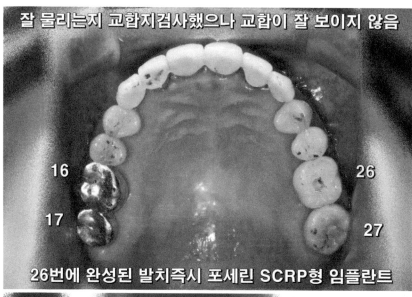

잘 물리는지 교합지검사했으나 교합이 잘 보이지 않음

16
26
17
27

26번에 완성된 발치즉시 포세린 SCRP형 임플란트

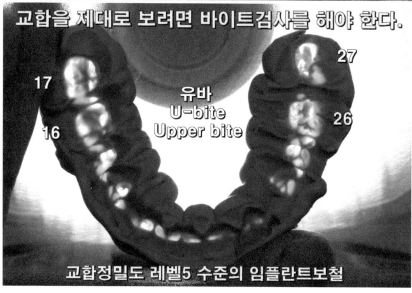

교합을 제대로 보려면 바이트검사를 해야 한다.

17
27
유바
U-bite
Upper bite
16
26

교합정밀도 레벨5 수준의 임플란트보철

│ 수술 = 발치즉시 임플란트 수술법
보철 = 나사형 포세린골드[PFG]

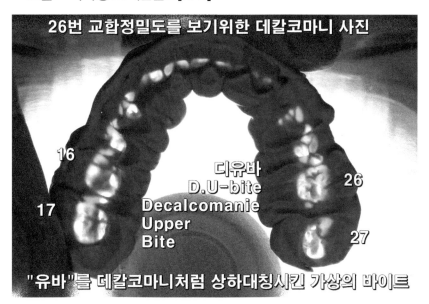

26번 교합정밀도를 보기위한 데칼코마니 사진

디유바
D.U-bite
Decalcomanie
Upper
Bite

16
17
26
27

"유바"를 데칼코마니처럼 상하대칭시킨 가상의 바이트

[Decalcomanie Bite 사진을 왼쪽의 상악교합면 사진과 같이 보면 26번은 잘 물리는데 16번은 더 잘 안 물린다.]

수술기술	발치즉시 임플란트라서 통증이 거의 없음
뼈이식재	독일제 Cerabone
치료기간[발치부터 보철까지]	3달 3주
임플란트 이식체	국산 AnB 직경 5.0mm 길이 10.0mm
임플란트 기둥	두조각 기둥 [two piece abutment]
임플란트 보철	SCRP형
보철의 교합정밀도	레벨5 자연치와 유사하게 정밀함

본 임플란트의 치료비는 290만 원이 적절하다. ○○○○보철기술이 추가되면 350만 원 정도를 받아도 된다.

교합을 기공소에서 잘 만들었을까?

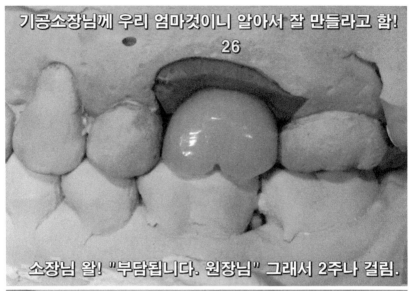

기공소장님께 우리 엄마것이니 알아서 잘 만들라고 함!
26
소장님 왈! "부담됩니다. 원장님" 그래서 2주나 걸림.

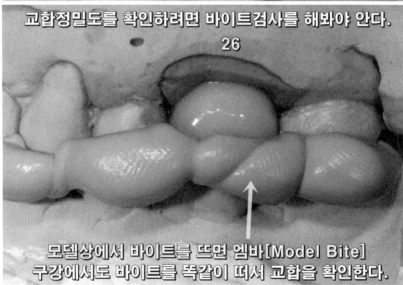

교합정밀도를 확인하려면 바이트검사를 해봐야 안다.
26
모델상에서 바이트를 뜨면 엠바[Model Bite]
구강에서도 바이트를 똑같이 떠서 교합을 확인한다.

교합면 제작 시 기공사의 정성이 들어가야 좋은 교합이 나오는 데, 거래처 소장님이 긴장하고 만드셨다.

기공소 제작 후 교합을 조명의 원장 손으로 완성!

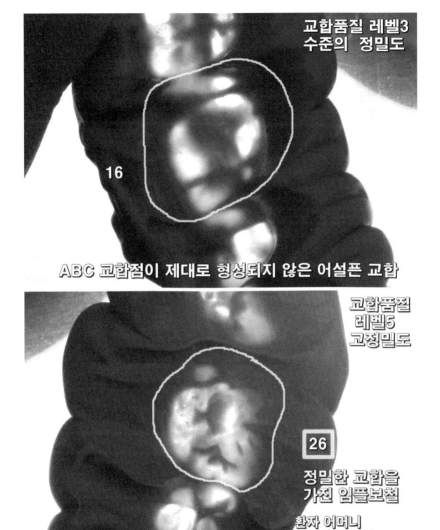

교합품질 레벨3
수준의 정밀도

16

ABC 교합점이 제대로 형성되지 않은 어설픈 교합

교합품질
레벨5
고정밀도

26

정밀한 교합을
가진 임플보철

환자 어머니
기공사 백병전
전신균형의사 조명의

25

구강 내에서 찍은 바이트로 교합조정 완료 후 찍은 P-bite.
보철하고 16번보다 26번 쪽이 잘 씹힌다고 하신다. 효도성공!

11절 좋은 임플란트는 교합, 표면처리기술, 나사디자인, 호환성

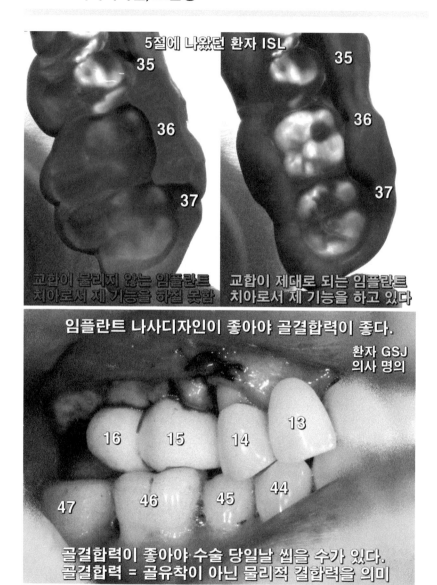

5절에 나왔던 환자 ISL

35

36

37

교합이 물리지 않는 임플란트
치아로서 제 기능을 하질 못함

35

36

37

교합이 제대로 되는 임플란트
치아로서 제 기능을 하고 있다

임플란트 나사디자인이 좋아야 골결합력이 좋다.

환자 GSJ
의사 명의

16   15   14   13

47   46   45   44

골결합력이 좋아야 수술 당일날 씹을 수가 있다.
골결합력 = 골유착이 아닌 물리적 결합력을 의미

5세대 임플란트는 수술 당일 임시치아를 올려서 씹을 수 있다.

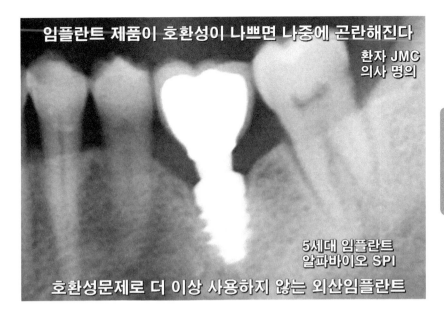

1번째로 가장 중요한 것은 교합이다. 수술이 성공해도 안 물리면 치아로서 기능을 못 한다.

2번째로 표면처리가 중요하다. 임플란트가 잇몸뼈세포와 붙어야 한다. 골유착이 돼야 한다.

3번째로 나사디자인이 중요하다. 교합력 분산이 잘되어서 장기적으로 잇몸뼈 녹음현상도 거의 없고, 왼쪽 아래의 사진처럼 심은 당일 씹는 것도 가능하다.

4번째로 호환성이다. 위의 외산 임플란트는 표면처리, 나사디자인이 좋지만, 국내표준과 호환이 되지 않는다. 위의 제품이 수입품인 5세대 '알파바이오 임플란트'이다. 환자가 사용하다 문제 발생 시 부품 구하기가 힘들다. 수입하는 회사가 문을 닫기라도 하면 곤란해진다.

국내표준은 딱히 법적으로 정해진 것은 없지만, SM 디자인의 대표주자인 아스트라 제품을 copy했기에 거기에 맞춰져 있고, 국내 4대 메이저 회사들이 그 규격에 맞춰서 생산하므로 그것이 사실상 국내표준이다.

12절 표면처리기술 발전으로 현재
임플란트는 신뢰해도 된다

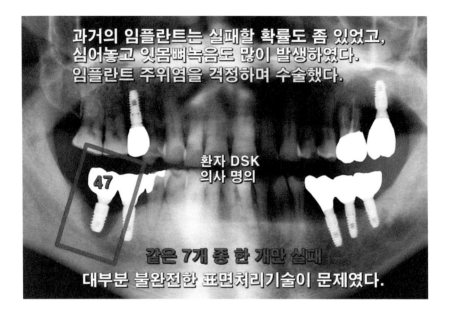

나는 2007년 11월에 개원했고 2008년 3월 18일에 역사적인 임플란트 첫 수술을 했다. 2008년, 2009년도만 해도 임플란트를 심는 치과의사인 나도 불안했다. "이거 임플란트가 뼈에 붙을까? 보철하고 나서 주위뼈는 멀쩡할까?"

수술하는 의사조차 확신을 가지기가 힘들었다. 하지만 요즘은 절대로 그런 생각이 들지 않는다. 임플란트가 환자 잇몸뼈에 당연히 붙을 거라는 확신을 가지고 수술하고 있다.

"당연히 성공하겠지! 안 붙으면 이건 환자의 체질이 이상한 거다."라는 생각이 든다. 2013년도에는 약 100개를 심었는데, 딱 1개만 재수술까지 실패해서 환자에게 환불해 주었고, 나머지는 모두 잘 성공했다. 성공률 99%이다. 내가 잘해서 이기보다는 제품이 워낙 좋아졌다. 2010년 이후 심은 임플란트 중에 위와 같은 문제는 일어나지 않는다.

2010년대의 임플란트 기술은 안정적이며 99%의 성공률을 보이고 있다

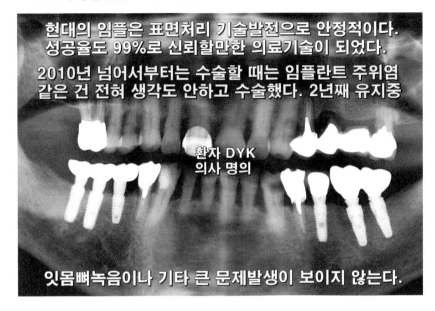

현대의 임플은 표면처리 기술발전으로 안정적이다. 성공율도 99%로 신뢰할만한 의료기술이 되었다.

2010년 넘어서부터는 수술할 때는 임플란트 주위염 같은 건 전혀 생각도 안하고 수술했다. 2년째 유지중

환자 DYK
의사 명의

잇몸뼈녹음이나 기타 큰 문제발생이 보이지 않는다.

2010년 이전의 임플란트 제품들은 담배를 아주 많이 피우는 환자의 상악어금니에 심는 경우엔 성공률이 60~70%밖에 안 되었다고 한다. 하지만 요즘은 담배의 영향도 잘 받지 않는다. 2014년에 환자가 임플란트 수술하고 담배 한 대 피운다고 해서 걱정 말고 피우시라고 했다. 그것도 식립 즉시 밥을 씹어 먹게 한 환자의 경우였다. [15절에 나온 환자 MSL]

환자들이여! 2010년대 이후에 사는 여러분들은 축복받았다. 치아가 빠져도 성공률이 매우 안정된 임플란트 제품이 있으니 전혀 걱정할 필요가 없는 세상을 살고 있다. 굉장한 문명의 혜택을 누리고 있는 것이다.

13절 당일 임플란트 완성 & 장기안정성에는 나사디자인이 중요

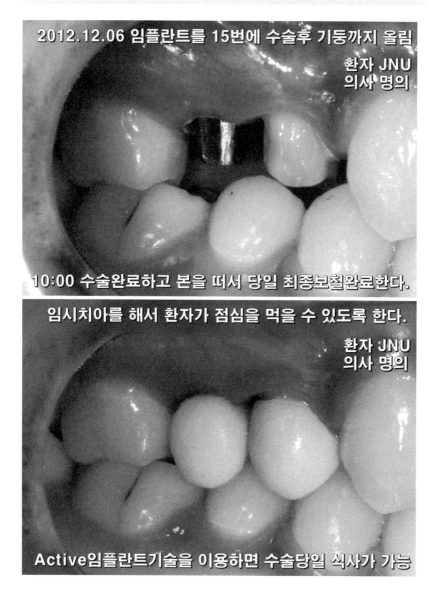

2012.12.06 임플란트를 15번에 수술후 기둥까지 올림

환자 JNU
의사 명의

10:00 수술완료하고 본을 떠서 당일 최종보철완료한다.

임시치아를 해서 환자가 점심을 먹을 수 있도록 한다.

환자 JNU
의사 명의

Active임플란트기술을 이용하면 수술당일 식사가 가능

오전 10시에 수술하고, 임시치아로 점심식사를 하도록 했다.

5세대 Active 임플란트 기술이 있어
당일 임플란트 완성이 가능하다

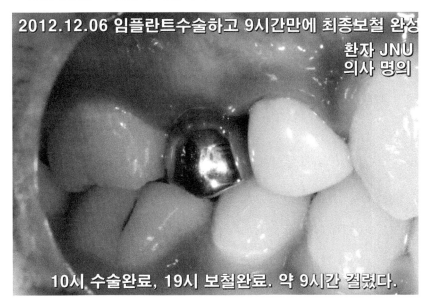

2012.12.06 임플란트수술하고 9시간만에 최종보철 완성
환자 JNU
의사 명의

10시 수술완료, 19시 보철완료. 약 9시간 걸렸다.

우리 치과가 영광군인데, 거래하는 기공소가 광주광역시에 있어서 긴급택배로 왔다 갔다 하느라 9시간이나 걸렸다. 이런 것도 가능하다. 하지만 현실적으로는 임상에서 잘 사용하지 않는다. 환자는 임시치아만 수술 당일 끼워주어도 밥을 씹을 수 있기 때문에 보통 1~5주 뒤에 최종보철을 하는 경우가 대부분이다.

잘 모르는 원장님들은 이게 되게 위험한 기술이라고 생각하는데 임플란트 나사디자인이 좋은 걸 쓰면 충분히 가능하다. 임플란트의 물리적 결합력이 저작력보다 세면 임플란트가 절대로 움직이지 않으니까 이렇게 해도 실패할 확률이 거의 없다. 실패할 정도로 환자뼈가 안 좋으면 이런 기술 자체를 시도하지 않는다. 그걸 잘 구별하는 것도 실력!

나사디자인이 되어야 즉시기능이 가능!!!

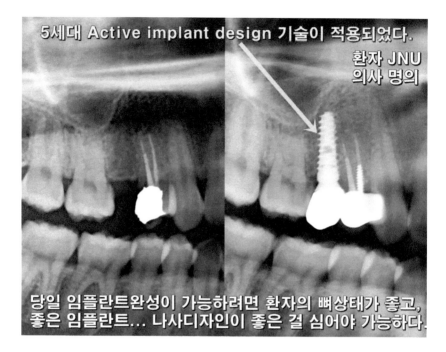

5세대 Active implant design 기술이 적용되었다.

환자 JNU
의사 명의

당일 임플란트완성이 가능하려면 환자의 뼈상태가 좋고, 좋은 임플란트... 나사디자인이 좋은 걸 심어야 가능하다.

임플란트 수술에서는 "초기고정력"이 중요하다. 수술한 초기에 뼈에 임플란트가 잘 고정되어서 움직이지 않는 걸 말한다. 그래야 임플란트가 뼈에 잘 붙는다. 임플란트가 움직이면 뼈에 잘 안 붙는다.

수술하는 치과의사들이 더 잘 안다. 임플란트 디자인이 잇몸뼈에 팍팍 고정이 잘 나와야 의사도 마음이 편하다는 걸.

표면처리가 제일 중요하고 다음으로 임플란트 수술성공에 "초기고정력"이 중요한 요소이다. Active 임플란트 기술이 적용된 제품이라면 당연히 초기고정력이 좋은 제품이라고 봐도 된다.

교합력 분산이 되어야 장기안정성이 좋다

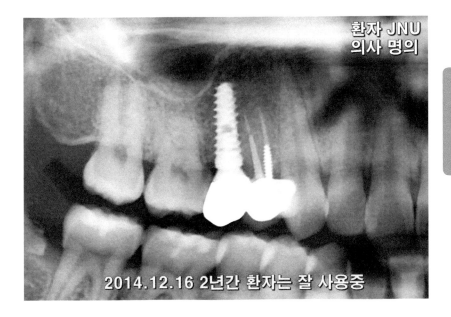

임플란트에서 나사디자인이 중요한 건 교합력 분산을 해야 하기 때문이다. 임플란트 보철은 구강 내에서 교합력을 계속 받는데, 그 힘이 임플란트 구조물을 통해서 자연스럽게 분산이 되어야 하기 때문이다. 한마디로 "교합력 분산"이라는 기능을 디자인이 하는데, 교합력 분산이 잘 안 되면 임플란트 주변 잇몸뼈가 녹는 현상이 발생할 수 있기 때문이다.

임플란트 장기적 성공에서 가장 중요하고 결정적인 것이 표면처리이고, 또한 중요한 것이 나사디자인이다. 교합력 분산이 잘 되는 임플란트가 임플란트 주변 뼈 녹음현상 없이 오랫동안 잘 유지될 수 있다.

5세대 기술이 적용된 당일 임플란트라면 분명히 나사디자인이 좋은 디자인이라고 볼 수 있다. 물론 임플란트 교합을 물리게 하는 원장에게나 의미가 있겠지만.

14절 임플란트 교합은 구치부는 물리고 전치부는 안 물리게

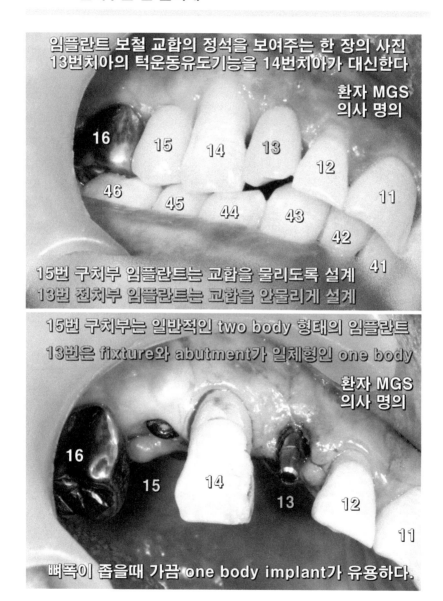

임플란트 보철 교합의 정석을 보여주는 한 장의 사진
13번치아의 턱운동유도기능을 14번치아가 대신한다

환자 MGS
의사 명의

16 15 14 13
12
46 11
45 44 43
42
41

15번 구치부 임플란트는 교합을 물리도록 설계
13번 전치부 임플란트는 교합을 안물리게 설계

15번 구치부는 일반적인 two body 형태의 임플란트
13번은 fixture와 abutment가 일체형인 one body

환자 MGS
의사 명의

16
15 14
13 12
11

뼈폭이 좁을때 가끔 one body implant가 유용하다.

구치부는 4, 5, 6, 7번 전치부는 1, 2, 3번 치아를 의미한다.

임플란트라는 게 측방력에 취약하므로 앞니의 경우엔 안 물리게 하기도 한다

왼쪽의 사진 한 장이 임플란트 교합의 일반적인 상황을 보여주고 있다. 15번 구치부 임플란트는 물리게 하고, 13번 전치부 임플란트는 물리지 않게 하는 것이 현재의 진료방식이다.

임플란트가 처음 개발된 초창기에는 구치부조차 물리지 않고 살짝 떨어지게 하자는 이야기가 있었다. 하지만 이는 과거의 개념으로 잘못된 것이다.

현재에 와서는 임플란트가 뼈에 단단하게 골유착되므로 어금니인 구치부가 물려도, 다른 말로 하면 교합이 잘 되어도 아무런 상관이 없다. 그런데 아직도 옛날 개념으로 진료하는 원장들이 있다. 환자들은 이 부분을 확인해야 한다.

앞니인 전치부는 일반적으로는 안 물리게 하는데, 임플란트에 수직력이 아닌 측방력이 가해지면 임플란트 구조에 문제가 생길 수 있어서이다.

자연치아는 치주인대라는 충격흡수판이 있지만, 임플란트는 충격흡수판이 없다. 자연치아는 치주인대가 있기에 손으로 잡고 좌우로 흔들어도 움직인다. 측방력을 조금 받아도 대략 버틴다. 임플란트는 치주인대라는 충격흡수판이 없이 티타늄나사가 그대로 잇몸뼈와 결합한 형태이다. 임플란트는 태생 자체가 측방력에 더 취약하다. 그래서 측방력이 받지 않도록 전치부 임플란트는 교합을 물리지 않게 하는 게 일반적이다.

하지만 이렇게 하면 또 하나의 문제가 있다. 3, 4번 치아가 하던 교합유도기능은 그럼 어떻게 할 것인가 하는 것이다. 이 부분은 14절 끝에서 또 이야기하겠다.

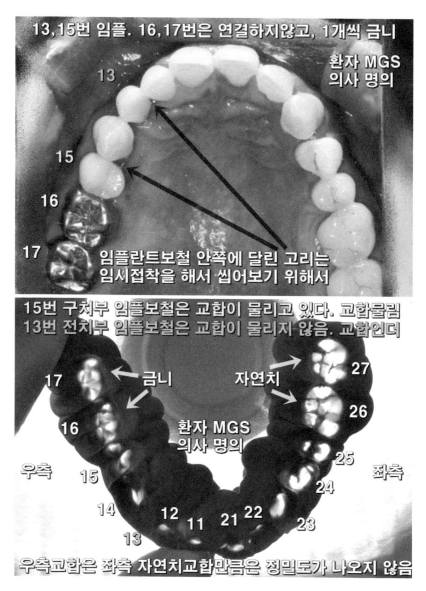

13,15번 임플. 16,17번은 연결하지않고, 1개씩 금니

13

환자 MGS
의사 명의

15

16

17

임플란트보철 안쪽에 달린 고리는
임시접착을 해서 씹어보기 위해서

15번 구치부 임플보철은 교합이 물리고 있다. 교합물림
13번 전치부 임플보철은 교합이 물리지 않음. 교합언더

17   금니   자연치   27

26

16   환자 MGS
의사 명의   25

우측   15   24   좌측

14   12   22
11   21   23

13

우측교합은 좌측 자연치교합만큼은 정밀도가 나오지 않음

바이트를 보면 28개 치아 중에서 유일하게 13번 치아만 물리지 않는 "교합 UNDER" 상태임을 확인할 수 있다. 교합낮음!

뼈폭이 좁을 땐 일체형 임플란트가 유용

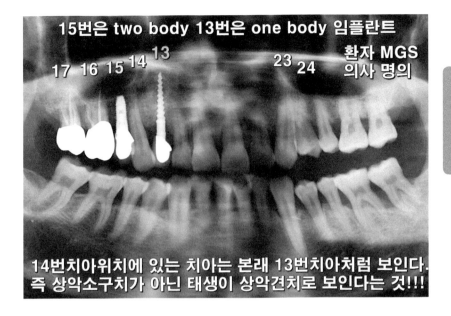

15번은 two body 13번은 one body 임플란트
17 16 15 14 13 23 24 환자 MGS 의사 명의

14번치아위치에 있는 치아는 본래 13번치아처럼 보인다.
즉 상악소구치가 아닌 태생이 상악견치로 보인다는 것!!!

13번은 일체형 임플란트이다. 보통 치과의사들은 "원바디"라고들 한다. 이식체[fixture]와 기둥[abutment]이 분리되지 않고 일체형의 "one body"로 되어있기 때문이다.

왼편의 바이트 검사사진을 보자! 28개 치아 중 13번 치아에만 유독 구멍이 뚫리지 않았다. 이것은 13번 치아가 물리지 않고, 교합점이 없다는 것이다. "교합 UNDER"

15, 16, 17번은 내가 만든 교합이다. 교합정밀도는 레벨4이다.

정확한 ABC 교합점이 나오고 있고, 15번도 임플란트치고는 정확한 교합점이 형성되어 있다. 하지만 좌측의 25, 26, 27번 자연치끼리 이루는 훌륭한 교합을 보라!!! 거기에 비하면 조금 물리는 정밀도가 떨어진다. 그래도 레벨3 이상의 교합정밀도만 가지면 환자는 씹어먹는 데 큰 불편감을 못 느낀다. 좌측상단 사진처럼 임시접착해서 잘 씹어지는지 확인했다.

이번엔 다른 환자로 견치 임플란트이나 제대로 교합기능을 하는 바람직한 상태

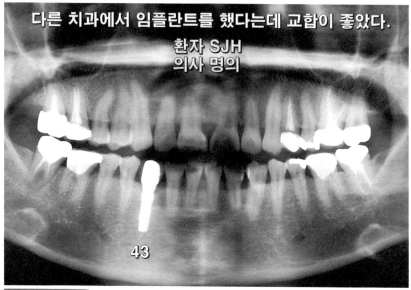

다른 치과에서 임플란트를 했다는데 교합이 좋았다.

환자 SJH
의사 명의

43

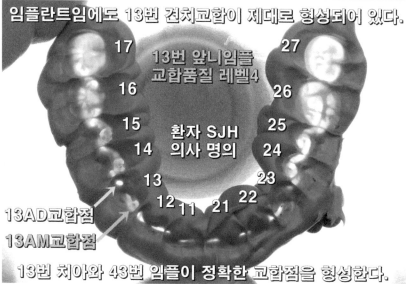

임플란트임에도 13번 견치교합이 제대로 형성되어 있다.

17
13번 앞니임플
교합품질 레벨4
16

15
환자 SJH
의사 명의
14

13
12 11 21 22
23

27
26
25
24

13AD교합점
13AM교합점

13번 치아와 43번 임플이 정확한 교합점을 형성한다.

이번엔 다른 환자이다. 13AM교합점이 물리고 있어 좋다!!!

견치에 임플란트를 하는 경우는 적지만,
한다면 교합유도기능을 부여해야 한다

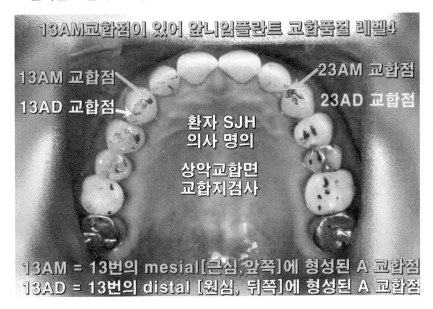

13AM교합점이 있어 앞니임플란트 교합품절 레벨4

13AM 교합점
13AD 교합점
환자 SJH
의사 명의
상악교합면
교합지검사
23AM 교합점
23AD 교합점

13AM = 13번의 mesial[근심,앞쪽]에 형성된 A 교합점
13AD = 13번의 distal [원심, 뒤쪽]에 형성된 A 교합점

[13AM교합점이 왜 중요한지는 치과시크릿 1편 2부 5장 15절 환자가 씹지 못하는 이유에 나온다.]

14절 처음에 나오는 증례에서 나는 13번 치아에 교합유도기능을 주지 않았다. 그 점이 매우 아쉬웠지만, 13번 임플란트 수술부위가 뼈이식을 해야 할 정도로 약해서 어쩔 수가 없었다. 13번 치아의 교합유도기능을 뒤 치아인 14번 치아가 대신 수행할 수 있어서 그렇게 한 것이다.

좌측의 환자는 타치과의 환자 증례인데, 이 원장님은 교합에 나름대로 신경을 쓰시는 원장님일 듯하다. 어금니에 보철을 그렇게 많이 했는데 교합간섭이 거의 없었고, 43번 치아에 심은 임플란트마저도 교합을 정확하게 부여하였다. 43번에 교합을 잘 만들어야 대합치인 13번 치아에 교합이 잘 나온다.

견치 임플란트에는 교합유도기능을 부여하는 게 바람직하다.

3, 4번 치아는 임플란트여도 교합이 중요!!!

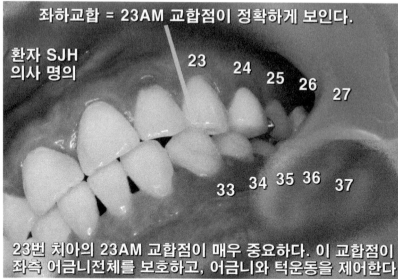

좌하교합 = 23AM 교합점이 정확하게 보인다.

환자 SJH
의사 명의

23 24 25 26 27

33 34 35 36 37

23번 치아의 23AM 교합점이 매우 중요하다. 이 교합점이
좌측 어금니전체를 보호하고, 어금니와 턱운동을 제어한다

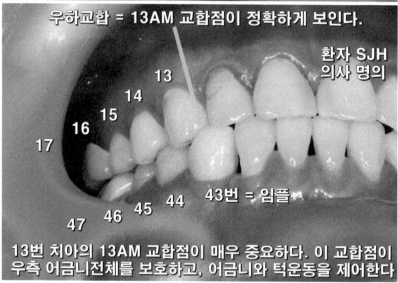

우하교합 = 13AM 교합점이 정확하게 보인다.

환자 SJH
의사 명의

13 14 15 16 17

43번 = 임플

44 45 46 47

13번 치아의 13AM 교합점이 매우 중요하다. 이 교합점이
우측 어금니전체를 보호하고, 어금니와 턱운동을 제어한다

좌하교합은 자연치아의 교합인데, 그대로 43번 임플란트에서 재현해낸 원장님! 누구신지는 몰라도 참으로 명의스럽다. ^^;

할 수만 있다면 교합기능을 주는 게 좋다

앞니인 3번 치아의 경우 "심미성회복"이 중요해 보이지만, 3번 치아라는 특성상 기능적인 면을 반드시 고려해야 한다.

3번 치아라는 것은 기능성과 심미성 2가지를 동시에 만족시켜야 하는 매우 어려운 치아이다. 그래서 임플란트든 보철이든 교정이든 나는 3번 치아를 치료하는 게 제일 어렵다. 기능을 제대로 하게 교합을 만들면서 심미성을 만족시켜야 하기 때문이다.

좌측 환자의 경우에는 사실상 43번 임플란트를 하고 최종보철을 하면서 물리지 않게 해도 환자는 크게 느끼지 못한다. 왜냐면 3번 치아가 물리지 않더라도, 교합기능을 후방치아인 44번에서 해줄 수 있기 때문이다.

그럼에도 불구하고, 이 환자를 치료한 원장님은 43번 치아에 교합점을 부여했다. 매우 훌륭한 원장님으로 생각된다.

나도 환자의 뼈상태가 충분히 허락한다면 이렇게 교합을 만들 것이다.

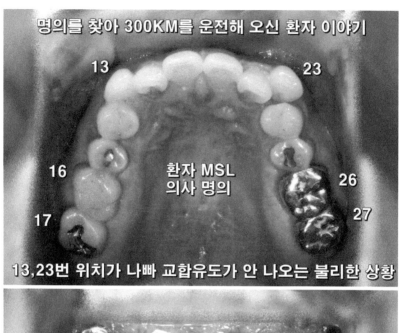

명의를 찾아 300KM를 운전해 오신 환자 이야기

13 23

16 환자 MSL 의사 명의 26

17 27

13,23번 위치가 나빠 교합유도가 안 나오는 불리한 상황

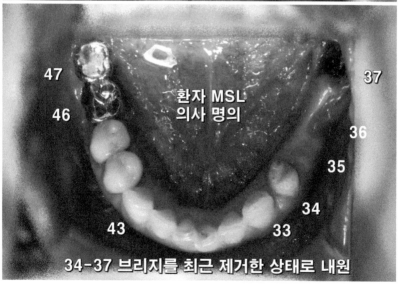

47 37

46 환자 MSL 의사 명의 36

35

34

43 33

34-37 브리지를 최근 제거한 상태로 내원

부산에서 영광까지 오셨던 환자분. 46, 47 임플란트가 안 씹히고, 좌측 브리지가 탈락해서 내원하셨다.

❘ 교합이 안 물리면 고가의 진료비도 헛것이다

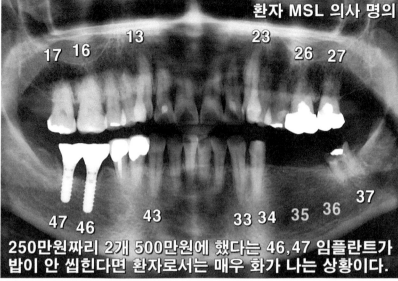

환자 MSL 의사 명의

250만원짜리 2개 500만원에 했다는 46,47 임플란트가
밥이 안 씹힌다면 환자로서는 매우 화가 나는 상황이다.

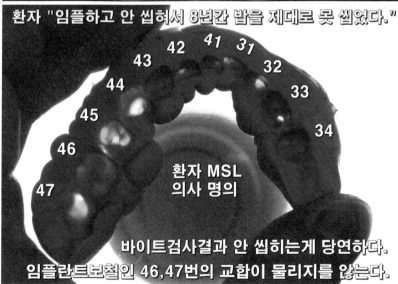

환자 "임플하고 안 씹혀서 8년간 밥을 제대로 못 씹었다."

환자 MSL
의사 명의

바이트검사결과 안 씹히는게 당연하다.
임플란트보철인 46,47번의 교합이 물리지를 않는다.

　　46, 47번 임플란트는 세계 1위 업체 스트라우만 제품이고 보철은 금니! 둘 다
좋은 재료를 썼으나 교합이 문제라 못 씹으셨다.

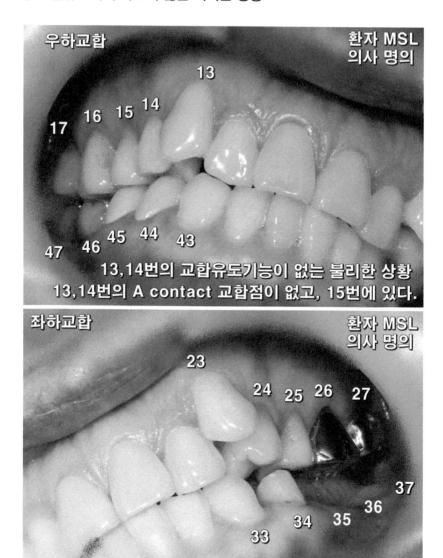

교합유도가 씹는 데 왜 중요한지는 궁금하신 분은「치과시크릿 1편 2부 5장 15절」을 읽어보시길 바란다.

교정치료 없이 저작가능하게 해달라는…

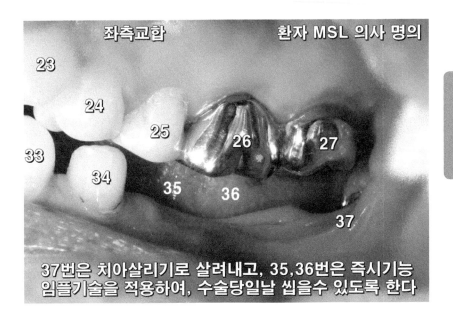

좌측교합   환자 MSL 의사 명의

23
24
25
26 27
33
34
35 36
37

37번은 치아살리기로 살려내고, 35,36번은 즉시기능 임플기술을 적용하여, 수술당일날 씹을수 있도록 한다

원칙은 이런 환자는 상악에 교정치료부터 하는 게 맞다. 3, 4번 치아의 교합유도가 나오지 않으니까 교정을 하면 이 환자 문제는 쉬운 문제가 된다. 하지만 환자분이 교정을 하지 않고, 씹을 수 있고 해달라고 하셨다. 그래서 난이도가 최상급인 문제가 되는 것이다.

치과의사 중 교합 하수는 이런 환자를 치료하면 안 된다. 정말 어려운 문제라서 풀어내질 못한다. 교합 중수면 그럭저럭 밥을 씹게 하는 정도이고, 나 같은 교합 고수는 이런 환자가 밥을 정말 제대로 씹어먹게 할 수 있다.

교합, 임플란트, 보철, 신경치료, 자연치아 살리기 등등 많은 장르의 치의학기술을 총동원하여 치료하였다.

임플란트 환자가 문제가 생기는 것은 임플란트 수술보다는
이런 교합문제를 풀어내지 못한 경우가 다수이다.

임
플
란
트

37번은 어렵게 살려내고 임플란트도 심고

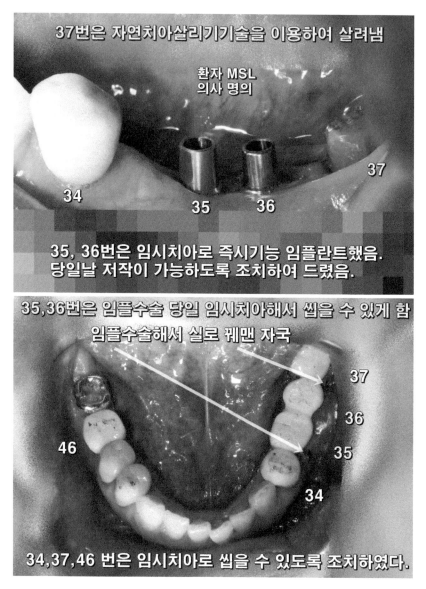

수술 당일 임플란트 이식체[fixture]가 뼈에 단단하게 골결합되면 당일 임시치아로 씹는 게 충분히 가능하다.

수술 당일 임시치아 교합을 제대로 만듦

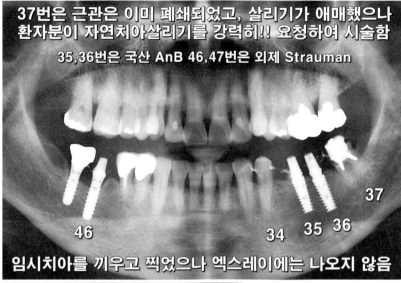

37번은 근관은 이미 폐쇄되었고, 살리기가 애매했으나
환자분이 자연치아살리기를 강력히!! 요청하여 시술함

35,36번은 국산 AnB 46,47번은 외제 Strauman

임시치아를 끼우고 찍었으나 엑스레이에는 나오지 않음

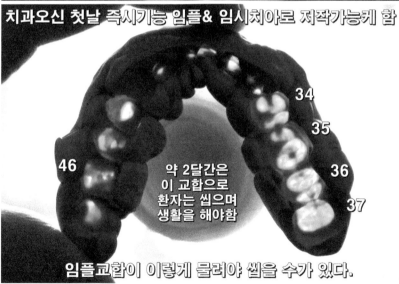

치과오신 첫날 즉시기능 임플& 임시치아로 저작가능케 함

약 2달간은
이 교합으로
환자는 씹으며
생활을 해야함

임플교합이 이렇게 물려야 씹을 수가 있다.

　　외제 스트라우만은 심은 당일 씹는 게 불가능하지만, 국산 AnB는 가능하다.
임시치아로 당일 씹을 수 있게 조치했다.

임플란트가 붙으면 외제나 국산이나 같은 거다

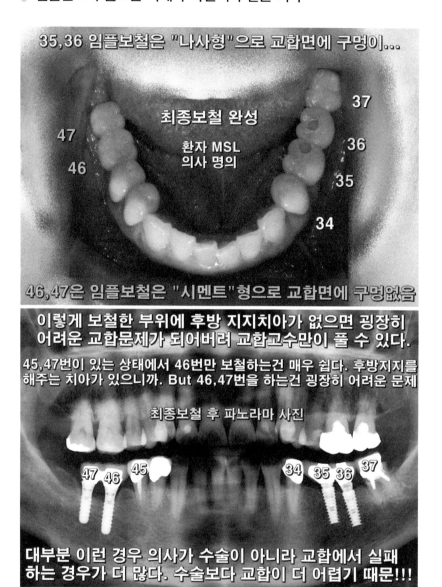

35,36 임플보철은 "나사형"으로 교합면에 구멍이...

37
47
최종보철 완성
36
46
환자 MSL
의사 명의
35
34

46,47은 임플보철은 "시멘트"형으로 교합면에 구멍없음

이렇게 보철한 부위에 후방 지지치아가 없으면 굉장히
어려운 교합문제가 되어버려 교합고수만이 풀 수 있다.

45,47번이 있는 상태에서 46번만 보철하는건 매우 쉽다. 후방지지를
해주는 치아가 있으니까. But 46,47번을 하는건 굉장히 어려운 문제

최종보철 후 파노라마 사진

47 46 45
34 35 36 37

대부분 이런 경우 의사가 수술이 아니라 교합에서 실패
하는 경우가 더 많다. 수술보다 교합이 더 어렵기 때문!!!

37번은 원래 발치해야 할 치아이나 환자분이 살려달라고 강하게 요구해서 살렸는데, 1년 내로 실패할 우려가 크다.

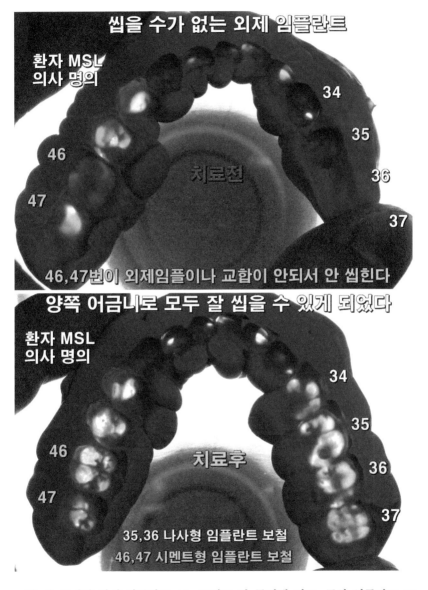

잘 안 물리던 외제 임플란트 46, 47번도 잘 물리게 되고, 국산 임플란트 35, 36번도 잘 물려서 이제 양쪽으로 잘 씹힌다.

교합을 만드는 건 척추뼈를 맞추는 것

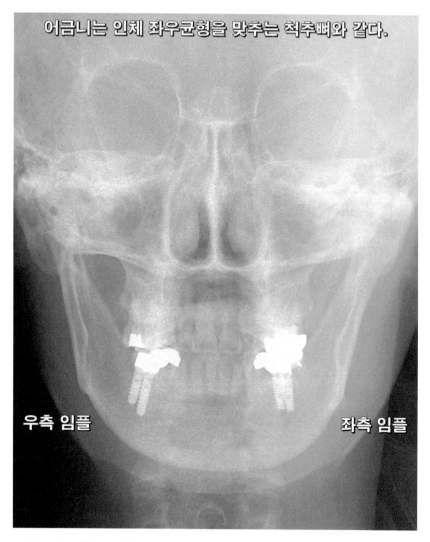

어금니는 인체 좌우균형을 맞추는 척추뼈와 같다.

우측 임플   좌측 임플

양쪽 어금니의 교합을 제대로 만들어서 턱을 안정적으로 지지하는 것은 인체의 좌우균형을 맞추는 작업과 같다. 나는 임플란트를 심는 데 그치는 것이 아니라, 교합을 맞춰서 인체의 좌우균형을 안정되게 척추와 뇌를 치료한 것이다.

환자는 좋은 치과치료로 인해 무병장수의 기초를 닦은 것이다.

환자분이 "매우 만족"하고 가셨음

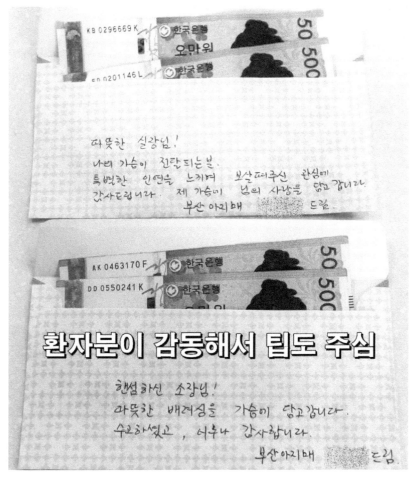

나는 치료비로서 받았으니 되었는데 임시치아를 만드느라 항상 고생한 우리 실장님과 보철 만드느라 고생하신 우리 기공소장님께 정성을 표시하고 떠나셨다. 평소에도 오실 때마다 딸기, 빵 등 직원들에게 아낌없이 마음을 표현하셨다. 환자분이 의사와 병원에 대한 신뢰가 높아서 치료하는 의사의 입장에서도 편안하게 집중할 수 있어서 좋은 결과가 나온듯하다.

16절 발치즉시 임플란트 수술은
무절개 수술보다 덜 아프고 좋다

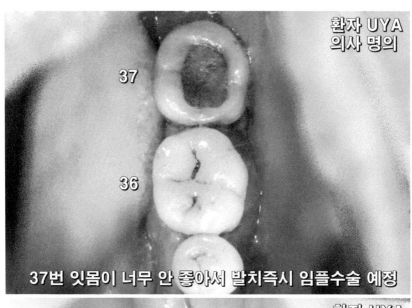

환자 UYA
의사 명의

37

36

37번 잇몸이 너무 안 좋아서 발치즉시 임플수술 예정

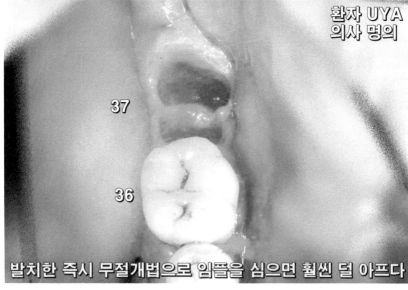

환자 UYA
의사 명의

37

36

발치한 즉시 무절개법으로 임플을 심으면 훨씬 덜 아프다

발즉임플은 무절개 & 마취주사 1회라서
환자가 느끼는 통증이 매우 적다

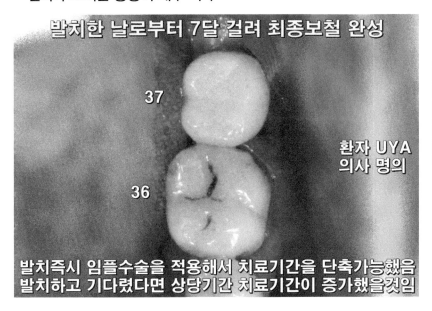

발치한 날로부터 7달 걸려 최종보철 완성

37

36

환자 UYA
의사 명의

발치즉시 임플수술을 적용해서 치료기간을 단축가능했음
발치하고 기다렸다면 상당기간 치료기간이 증가했을것임

[4달이면 충분했으나 환자가 중간에 안 왔다.]

36번은 물론 정지성 충치라서 치료할 필요가 없다. 정지성 충치를 구별하는 건 3장 충치치료에 잘 나와 있다.

발치를 하면 잇몸에 구멍이 생기게 된다. 그러면 그 구멍 위로 드릴링을 하고 임플란트를 심고 나서 뼈이식을 하고 꿰매면 된다. 참 쉽죠?

쉽지는 않다. 기술적으로 좀 어렵다. 전치나 소구치처럼 뿌리가 하나인 경우는 좀 쉽다. 그런데 대구치는 어렵다. 특히나 하악 7번이 제일 어렵다. 수술 시 손의 접근도 어렵고, 치아뿌리가 2개로 나뉜 것도 어렵고, 교합력도 가장 세게 받는 치아라서 어렵다.

이렇게 보면 어렵게 보이지 않지만, 파노라마 엑스레이를 보면 더 정확히 알 수 있다.

임플란트

잇몸뼈가 안 좋아 염증이 심해도
SSR 임플란트 기술로 발치즉시 수술이 충분히 가능

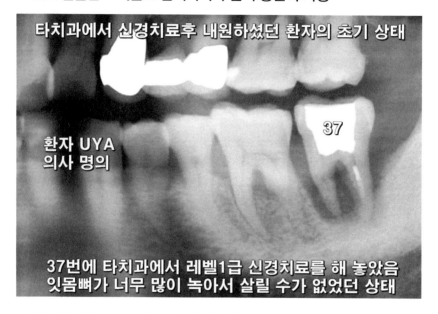

타치과에서 신경치료후 내원하셨던 환자의 초기 상태

환자 UYA
의사 명의

37

37번에 타치과에서 레벨1급 신경치료를 해 놓았음
잇몸뼈가 너무 많이 녹아서 살릴 수가 없었던 상태

공격적인 원장만이 이런 발치즉시 임플란트 수술을 할 수 있다.

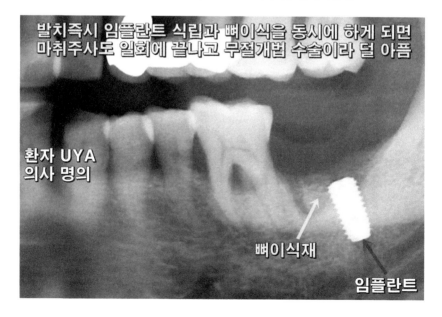

발치즉시 임플란트 식립과 뼈이식을 동시에 하게 되면
마취주사도 일회에 끝나고 무절개법 수술이라 덜 아픔

환자 UYA
의사 명의

뼈이식재

임플란트

발치즉시 임플란트 수술은 어렵지만 1회법이라서 통증과 치료기간을 감소시킬 수 있다

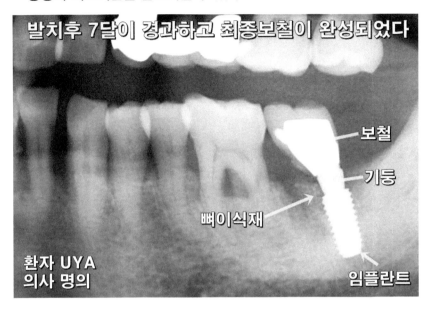

발치후 7달이 경과하고 최종보철이 완성되었다

보철
기둥
뼈이식재
임플란트
환자 UYA
의사 명의

먼저 이 증례는 4달이면 끝낼 수 있었는데, 환자가 3차례나 약속을 미뤄서 7달이나 걸렸다. 이걸 보면 많은 의사들이 "이 미친놈아! 잇몸이 이렇게 안 좋고 염증이 있는데 발치한 날 즉시 임플을 심어???"할 거다. 나 조명의 원장이 고수라서 가능한 증례이다. 잇몸 염증이 심해도 그냥 심으면 된다.

일반적인 치과의사들은 2회법으로 한다. 발치하고 1~3달 기다렸다가 뼈이식 & 임플란트 식립을 하거나 발치하면서 뼈이식을 해놓고 3~6달 뒤에 임플란트 식립을 하거나이다. 2회법으로 하면 마취주사를 2회에 걸쳐서 맞게 된다. 환자의 통증이 심하다.

기술적으로 충분히 가능하고, 의사도 환자도 편하므로 발즉임플을 하는 게 서로에게 좋다. 그리고 굳이 1회법으로 할 수 있는 환자를 왜 2회법으로 하는지? 이번에는 잇몸뼈가 좋아서 치료기간을 단축시킨 증례를 살펴보자.

17절 발치즉시 임플란트 수술은 치료기간을 단축시킨다

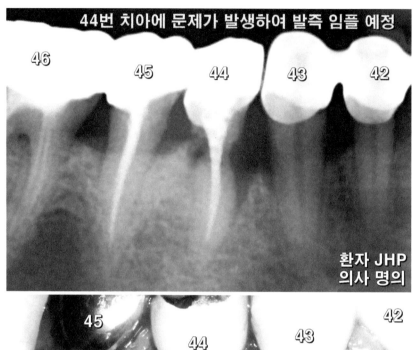

44번 치아에 문제가 발생하여 발즉 임플 예정

46 45 44 43 42

환자 JHP
의사 명의

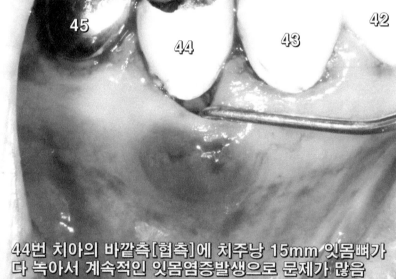

45 44 43 42

44번 치아의 바깥측[협측]에 치주낭 15mm 잇몸뼈가
다 녹아서 계속적인 잇몸염증발생으로 문제가 많음

발치즉시 심으면 치료기간을 최대한 단축 가능하다.

발치즉시 임플란트 수술은 마취주사를 한 번만 맞을 수 있어 훨씬 덜 아프고 편안하다

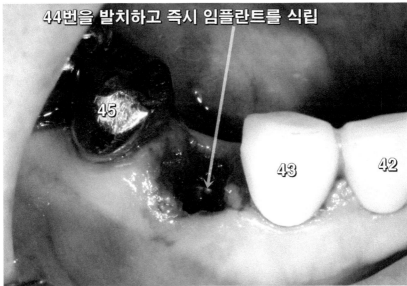

44번을 발치하고 즉시 임플란트를 식립

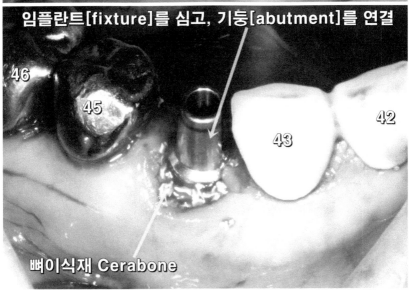

임플란트[fixture]를 심고, 기둥[abutment]를 연결

뼈이식재 Cerabone

SSR 임플란트 수술로 뼈이식을 동시에 하면 됨

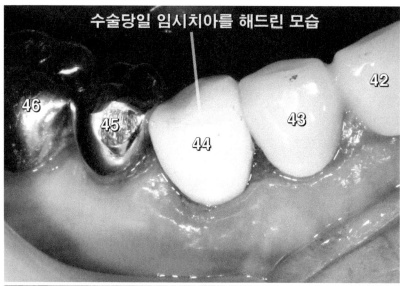

수술당일 임시치아를 해드린 모습

46 45 44 43 42

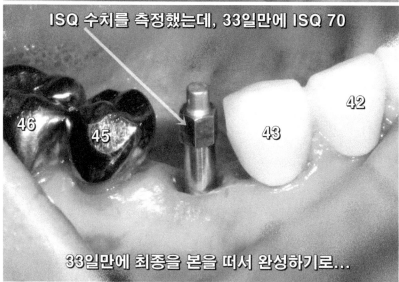

ISQ 수치를 측정했는데, 33일만에 ISQ 70

46 45 43 42

33일만에 최종을 본을 떠서 완성하기로...

[정정] 그날 바빠서 다음날, 즉 34일 만에 최종보철인상채득!
5일 뒤에 최종보철이 치과로 도착하였다.

▌ 발치한 날로부터 39일째 최종보철 완성

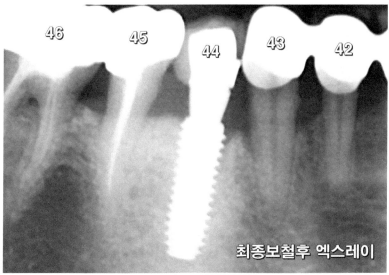

46 45 44 43 42

최종보철후 엑스레이

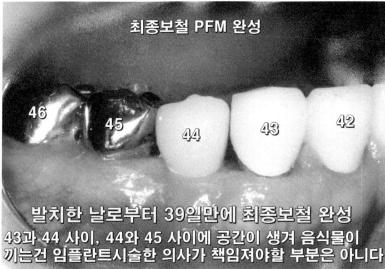

최종보철 PFM 완성

46 45 44 43 42

발치한 날로부터 39일만에 최종보철 완성
43과 44 사이, 44와 45 사이에 공간이 생겨 음식물이
끼는건 임플란트시술한 의사가 책임져야할 부분은 아니다

발치즉시 임플란트 수술은 성공률이 95%로 조금 낮아진다.

그래도 할만한 정도는 된다. 1회법으로 가능한 수술을 굳이 2회법으로 하
면서 환자를 고생시킬 필요는 없다.

18절 레이저 수술은 마케팅일뿐! 무절개 수술해서 안 아픈 거다

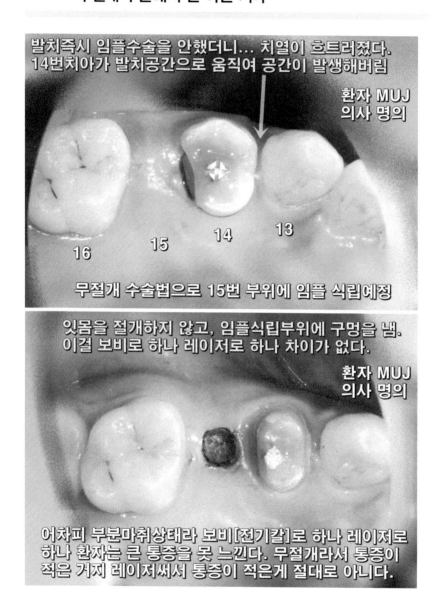

발치즉시 임플수술을 안했더니... 치열이 흐트러졌다.
14번치아가 발치공간으로 움직여 공간이 발생해버림

환자 MUJ
의사 명의

16 15 14 13

무절개 수술법으로 15번 부위에 임플 식립예정

잇몸을 절개하지 않고, 임플식립부위에 구멍을 냄.
이걸 보비로 하나 레이저로 하나 차이가 없다.

환자 MUJ
의사 명의

어차피 부분마취상태라 보비[전기칼]로 하나 레이저로
하나 환자는 큰 통증을 못 느낀다. 무절개라서 통증이
적은 거지 레이저써서 통증이 적은게 절대로 아니다.

레이저와 통증하고 무관하다. 잇몸을 절개하니 아픈 거다.

> 임플란트 수술의 통증은 뼈에 구멍을 내서
> 아픈 게 아니라 잇몸절개가 주원인이다

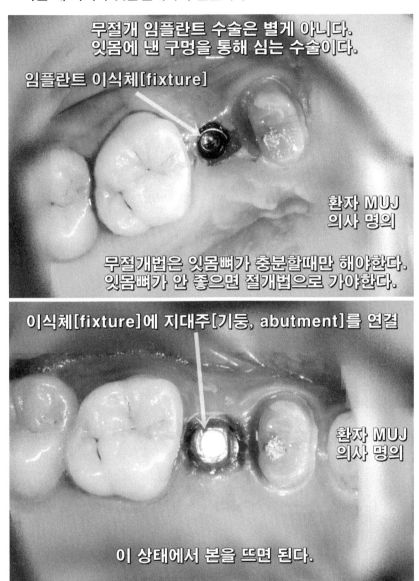

무절개 임플란트 수술은 별게 아니다.
잇몸에 낸 구멍을 통해 심는 수술이다.

임플란트 이식체[fixture]

환자 MUJ
의사 명의

무절개법은 잇몸뼈가 충분할때만 해야한다.
잇몸뼈가 안 좋으면 절개법으로 가야한다.

이식체[fixture]에 지대주[기둥, abutment]를 연결

환자 MUJ
의사 명의

이 상태에서 본을 뜨면 된다.

구멍 낸 곳으로 이식체를 심으면 된다.

절개수술법은 의사가 잇몸뼈를 직접 보면서 수술하는 큰 장점이 있다

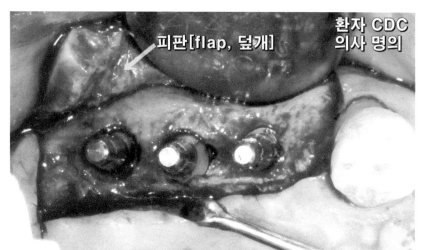

피판[flap, 덮개]

환자 CDC
의사 명의

**절개법 = 잇몸을 절개하여 열어놓고 임플란트를 심었다.
의사들은 "flap을 열고 수술한다"라고 한다.**

절개법은 잇몸을 잘라서 수술후 실로 꿰매는 작업이 필요

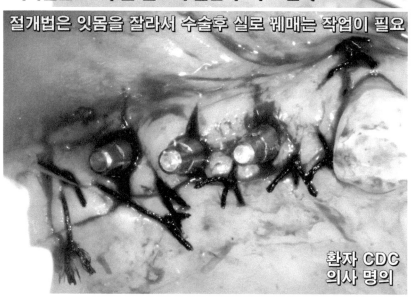

환자 CDC
의사 명의

발치 후 기다렸다 하는 무절개수술보다는
발치즉시 수술하는 게 훨씬 덜 아프다

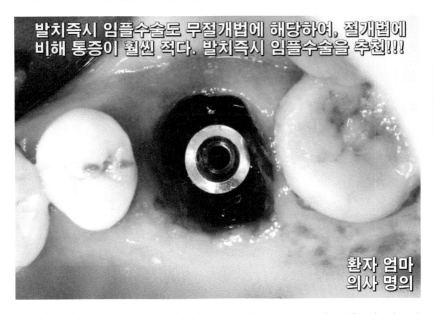

발치즉시 임플수술도 무절개법에 해당하여, 절개법에 비해 통증이 훨씬 적다. 발치즉시 임플수술을 추천!!!

환자 엄마
의사 명의

무절개 수술법이 절개법에 비해서 통증이 훨씬 적다. 그것은 잇몸을 자르게 되면 수술 끝나고 통증이 좀 더 발생하기 때문이다. 그렇다고 무절개법을 함부로 하면 안 된다. 환자의 뼈상태가 나쁘면 잇몸을 절개하여, flap을 열어 잇몸뼈를 직접 보면서 수술을 하는 것이 의학적으로는 매우 유리하기 때문이다. 무조건 무절개로 수술한다는 것은 좋지 못하다. 의사가 환자의 상태를 보고 판단해야 할 문제이지, 덜 아픈 수술을 내세워서 환자를 유인하기 위한 수단을 쓰면 안 된다.

발치즉시 임플란트를 하면 무절개법이라서 훨씬 아프지 않고 좋다. 요즘 같은 시대에 마취주사를 2번이나 맞으면서 발치하고 기다렸다가 임플란트 수술을 할 이유는 없다.

19절 CT, 레이저, 투시장치 없어도
   파노라마만으로 충분하다

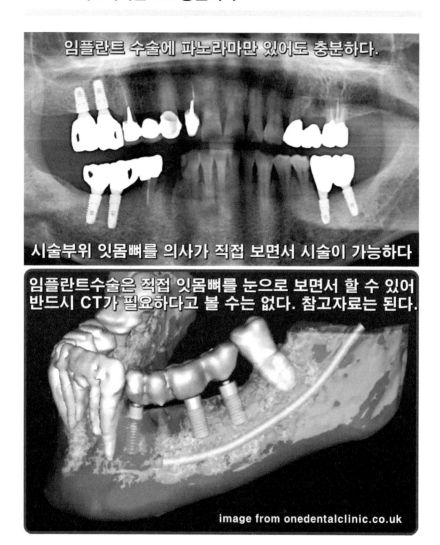

임플란트 수술에 파노라마만 있어도 충분하다.

시술부위 잇몸뼈를 의사가 직접 보면서 시술이 가능하다

임플란트수술은 직접 잇몸뼈를 눈으로 보면서 할 수 있어 반드시 CT가 필요하다고 볼 수는 없다. 참고자료는 된다.

image from onedentalclinic.co.uk

　CT, 레이저, 투시장치 이런 거는 마케팅수단이다. 이런 거 없던 시절에도 다 수술해서 성공시켰다. 내비게이션 임플란트 그런 것도 의미 없고, SSR이나 Active 임플란트 기술을 쓰면 된다.

임플란트 수술은 의사의 손기술로 한다
손기술 & 파노라마만 있어도 충분히 성공시킨다

시술부위 잇몸뼈를 의사가 직접 보면서 시술이 가능하다

CT로 촬영한 잇몸뼈상태를 믿기보다는 치과의사가 직접 눈으로 확인하는 잇몸뼈의 정보가 훨씬 신뢰할만 하다.

CT에 나오는 뼈하고 실제로 눈으로 보는 뼈하고는 다르다. 그래서 어려운 수술일수록 잇몸을 열고 하게 된다. CT에는 단단한 뼈처럼 보이나 실제로 약하거나, CT는 약해 보이나 실제로는 단단한 경우도 있다. 고로 의사가 직접 눈으로 잇몸뼈를 보고, 기구나 손감각으로 잇몸뼈의 상태를 직접 확인해보는 것이 가장 정확한 정보이다. 그래서 내가 CT를 안 산다. 투자 대비 효율성이 떨어져서이다. 살 돈도 없다. T.T

굳이 산다고 해서 나의 임플란트 수술 실력이 크게 늘어날 것 같지 않다. 내가 CT가 없어서 이렇게 주장하는 게 아니다. CT가 거의 보급되지 않아 희귀했던 10년 전인 2003년 이전에 심었던 임플란트 성공률이 98.8%였다는 해외의 통계자료도 있다. 의사 손기술이 좋아서 골유착과 교합만 완성하면 되는 거다. 장비가 중요한 게 아니다.

20절 치과의료 소송사건 추리해 보기

치과의사협회에서 발행하는 신문 2014.11.11. 날짜에 아주 흥미로운 기사가 떴다.

"주의·설명의무 다한 치의 소송서 이겼다"

전주지방법원 제1민사부(재판장 ○○○)는 환자 A씨가 "임플란트 시술 후 음식물을 씹을 수 없는 등의 후유증이 생겼다. 그리고 임플란트 식립 후 상악 전치부가 흔들리고 그에 따라 음식물을 저작할 수 없는 등의 후유증이 생겼다."고 주장하며 치과의사 B씨를 상대로 820만 원의 위자료 등을 지급할 것을 요구하며 낸 항고소송에서 원고의 청구를 기각한다고 최근 밝혔다. 즉 환자는 보상을 전혀 받지 못하고 졌다.

치과의사협회지 입장에서는 소송에서 이긴 게 기뻤나 보다. 소송에 이기는 것보다 환자가 잘 씹게 하는 게 중요할 텐데….

환자의 상태를 직접 봐야겠지만, 교합 전문가로서 추정되는 점이 있다. 일단 임플란트 시술은 성공했을 것이다. 왜냐면 수술이 실패하면 치과의사도 인정하고 재수술을 했을 것이기 때문이다. 임플란트가 잇몸뼈 안에서 흔들거리는데 누가 이걸 의사과실이 아니라고 할까? 그런데 말입니다!

나는 수술은 성공하고 교합은 실패한 것으로 추리해 본다. 우리 환자 중에도 저렴하고 실력 없는 치과에 갔다가 이런 비슷한 경우가 생겨서 일부 치료를 해드린 경험이 있다.

위의 환자 A씨가 겪었을 것으로 예상되는 의료사고를 추리해보자.

내가 생각하기엔 임플란트 수술이 성공했어도 교합에 실패해서 고가의 치료비를 내고 못 씹어먹으면 의료사고이다.

환자 HYK의 임상증례를 통해 위의 사건을 추측해본다.

치료비를 충분히 내고도 못 씹으면 의료사고다

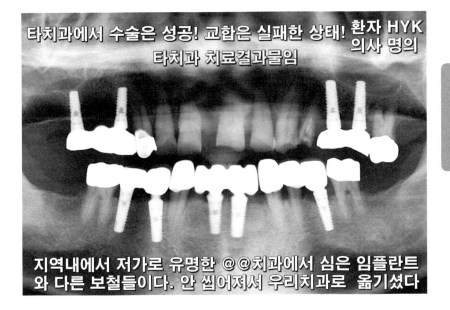

타치과에서 수술은 성공! 교합은 실패한 상태! 환자 HYK
의사 명의
타치과 치료결과물임

지역내에서 저가로 유명한 @@치과에서 심은 임플란트
와 다른 보철들이다. 안 씹어져서 우리치과로 옮기셨다

　　2000년대에 국산 임플란트를 치과 평균적으로 200만 원 정도는 받았을 때부터 덤핑을 쳐서 120만 원을 받다가 요즘은 100만 원도 안 되는 저가를 받는 지역 내에서도 악명 높은 @@치과이다. 환자 HYK는 거기서 임플란트 9개와 기타 보철해서 거의 1,100만 원의 치과 치료를 했는데, 밥이 잘 안 씹어진다.

　　치과의사가 잘못한 게 아니라 환자가 잘못한 것이다. 본인 거주지에서 가까운 곳에 실력 있는 명의가 운영하는 치과를 놔두고 싸다고 운전해서 30분 걸리는 저가 저질 @@치과에 치료비를 다 지불해 놓고서는 밥이 잘 안 씹어지니 나에게 치료를 해달라고 오셨다. 만약 치과에서 잘못된 치료를 받았다면 그건 환자 잘못이 가장 크다. 의사의 실력을 검증해보지도 않고, "의사는 폭리를 취한다."라는 생각으로 가격으로만 병원을 선택한 결과이다. 일단 뭐가 문제인지 분석해보자.

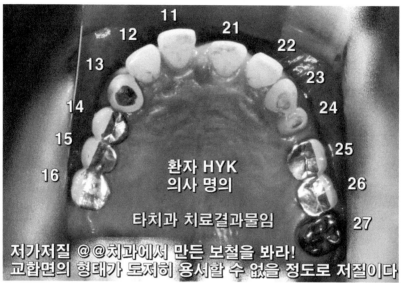

저가저질 @@치과에서 만든 보철을 봐라!
교합면의 형태가 도저히 용서할 수 없을 정도로 저질이다

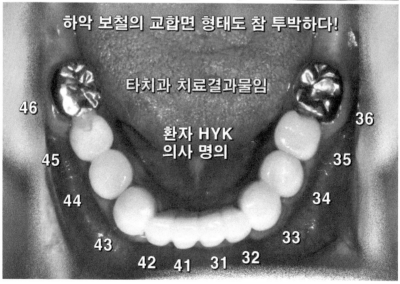

상하악 보철 모두 형태가 안 좋다. 실력 없는 기공사가 만든 건데, 우측의 바이트 사진을 보면 그 실체가 드러난다.

교합이 안 물리니까…

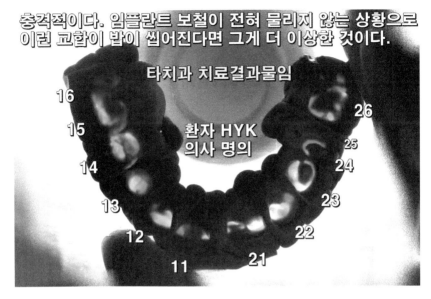

충격적이다. 임플란트 보철이 전혀 물리지 않는 상황으로 이런 교합이 밥이 씹어진다면 그게 더 이상한 것이다.

타치과 치료결과물임

환자 HYK
의사 명의

16
15
14
13
12
11
21
22
23
24
25
26

[주의: 전주 의료소송 환자 A씨의 구강상태는 아닙니다.]

위의 바이트 사진을 봐라! 14, 15, 16번 임플란트 보철의 교합이 물리지 않는다. 역시 25, 26번 교합도 물리지 않는다. 오히려 자연치아인 21, 22, 23번이 더 잘 물린다. 11번은 너무 세게 물린 나머지 치아가 앞으로 튀어나왔다.

전주지방법원 판례에서 환자 A씨의 "임플란트를 심고 나서 씹지 못하고 상악 전치부가 더 흔들리게 되었다."는 주장은 아마도 이런 환자와 비슷했을 것이라고 추정할 수 있다.

이렇게 어금니를 안 물리게 교합을 망가뜨리면 환자는 앞니에 심각한 타격을 입게 된다. 그럼 앞니에 어떠한 문제가 생겼는지를 보도록 하자. 어금니가 제대로 안 물리면 앞니에 교합력이 집중되어 튀어나오게 된다. 앞니의 잇몸뼈가 파괴되고 문제가 생길 수 있다.

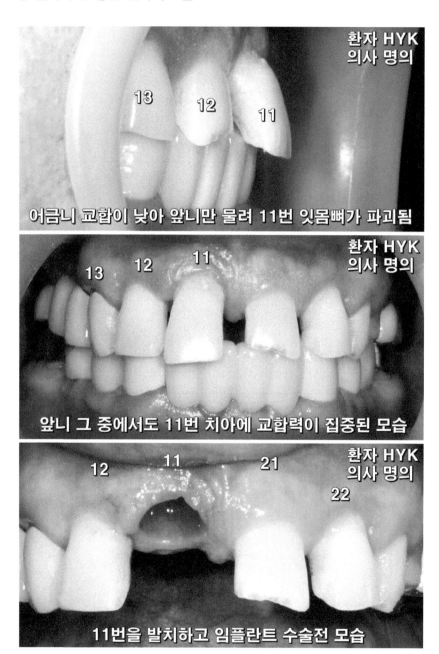

환자 HYK
의사 명의

어금니 교합이 낮아 앞니만 물려 11번 잇몸뼈가 파괴됨

환자 HYK
의사 명의

앞니 그 중에서도 11번 치아에 교합력이 집중된 모습

환자 HYK
의사 명의

11번을 발치하고 임플란트 수술전 모습

결국, 앞니 빼고 임플란트를 하게 되었다

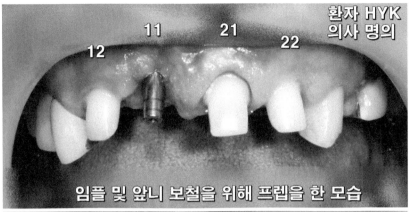

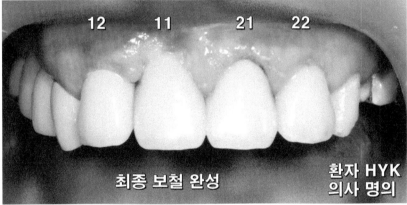

11번 치아의 잇몸이 예전부터 안 좋았었는지 아니면 어금니에 임플란트하고 나서 교합이 안 물려서 안 좋아진 것인지는 내가 확인할 길이 없다. 다만 전주 지방법원 임플란트 의료분쟁 사건에서 환자가 말한 어금니 임플란트 이후 앞니가 안 좋아졌다는 주장이 가능하다는 걸 말하고 싶다.

치과의사가 어금니 임플란트의 교합을 안 물리게 해서 환자가 피해를 보았으나 그걸 소비자가 입증하지 못한 경우도 생각보다 많다. 교합이란 게 눈에 보이지 않는 것이라서 그렇다. 치과치료의 모든 행위는 교합을 만드는 것인데….

21절 뼈이식을 하는 경우와 필요성

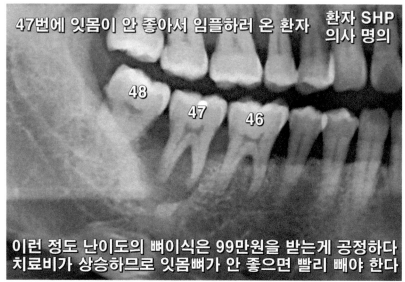

47번에 잇몸이 안 좋아서 임플하러 온 환자 환자 SHP 의사 명의

48 47 46

이런 정도 난이도의 뼈이식은 99만원을 받는게 공정하다 치료비가 상승하므로 잇몸뼈가 안 좋으면 빨리 빼야 한다

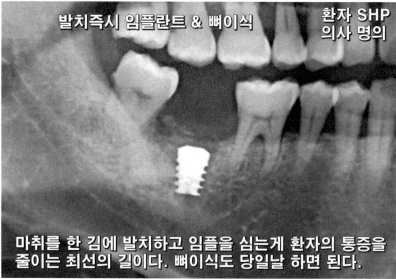

발치즉시 임플란트 & 뼈이식 환자 SHP 의사 명의

마취를 한 김에 발치하고 임플을 심는게 환자의 통증을 줄이는 최선의 길이다. 뼈이식도 당일날 하면 된다.

치과의사들 대부분은 이 정도로 잇몸뼈가 녹아서 안 좋은 경우엔 발치하고 기다렸다가 심지만, 난 고수라서 그냥 한다.

뼈가 안 좋아도 SSR 임플란트 기술로 한 번에 한다

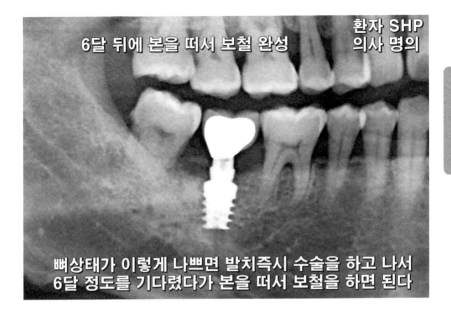

6달 뒤에 본을 떠서 보철 완성　환자 SHP 의사 명의

뼈상태가 이렇게 나쁘면 발치즉시 수술을 하고 나서 6달 정도를 기다렸다가 본을 떠서 보철을 하면 된다

　왼쪽 엑스레이를 보면 47번 치아뿌리 주변에 잇몸뼈가 별로 없는 것을 알 수 있다. 잇몸병으로 녹았는데, 환자가 치아를 빼지 않고 오랜 기간 버텼기에 잇몸 뼈가 다 녹아버렸다. 이렇게 다 녹은 상태라면 시술 난이도 최상에 해당한다.

　치아를 살리기 힘들 정도로 잇몸뼈가 안 좋으면 당장 빼고 임플란트를 해라! 뼈이식 비용이라도 절약하게. 보통의 뼈이식 비용을 40만 원이라고 할 때, 치아 뿌리 끝까지 완전히 녹은 경우 소위 의사들이 "폭탄맞은 자리"라고 부르는 정도 라면 뼈이식 비용으로 99만 원을 받는 것이 공정한 비용이다.

뼈이식이 필요한 3가지 경우

어금니 임플란트는 교합력을 버티기 위해 필요
앞니 임플란트는 심미적 목적을 위해 필요
발치즉시 임플란트는 무조건 필요

22절 뼈이식이 불필요한데, 의사가 거짓말하는 경우

의학적으로 분명히 뼈이식이 불필요한데 왜 어떤 의사들은 뼈이식이 필요하다고 거짓말을 할까? 그것은 환자를 유인해 놓고 수익성을 맞추기 위해서이다.

예를 들어 임플란트가 79만 원이라고 광고를 한다. 그러면 그 광고를 보고 환자가 찾아오지만 실제로는 절대로 79만 원에 임플란트를 해주지 않는다. 왜냐? 100만 원 이하로 임플란트하고 현금영수증 발행해서는 병원에 수익이 절대로 나지 않기 때문이다.

뼈이식이 불필요한 경우에도 일단 광고로 79만 원을 이야기해서 환자를 오게 한 다음 하지도 않을 뼈이식이 꼭 필요하다고 거짓말을 해서 기본 뼈이식 비용 40만 원 정도를 따로 받는다. 그러면 치과에서는 119만 원으로 임플란트를 해서 수익을 맞추려고 한다. 나머지 손실은 그리고 정지성 충치나 다른 치아를 과잉 진료해서 손실을 메꾼다.

처음부터 임플란트를 130만 원이라고 이야기하는 정직한 치과와 환자유인을 위해서 79만 원이라고 해놓고 하지도 않는 뼈이식 비용 40만 원을 추가로 받는 치과가 있다면 당연히 처음부터 130만 원이라고 하는 치과가 믿을 만한 치과이다.

세상에 공짜란 없다. 다른 곳보다 싼 데는 다 이유가 있다. 환자를 가격으로 유인하는 장사치 의사치고 진료를 제대로 하시는 분을 본 적이 없다. 의료, 특히 치과는 환자의 전신건강과 매우 밀접한 관계가 있는 의학이므로 가격보다는 품질을 생각해야 한다. 환자들도 정신 좀 차리자. 싼 거 좋아하다가 큰일 날 수 있다. 20절에 나온 환자 HYK 같은 일이 생기면 어떻게 하시려고???

의사들도 정직할 필요가 있다. 왜 처음부터 130만 원이라고 당당하게 말하지 않는가?

의사들이 착각하는 게 환자가 무조건 싼 것만 찾는다는 생각이다. 환자들도 바보가 아니다. 자기 몸에 티타늄 나사를 심는 수술을 하면서 무조건 싼 것만 찾지는 않는다. 환자도 이 의사가 날 제대로 치료하는지 무척이나 궁금하고, 싼 데는 왠지 신뢰가 안 가서 못 가는 환자들도 많다.

의사들도 현재 먹고 살기가 무척이나 힘들다. 생계가 무척이나 어렵다. 그래서 환자를 빼앗길까 봐 일단 인터넷에 올린다. "임플란트 79만 원부터" 이렇게 올려서 일단 환자를 오게 해놓고 뼈이식으로 손해난 부분을 메꾼다. 그리고 치료가 불필요한 다른 치아를 과잉진료하면서 수익을 낸다.

솔직히 한국경제 기준으로 임플란트를 100만 원 밑으로는 받아서는 수익을 낼 수가 없다. 적자 난다. 임플란트 심고 어금니 교합까지 맞춰주게 되면 최소 130만 원 정도는 받는 게 적절한 진료수가이다. 교합을 맞추려면 기공료가 비싼 좋은 기공소에 보내고, 교합을 맞추는 데 의사의 진료시간도 수십 분이 늘어나기 때문이다.

의사들이여! 처음부터 환자에게 사실대로 말하자! 임플란트 우리는 130만 원입니다. 왜 환자를 속이면서까지 환자를 그렇게 유인하려고 하는가?

글로 하지 말고, 뼈이식이 절대로 불필요한 경우가 어떤 경우인지 직접 보여주겠다.

뼈이식이 절대로 불필요한 경우

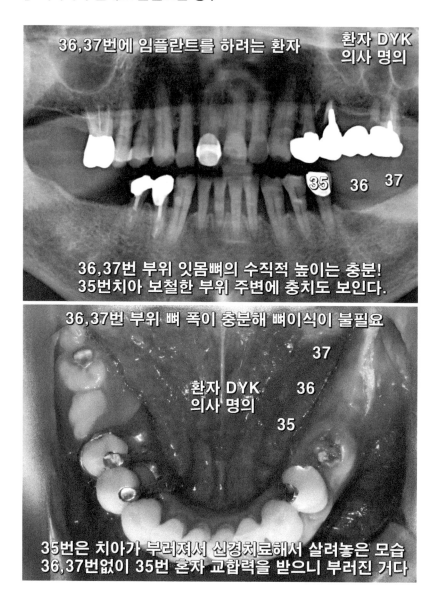

36,37번에 임플란트를 하려는 환자 | 환자 DYK 의사 명의

35 · 36 · 37

36,37번 부위 잇몸뼈의 수직적 높이는 충분!
35번치아 보철한 부위 주변에 충치도 보인다.

36,37번 부위 뼈 폭이 충분해 뼈이식이 불필요

37
환자 DYK · 36
의사 명의
35

35번은 치아가 부러져서 신경치료해서 살려놓은 모습
36,37번없이 35번 혼자 교합력을 받으니 부러진 거다

5.0mm 길이 12.0mm 임플란트를 식립예정! 꽤 두껍고 긴 걸 심는데도 뼈가 충분하다. 뼈이식은 필요가 없다.

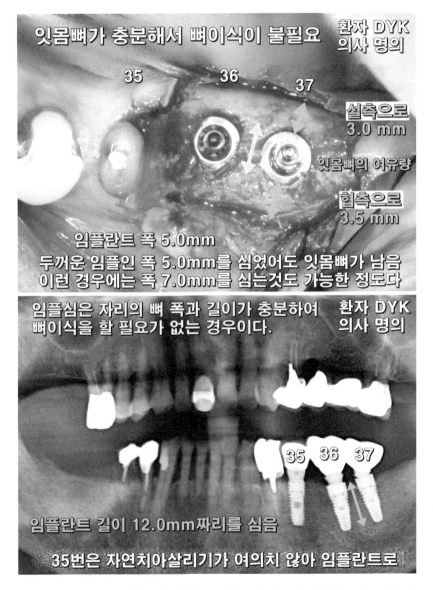

뼈이식을 하고 싶어도 할 수가 없다

잇몸뼈가 충분해서 뼈이식이 불필요   환자 DYK 의사 명의

35   36   37

설측으로 3.0 mm

잇몸뼈의 여유량

협측으로 3.5 mm

임플란트 폭 5.0mm
두꺼운 임플인 폭 5.0mm를 심었어도 잇몸뼈가 남음
이런 경우에는 폭 7.0mm를 심는것도 가능한 정도다

임플심은 자리의 뼈 폭과 길이가 충분하여   환자 DYK
뼈이식을 할 필요가 없는 경우이다.   의사 명의

35   36   37

임플란트 길이 12.0mm짜리를 심음

35번은 자연치아살리기가 여의치 않아 임플란트로

저가 치과에서는 이렇게 명백하게 뼈이식이 불필요한 경우에도 환자에게 거
짓말로 뼈이식이 필요하다고 하기도 한다.

23절 발치즉시 임플란트 수술 & 뼈이식이
필요하고 좋은 이유

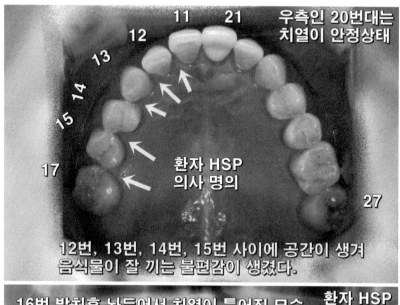

우측인 20번대는
치열이 안정상태

환자 HSP
의사 명의

12번, 13번, 14번, 15번 사이에 공간이 생겨
음식물이 잘 끼는 불편감이 생겼다.

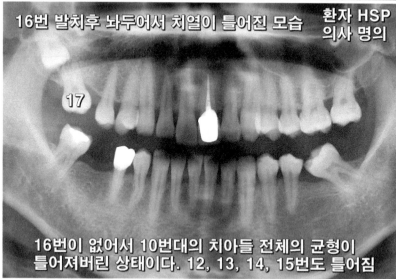

16번 발치후 놔두어서 치열이 틀어진 모습

환자 HSP
의사 명의

16번이 없어서 10번대의 치아들 전체의 균형이
틀어져버린 상태이다. 12, 13, 14, 15번도 틀어짐

발치하고 방치하면 전체 치열이 틀어지는 위험성이 있다.

발치즉시 임플란트 수술을 해야 치료기간을
단축시켜 발치 부작용을 최소화해 환자에게 유리

어떤 논문에 따르면 발치즉시 임플란트 성공률이 98%였다고 한다. 제품품질이 좋아져서 그렇다. [보통 이런 논문들은 8장 17절 환자 UYA 같이 잇몸뼈가 다 녹은 경우는 포함하지 않았을 확률이 높다.]

생각해보자. 발치하고 1~3달 기다리고, 임플란트 심으면서 뼈이식하고 또 3~9달 기다리면 임플란트 하나 해서 밥 씹는 데 6~12달이나 걸리게 된다. 그냥 아예 처음에 발치하면서 임플란트를 심으면 1~4달. 최대한 많이 걸려도 6달 정도면 밥을 씹을 수 있다. [물론 이는 개인의 체질과 잇몸뼈 상태에 따라 다를 수 있다.] 마취도 한 번만 해서 훨씬 딜 아프고 좋다.

발치하고 나서 임플란트하는 방법들

1. 발치즉시 임플란트
   할 수만 있다면 이 방법이 제일 좋다.

2. 발치하고 1~3달 지연식립
   환자사정이나 기타 이유로 지연식립

3. 발치하면서 뼈이식 해놓고, 뼈를 만들어서 심기 [socket preservation]
   잇몸뼈 상태가 아주 안 좋으면 이렇게 하기도 한다.
   잇몸뼈 이식술하고 4~6달 기다렸다가 심기도 한다.

24절 발치 후 임플란트 안 하고 방치하니까
치료비가 상승한다

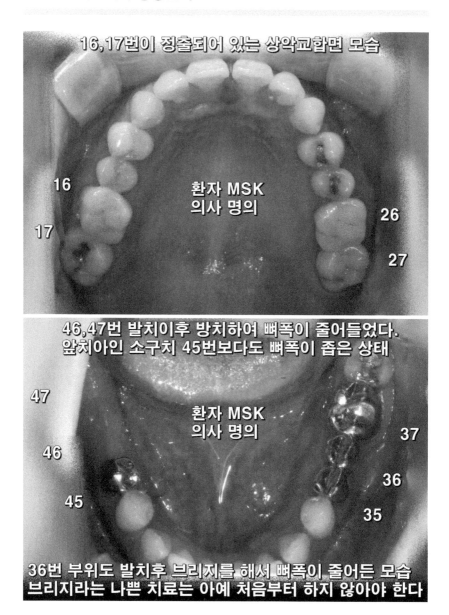

16,17번이 정출되어 있는 상악교합면 모습

16
17
환자 MSK
의사 명의
26
27

46,47번 발치이후 방치하여 뼈폭이 줄어들었다.
앞치아인 소구치 45번보다도 뼈폭이 좁은 상태

47
46
45
환자 MSK
의사 명의
37
36
35

36번 부위도 발치후 브리지를 해서 뼈폭이 줄어든 모습
브리지라는 나쁜 치료는 아예 처음부터 하지 않아야 한다

대합치가 없으면 치아는 정출되는데
정출된 멀쩡한 생니까지 치료하게 된다

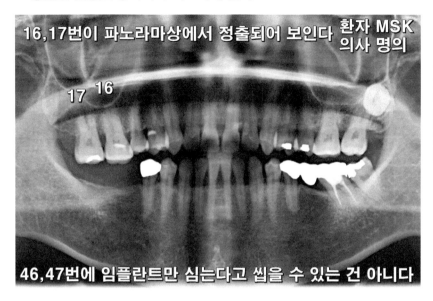

먼저 좌측 하악의 사진을 보면 46, 47번이 2개나 발치되고 나서 최소 3년 이상 방치한 것으로 보인다. 왜냐면 임플란트를 시술할 46, 47번 부위에 잇몸뼈의 폭이 소구치인 45번이 있는 부위보다 더 줄어들어 좁기 때문이다.

시술 부위만 문제가 아니라 대합치도 문제이다.

이렇게 보면 마치 46, 47번에 2개만 심으면 될 것처럼 보인다. 하지만 현실은 그렇지 않다. 파노라마에서 저 정도로 정출된 16, 17번 치아는 신경치료해서 금니를 씌워야 한다. 나도 멀쩡한 치아를 죽여서 신경치료하고 싶지는 않으나, 우측으로 환자가 밥을 씹게 하려면 어쩔 수가 없다. 왜 그럴까?

그리고 이 환자의 치료비는 임플란트 130만 원×2=260만 원이 아닌 그 2배인 520만 원이 정상적인 치료비이다. 왜???

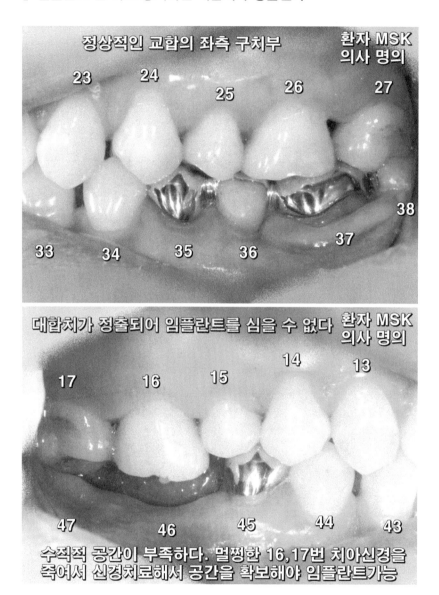

46, 47번 발치하고 방치하니까 대합치가 내려와서 생니인 16, 17번도 치료해야 하는데 환자 스스로 그렇게 만든 거다.

하악 6번 자리는 2개를 심어야 한다

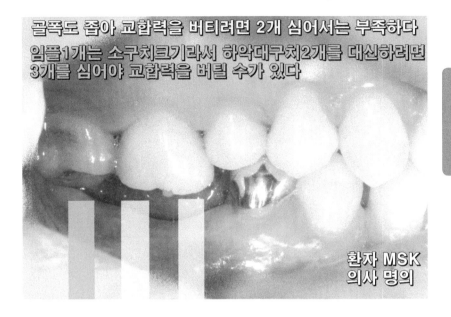

골폭도 좁아 교합력을 버티려면 2개 심어서는 부족하다
임플1개는 소구치크기라서 하악대구치2개를 대신하려면
3개를 심어야 교합력을 버틸 수가 있다

환자 MSK
의사 명의

22절에 나온 환자 DYK는 하악 6, 7번 자리에 2개만 심어도 된다. 왜냐면 뼈폭이 충분히 두껍고 길이도 충분하니까 두꺼운 임플란트인 5.0mm짜리를 2개 심어도 교합력을 버틸 수 있다.

하지만 이 환자의 경우에는 뼈폭이 좁다. 그래서 두꺼운 임플란트를 심을 수가 없다. 그래서 얇은 임플란트 두께 4.0mm짜리를 3개를 심었다. 뼈폭이 허용하지 않는 상황에서 두꺼운 임플란트를 심으면 나중에 임플란트에 더 큰 문제가 생긴다. 억지로 2개만 심는다면 방법이 있기는 하다. 잇몸뼈를 반으로 쪼개서 벌려서 심고 뼈이식을 하는 ridge split 수술법이 있기는 하다. 그런데 이걸 하면 6달을 기다려야 한다. 그리고 임플란트 시술 부위의 잇몸뼈에 무리한 힘이 가해질 우려도 있다. 나는 이런 경우 그냥 있는 뼈를 그대로 인정하고 심는 걸 선호한다.

뼈폭이 좁으니 3개를 심어야 한다

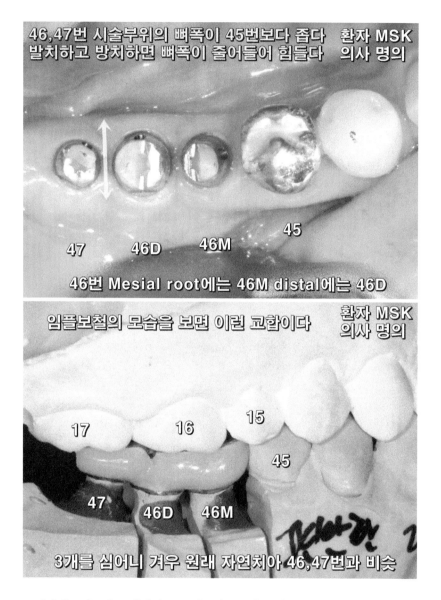

46,47번 시술부위의 뼈폭이 45번보다 좁다　환자 MSK
발치하고 방치하면 뼈폭이 줄어들어 힘들다　의사 명의

47　46D　46M　45

46번 Mesial root에는 46M distal에는 46D

임플보철의 모습을 보면 이런 교합이다　환자 MSK
의사 명의

17　16　15
45
47　46D　46M

3개를 심으니 겨우 원래 자연치아 46,47번과 비슷

　하악대구치 2개는 원칙적으로 임플란트 3개는 심어야 한다. 그래야 대략 자연치아의 교합면 크기를 버텨낼 수 있다.

대합치까지 치료해서 치료비가 상승했다

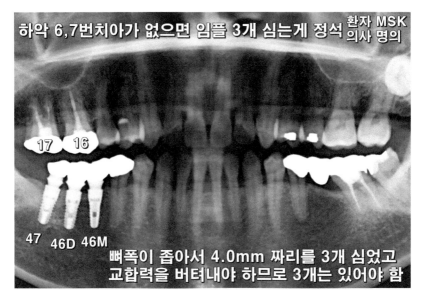

하악 6,7번치아가 없으면 임플 3개 심는게 정석 환자 MSK 의사 명의

17 16

47 46D 46M 뼈폭이 좁아서 4.0mm 짜리를 3개 심었고 교합력을 버텨내야 하므로 3개는 있어야 함

[16, 17번의 근관을 다 찾았으나 저게 최선이었다.]

왼쪽처럼 뼈폭이 좁을 때 뼈를 쪼개서 벌리는 수술을 해서 억지로 두꺼운 걸 2개 심는 방법도 있으나 수술이 험해져서 통증이 증가하고 위험도가 따른다. 그냥 하나 더 심으면 모든 게 깔끔하게 정리된다. 치아의 교합력은 30~50kg이다. 그걸 자연치아 대구치보다 크기가 작은 임플란트 2개로 만들면 임플란트 구조에 문제가 생긴다. 물론 임플란트 교합이 물리지 않게 대충 만드는 원장님들이야 신경 쓸 일도 없겠지만 나는 정확하게 교합을 물리게 책임을 지는 진료를 하므로 정석대로 해야 한다.

임플란트 130×3=390만 원 16, 17번 신경치료하고 post & core하고 금니 해서 130만 원 추가 총 치료비 520만 원이 된다. 애초에 환자가 빨리 심었으면 16, 17번 생니를 죽여서 금니 씌울 일도 없었다. 자신의 상태를 방치한 환자의 책임이 크다.

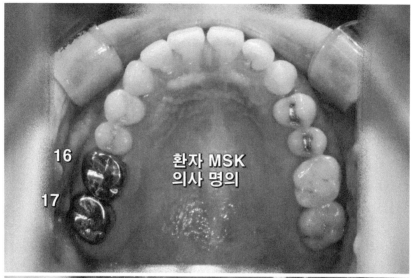

16
17
환자 MSK
의사 명의

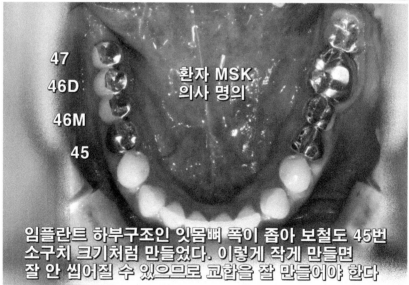

47
46D
46M
45
환자 MSK
의사 명의

임플란트 하부구조인 잇몸뼈 폭이 좁아 보철도 45번
소구치 크기처럼 만들었다. 이렇게 작게 만들면
잘 안 씹어질 수 있으므로 교합을 잘 만들어야 한다

우측에 16, 17, 46, 47번의 교합을 만들어서 양쪽 저작을 똑같이 해서 전신균형을 맞추었다. 척추수술을 받고 무병장수의 기초를 닦은 것이다.

레벨5급 완벽한 교합을 만들었다

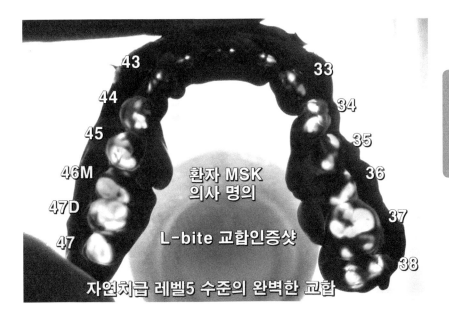

좌측에 보면 교합면을 작게 만들었다. 임플란트를 지지하는 하부구조인 잇몸 뼈가 약한데, 윗부분인 교합면을 크게 만들 수는 없다. 그렇게 되면 5년, 10년 지나면서 보철물에 문제가 생기기 쉽다. 교합면의 면적을 대구치 크기에서 소구치 크기로 줄인 대신 교합을 최고정밀도인 레벨5로 올려서 잘 씹어지도록 설계하였다. 환자는 임플란트를 한 우측이나 브리지를 한 좌측이나 다 똑같이 잘 씹어진다고 한다. 현재 3년 반 동안 잘 쓰고 계시는 중이다.

16, 17번은 하면서 2개를 묶어서 double crown으로 하지 않고 모두 별개의 single crown으로 하였다. 앞에 파노라마를 봐도 알겠지만 그래도 음식물이 안 낀다. 교합을 제대로 설계하고 시공해서 그렇다. 이렇게 교합이 정밀해서 레벨5 수준이면 밥이 안 씹어지는 게 더 이상하다. 아주 잘 씹힌다.

교합을 제대로 책임지는 치과를 찾아가야 한다.

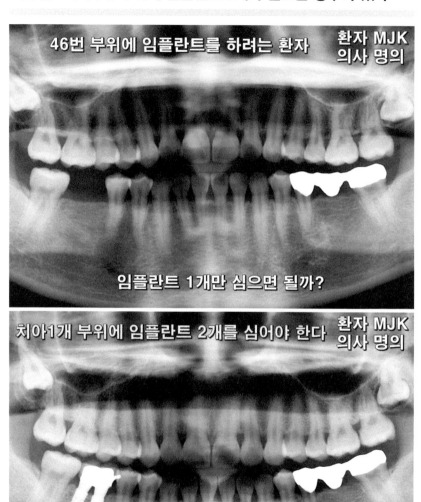

46번 부위에 임플란트를 하려는 환자   환자 MJK 의사 명의

임플란트 1개만 심으면 될까?

치아1개 부위에 임플란트 2개를 심어야 한다   환자 MJK 의사 명의

임플 1개는 소구치 크기인데, 하악 6번치아는 뿌리가 2개인 치아다. 크기가 소구치2개 크기이기 때문이다.

임플란트 숫자는 결손부위의 면적으로 결정한다
하악 6번은 2개를 심는 게 원칙이다

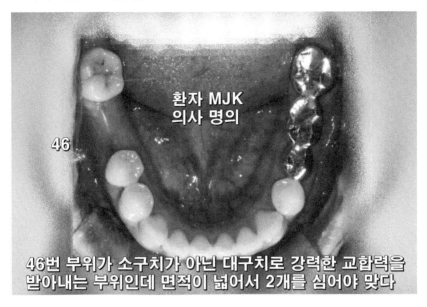

환자 MJK
의사 명의

46

46번 부위가 소구치가 아닌 대구치로 강력한 교합력을
받아내는 부위인데 면적이 넓어서 2개를 심어야 맞다

이 책 2부 8장 1절에 나온 것처럼 임플란트 1개는 소구치 크기이다. 하악 제1
대구치를 대신하려면 임플란트를 2개를 심어야 맞다. 결손부위인 46번 자리는
꽤 면적이 크다. 저걸 어떻게 임플란트 1개로 버텨낸단 말인가? 그리고 이 환자
는 교합도 안 좋다. 전체교합이 안 좋아서 교정이 필요한 환자이다. 그런 환자를
임플란트 한 개로 교합력을 버티도록 한다면 나중에 문제가 생기기 쉽다.

임플란트의 숫자는 치아 숫자가 아닌 결손부위의 면적으로 결정하는 것이다.
면적이 크면 두 개 심고, 적으면 하나 심으면 된다. 하악대구치는 임플란트 2개
를 심는 게 원칙이다.

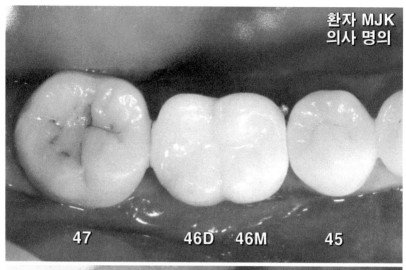

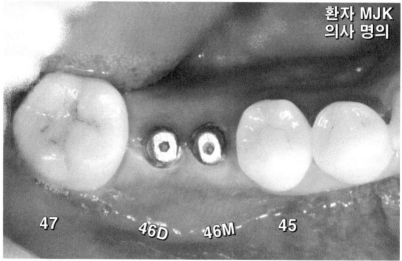

임플란트를 한 개만 심고, 예를 들어 46M을 가운데다가 하나 심고 보철을 올리면 교합력을 감당할 수 있겠는가???

하악대구치는 교합력을 많이 받는 치아다

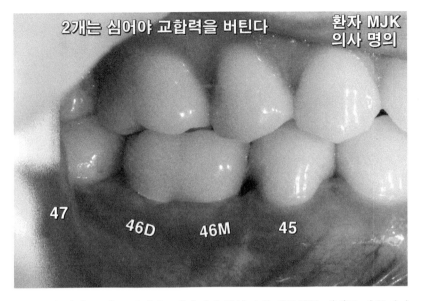

이 6번 치아 그것도 뿌리가 2개짜리인 하악 6번 대구치를 제대로 만들려면 원칙적으로는 임플란트 4.0mm짜리 2개를 심는 게 5.0mm이나 5.5mm 하나를 심는 것보다는 환자에게 좋은 치료이다. 위의 사진 46M과 46D 사이 가운데에다 임플란트를 하나만 심는다고 한번 바꿔서 생각해보자!!!

46번 임플란트 앞뒤로 빈 공간이 많아서 음식물이 꽤 많이 낄 것이다. 그나마 2개를 심어 놓아서 46번과 47번 사이 공간은 잘 막아져 있다. 45번과 46번 사이에 공간이 생긴 건 임플란트로 막을 수가 없다. 45번에 인레이를 할지 말지 환자가 현재 고민 중이고 이 환자는 임시접착해서 사용 중이다.

하악 6번 자리 임플란트 1개로 교합력을 버티기 힘든 구강구조라면 2개를 심어야 한다.

26절 상악동거상술 수직법 & 측방법
임플란트 자석틀니 해설

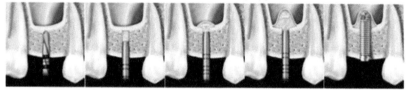

수직법 Internal (osteotome crestal) approach

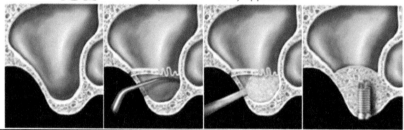

측방법 External (lateral window) approach

Google Image from www.myperiodoc.com

구글 이미지로 가져왔다. 설명이 잘 되어있다.

의학적인 정식 명칭을 먼저 소개하자면

수직법 = sinus crestal approach

측방법 = sinus lateral approach

상악동 = maxillary sinus = 코옆의 동굴

보통 치과의사들은 "환자 임플란트를 크레스탈로 할까? 래터랄로 할까? 고민이네." 이런 식으로 말하곤 한다.

원장님들마다 자기 스타일에 따라 선호하는 술식이 다르다. 어떤 술식이 좀 더 나은 것이라고 할 수는 없으나, 대략 상악동의 거상할 뼈의 양이 적을 때 수직법, 많을 때 측방법이 선택되는 게 일반적이다.

침습적 = 접근하여 공격함. 보다 공격적이고 적극적 시술

보존적 = 침습적의 반대말. 보다 방어적이고 소극적 시술

상악동거상술에는 수직법과 측방법이 있다

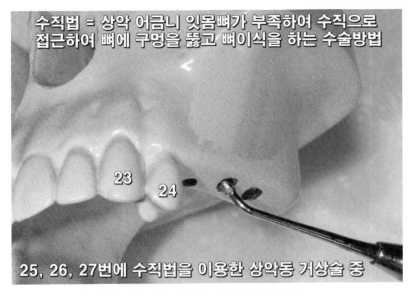

수직법 = 상악 어금니 잇몸뼈가 부족하여 수직으로
접근하여 뼈에 구멍을 뚫고 뼈이식을 하는 수술방법

23 24

25, 26, 27번에 수직법을 이용한 상악동 거상술 중

수직법은 접근성은 떨어지나 덜 침습적이라 덜 아프다.

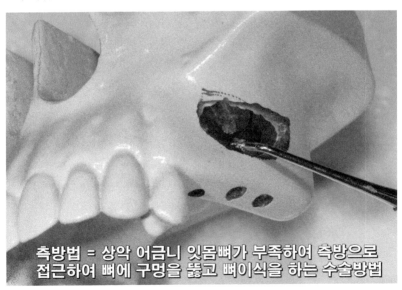

측방법 = 상악 어금니 잇몸뼈가 부족하여 측방으로
접근하여 뼈에 구멍을 뚫고 뼈이식을 하는 수술방법

측방법은 접근성은 좋은데 침습적이라 통증 & 붓기가 크다.

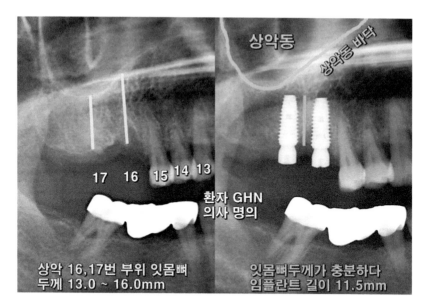

환자 GHN은 선천적으로 운이 좋은 경우이다. 해부학적으로 상악동 바닥이 잇몸뼈보다 훨씬 높은 곳에 위치하고 있다.

16, 17번 수술부위의 잇몸뼈 두께가 충분하다 못해 남는다. 13, 14, 15번도 치아 뿌리끝에서 상악동 바닥까지의 길이가 여유가 충분하다. 위와 같은 경우에 뼈이식 비용을 받는다면 치과의사가 거짓말을 하는 것으로 봐도 된다. 뼈이식 비용을 받을 이유가 전혀 없으니까.

임플란트 길이 11.5mm를 심고도 뼈에 여유가 넘친다. 두께는 5.0mm짜리로 심었다. 이런 환자를 의사들은 꿀이라고 한다. 수술이 별로 어렵지 않고 수술하고도 두 다리를 쭉 뻗고 잘 수 있어서다. 반면 우측과 같은 환자 YDK의 경우는 조금 어렵고 손이 많이 가고, 그다음 환자 HSK 같은 경우는 의사가 수술해놓고 밤에 잠이 잘 안 온다. 걱정이 돼서….

수직법을 이용한 상악동거상술

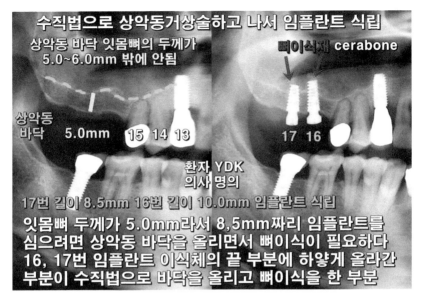

[수직법 상악동거상술이 적응중인 상황]

환자 YDK는 선천적으로 아쉬운 뼈구조를 가지고 태어났다. 해부학적으로 상악동 바닥이 낮게 된 구조를 가지고 태어난 사람이다. 환자 YDK의 경우가 16, 17번 같은 상악대구치 임플란트 수술을 할 때 상악동거상술이 필요한 경우이다. 개념 없이 수술하게 되면, 뼈이식 없이 임플란트를 심게 되면 상악동 바닥에 구멍이 뚫리게 된다.

두께 5.0mm인 뼈에 길이 8.5mm를 심으면 당연히 구멍이 뚫린다. 임플란트 길이는 보통 7.0 8.5 10.0 11.5 13.0mm 이렇게 5가지가 쓰인다.

▎수직법을 이용한 상악동거상술로 뼈이식을 한 임상증례

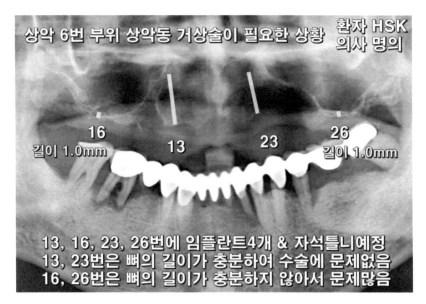

상악 6번 부위 상악동 거상술이 필요한 상황 | 환자 HSK 의사 명의

16 길이 1.0mm   13   23   26 길이 1.0mm

13, 16, 23, 26번에 임플란트4개 & 자석틀니예정
13, 23번은 뼈의 길이가 충분하여 수술에 문제없음
16, 26번은 뼈의 길이가 충분하지 않아서 문제많음

16, 26번 부위 잇몸뼈의 두께는 1.0mm밖에 되지 않는다.

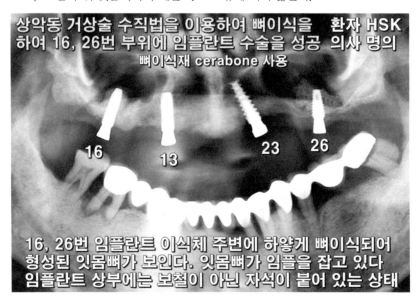

상악동 거상술 수직법을 이용하여 뼈이식을   환자 HSK
하여 16, 26번 부위에 임플란트 수술을 성공   의사 명의
뼈이식재 cerabone 사용

16   13   23   26

16, 26번 임플란트 이식체 주변에 하얗게 뼈이식되어
형성된 잇몸뼈가 보인다. 잇몸뼈가 임플을 잡고 있다
임플란트 상부에는 보철이 아닌 자석이 붙어 있는 상태

수직법은 상악동의 뼈가 부족할 때, 수직으로 접근하여 뼈이식하는 것

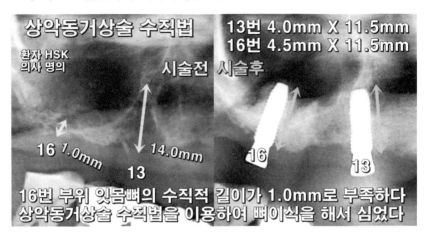

[측방법 상악동거상술이 적응증이나 수직법으로 했다.]

16번 부위 잇몸뼈의 두께가 1.0mm에 불과한데, 길이가 11.5mm짜리 임플란트를 심었다. 그렇게 하려면 잇몸뼈의 두께를 11.0mm 정도 만들어야 한다. 무에서 유를 창조하는 것이다.

이 정도면 임플란트 수술에 있어 최고난이도에 해당하는 임상증례이다. 상악동거상술 수직법을 이용한 뼈이식 비용으로 170~200만 원이 공정한 치료비용이다. 시술 후 6달 만에 최종치료가 종료되었다. 반대측인 26번은 뼈형성이 잘되지 않아서 한 번에 성공하지 못하였다. 최고난이도라 역시 어려웠다. 나는 개인적으로는 측방법보다는 수직법을 선호한다.

이 환자 HSK의 실제 치료를 통해 임플란트 자석 틀니에 대해서도 공부해보자!

임플란트 자석틀니 임상증례 환자 HSK

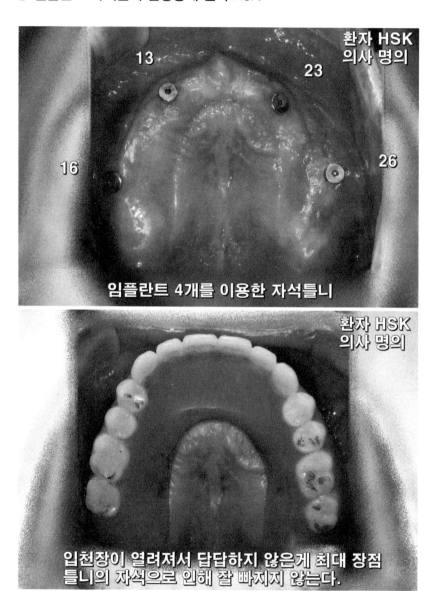

환자 HSK
의사 명의

13

23

16

26

임플란트 4개를 이용한 자석틀니

환자 HSK
의사 명의

입천장이 열려져서 답답하지 않은게 최대 장점
틀니의 자석으로 인해 잘 빠지지 않는다.

틀니를 잡아줄 치아가 하나도 없는 완전틀니 환자이다. 임플란트 4개와 틀니 안의 자석 4개의 힘으로 유지되는 틀니다.

임플란트 4개는 심어야 한다

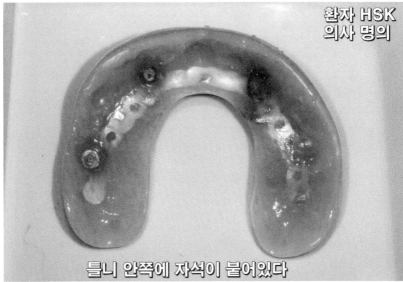

환자 HSK
의사 명의

틀니 안쪽에 자석이 붙어있다

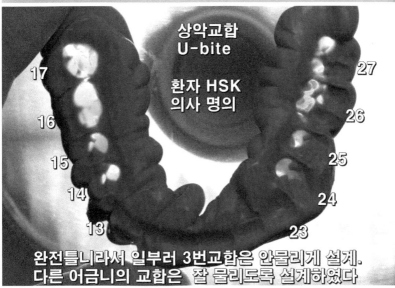

상악교합
U-bite

환자 HSK
의사 명의

17
16
15
14
13

27
26
25
24
23

완전틀니라서 일부러 3번교합은 안물리게 설계.
다른 어금니의 교합은 잘 물리도록 설계하였다

어려운 임플란트 수술도 성공시키고, 보철에서 틀니도 잘 만들고, 교합에서 잘 물리게까지 3박자가 잘 맞아야 한다.

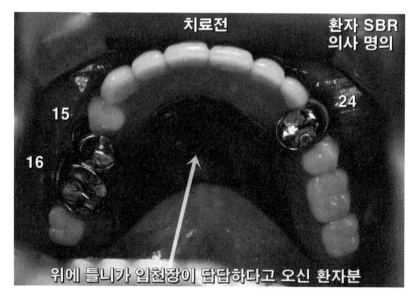

치료 전에는 입천장이 막혀 음식 맛도 잘 못 느끼셨다.

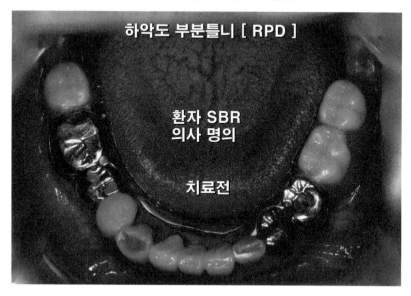

입천장이 열려서 맛도 잘 느끼고 편안한 치료였다고 하셨다.

입천장을 열 수 있어 환자가 만족하셨다

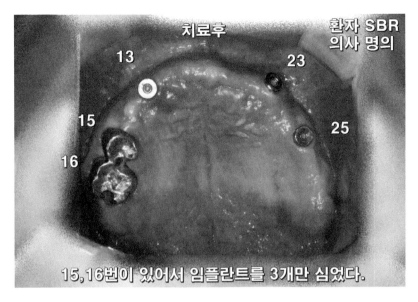

15, 16번을 살려서 임플란트처럼 한 쪽을 지지하고 있다.

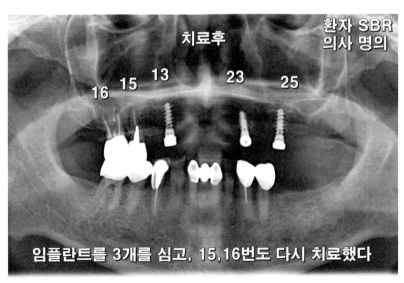

3개가 아닌 10개쯤 심으면 틀니를 안 할 수도 있다.

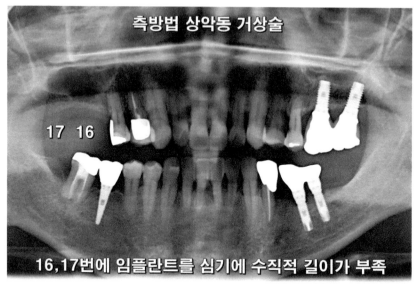

측방법 상악동 거상술

17 16

16,17번에 임플란트를 심기에 수직적 길이가 부족

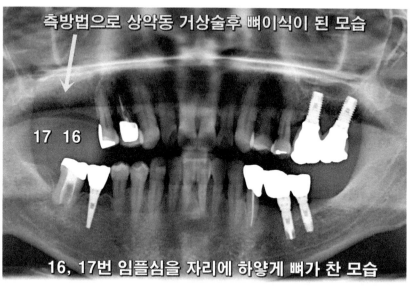

측방법으로 상악동 거상술후 뼈이식이 된 모습

17 16

16, 17번 임플심을 자리에 하얗게 뼈가 찬 모습

측방법[Lateral approach]은 잇몸뼈의 측방으로 접근해서 뼈이식하는 수술법

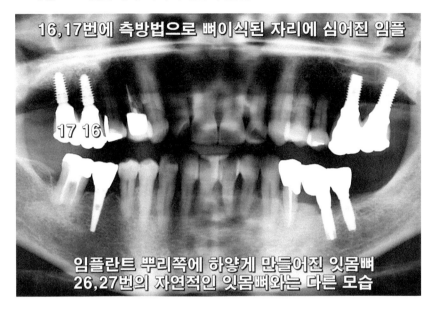

16,17번에 측방법으로 뼈이식된 자리에 심어진 임플

17 16

임플란트 뿌리쪽에 하얗게 만들어진 잇몸뼈 26,27번의 자연적인 잇몸뼈와는 다른 모습

측방법은 잇몸뼈가 부족할 때, 수직이 아닌 측방으로 잇몸뼈에 접근하여 뼈를 이식하는 방법이다.

뼈이식을 해서 뼈를 만들어 놓고 심는 방법과 뼈이식을 하면서 임플란트를 같이 심는 방법이 있는데, 여기서는 전자의 방법이다.

이렇게 될 경우 치료기간이 오래 걸릴 수 있다. 뼈를 만드는데 6달, 임플란트를 심어놓고 3~6달 기다린다. 최종완료까지 9~12달이 걸릴 수 있다. 그것도 한 번도 중간단계에 문제가 생기지 않았을 경우에 그렇다. 이러한 어려운 수술들은 하다보면 뼈이식이 안 되거나 임플란트가 잘 안 붙거나 하기도 한다.

28절 앞니 임플란트! 어금니보다 어렵다
앞니 임플란트 정석

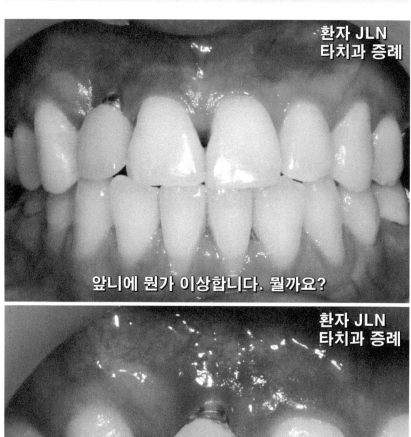

환자 JLN
타치과 증례

앞니에 뭔가 이상합니다. 뭘까요?

환자 JLN
타치과 증례

앞니 임플란트를 이렇게 하면 가슴 아프죠

앞니 임플란트를 제대로 못 하면 임플란트 나사가 보여 심미적으로 매우 안 좋다

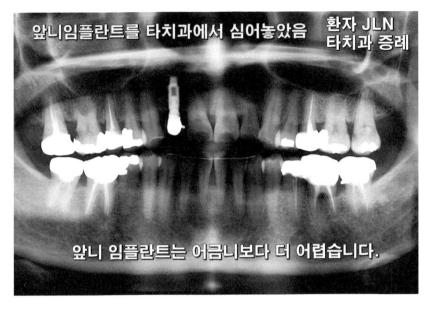

앞니임플란트를 타치과에서 심어놓았음 환자 JLN 타치과 증례

앞니 임플란트는 어금니보다 더 어렵습니다.

이것은 임플란트를 잘못한 건 아닙니다. 실력이 없는 거지!

이 환자분에게 물어보니 앞니 임플란트를 200만 원 주고 모 치과에서 하셨다고 한다. 치료비가 문제가 아니고, 돈값을 제대로 못 하는 품질이라서 문제다. 이 분이 45세이시고 큰 불만이 없어서 망정이지 도시에 사는 어여쁜 20대 여성분의 앞니 임플란트를 이런 식으로 했다가는 난리가 날 것이다.

앞니 임플란트 시술의 기본을 제대로 지키지 않아서 이런 문제가 발생한다.

앞니 임플란트는 어금니보다 훨씬 어렵다. 교합은 쉽다. 안 물리게 하면 되니까. 그런데 심미적으로 예쁘게 하는 것, 이게 교합보다 훨씬 어렵다. 그럼 왜 이런 문제가 생겼을까?

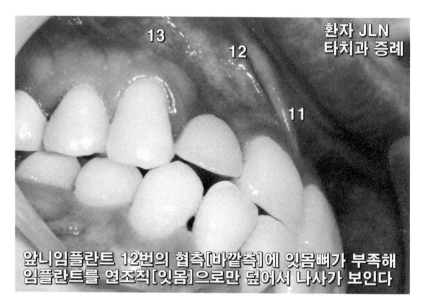

12번 부위 협측[바깥측]에 잇몸이 푹 꺼져 있는 모습.

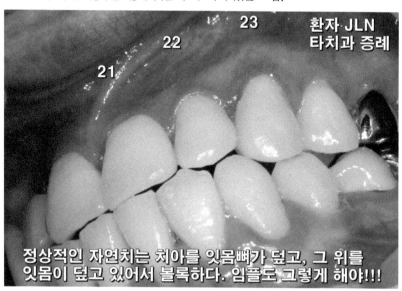

12번 협측으로 잇몸뼈와 잇몸이 잘 받쳐주는 자연치아 모습.

협측뼈가 녹을 걸 감안해 수술을 해야!!!

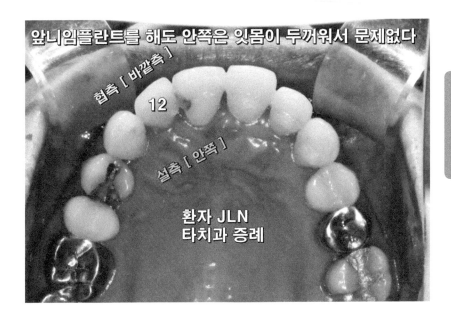

앞니에 임플란트를 심으면 협측 잇몸뼈가 잘 녹는다. 이것도 개인차가 있지만, 이 환자분은 여성분이고 체구가 작은 분이라서 잇몸뼈도 얇았을 것이다.

잇몸뼈가 얇은 분을 thin bio-type
잇몸뼈가 두꺼운 분 Thick bio-type

어쩌면 타치과 원장님이 처음 수술했을 당시에는 잇몸뼈가 임플란트 나사를 덮고 있어서 비쳐 보이지 않았을지도 모른다. 하지만 이 환자는 "thin bio-type" 이라서 협측 잇몸뼈가 1~2년 시간이 지나면서 녹아내렸고, 현재는 임플란트를 덮고 있는 잇몸뼈가 없이 잇몸만 있다. 또 잇몸뼈가 없다 보니 잇몸도 자연히 내려갔다. 잇몸뼈가 내려가면 잇몸도 내려가니깐. 그럼 어떻게 하는 게 보다 환자를 위해서 좋은 방법일까?

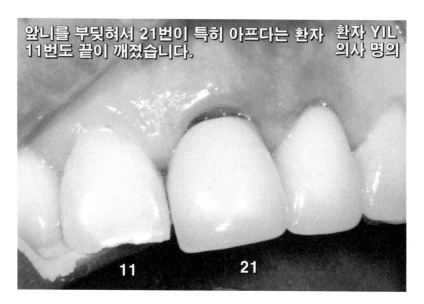

앞니인 21번이 심하게 흔들리는 상태.

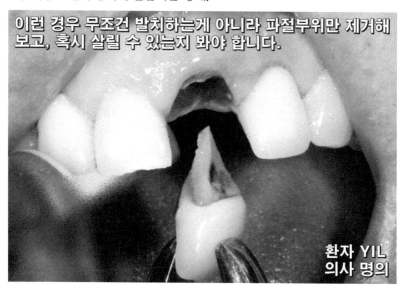

파절편만 제거해 보고 다시 생각해 봅니다.

파절된 경우엔 그 부분만 제거하여 본다

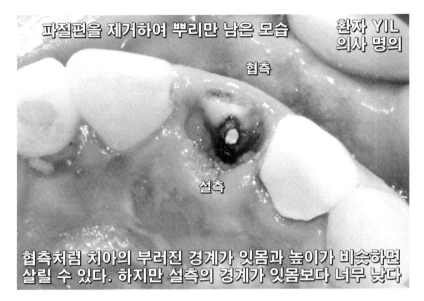

파절편을 제거하여 뿌리만 남은 모습

환자 YIL
의사 명의

협측

설측

협측처럼 치아의 부러진 경계가 잇몸과 높이가 비슷하면 살릴 수 있다. 하지만 설측의 경계가 잇몸보다 너무 낮다

부러진 경계가 너무 잇몸 안쪽이라서 못 살린다.

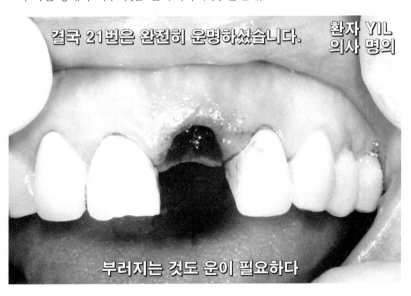

결국 21번은 완전히 운명하셨습니다.

환자 YIL
의사 명의

부러지는 것도 운이 필요하다

만약 설측도 협측처럼 경계선이 잇몸높이였다면 살렸을 것이다!!!

왜 21번 치아는 부러졌을까?

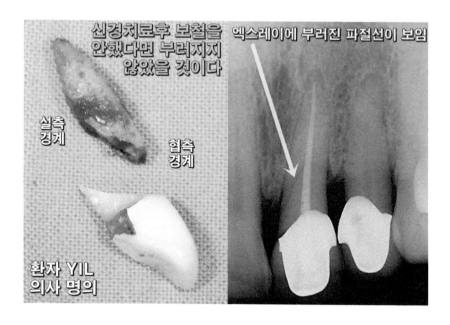

신경치료후 보철을 안했다면 부러지지 않았을 것이다

엑스레이에 부러진 파절선이 보임

설측 경계

협측 경계

환자 YIL 의사 명의

　21번 치아에 신경치료를 하고 나서 보철을 해서 치아를 씌웠기 때문이다. 앞니는 신경치료 후 대부분 보철을 할 필요가 없다. 만약 이 환자가 보철을 안 했다면 11번 치아처럼 잇몸 위쪽의 치아 부분이 파절됐을 것이다. 보철을 하면 보철한 부분은 보호되지만, 그 충격력을 어딘가는 받아야 하는데 그게 운이 나쁘게 뿌리 쪽이었다. 만약 자연치 상태였다면 충격받은 윗부분이 부러져서 자연치아 살리기로 살릴 수 있었을 것이다.

　치과의사가 자주 하는 과잉진료 중에 하나가 앞니 신경치료하고 나서 보철을 하는 것이다. 물론 불가피하게 보철을 해야 할 때도 있지만 웬만해선 안 할 수 있는 경우가 많다.

　21번 치아의 죽음을 애도하는 의미로 흑백사진을 사용한다.

발치즉시 임플란트를 하는 게 최선

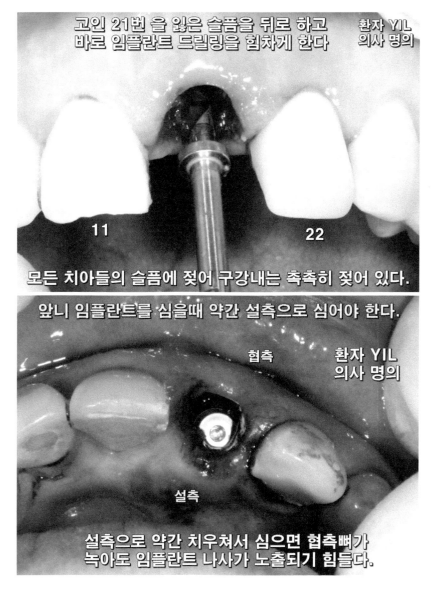

고인 21번 을 잃은 슬픔을 뒤로 하고
바로 임플란트 드릴링을 힘차게 한다

환자 YIL
의사 명의

11 22

모든 치아들의 슬픔에 젖어 구강내는 촉촉히 젖어 있다.

앞니 임플란트를 심을때 약간 설측으로 심어야 한다.

협측 환자 YIL
의사 명의

설측

설측으로 약간 치우쳐서 심으면 협측뼈가
녹아도 임플란트 나사가 노출되기 힘들다.

앞니 임플란트는 식립할 때, 몇 년 뒤에도 심미성을 유지하려면 위치를 정상보다 설측에 치우치게 심어야 한다.

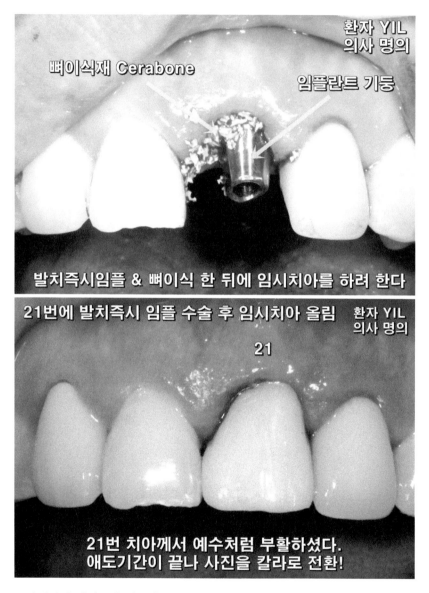

앞니인데 발치즉시 임플란트 수술하고 나서 임시치아를 안 해주면 환자는 보기 싫을 것이다.

최종보철의 모습. 잇몸도 도톰하다!

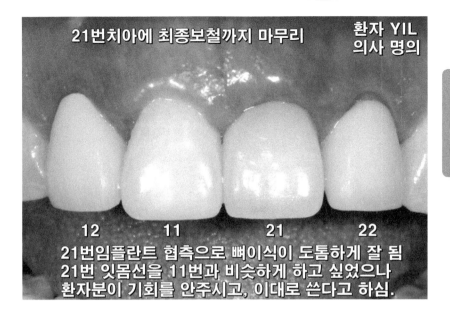

21번치아에 최종보철까지 마무리   환자 YIL 의사 명의

12   11   21   22

21번임플란트 협측으로 뼈이식이 도톰하게 잘 됨
21번 잇몸선을 11번과 비슷하게 하고 싶었으나
환자분이 기회를 안주시고, 이대로 쓴다고 하심.

2015년 4월 현재 수술 날로부터 약 2년 반이 경과한 상태이다. 아직까지 잇몸 뼈와 잇몸이 쪼그라들거나 그런 현상은 보이지 않고 있다. 2년 반 동안 유지되는 걸로 보아 앞으로도 계속 이 상태로 유지될 확률이 높다.

앞니 임플란트는 잇몸뼈와 잇몸의 체적[volume]이 잘 유지되어야 나사가 보이는 비심미적인 문제점이 생기지 않는다.

개인적으로 좀 아쉬운 게 왼쪽에 발치즉시 임시치아를 한 날은 좌우 잇몸이 좀 비슷했는데 치료 후에 21번의 잇몸선이 약간 올라오면서 좌우대칭이 틀어졌다. 마취하고 약간만 손을 대면 좌우대칭을 만들 수 있었는데, 환자분이 그냥 이대로 빨리하고 싶다고 기회를 안 주어서 좀 아쉽다. 수술을 제대로 못 했을 경우에는 잇몸의 체적이 줄어들거나 잇몸이 심하게 내려가서 비심미적이 되기 쉽다.

29절 앞니 임플란트 임시치아를 못하는 경우, 하는 경우

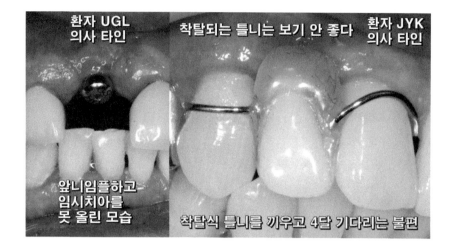

앞니 임플란트는 당일 임시치아하는 게 환자에겐 중요하다.

어금니도 뼈만 좋으면 수술 당일 씹을 수 있게도 하지만, 사실상 4주 정도 치아 없이 기다려도 된다. 그런데 앞니의 경우는 문제가 다르다. 28절의 환자 YIL처럼 잇몸뼈가 좋을 때는 발치즉시 식립해도 임시치아를 할 수가 있으면 다행인데, 잇몸뼈가 없으면 위의 환자처럼 심어놓고 앞니가 없이 남보기 창피한 상태로 4달은 견뎌야 한다. 아니면 위 사진처럼 착탈식 틀니를 끼워야 하는데 고리가 보여서 불편한 데다가 저 착탈식 임시틀니가 앞니 잇몸을 눌러서 잇몸이 쪼그라들 위험이 있다.

수술 실력이 좋은 원장을 만나면 잇몸뼈의 상태가 나빠도 착탈식 틀니를 하지 않고, 우측과 같이 수술 당일 임시치아를 올릴 확률이 높아진다.

앞니 임플란트 수술 당일 임시치아를 할 수 있느냐 없느냐 매우 중요한 문제이다

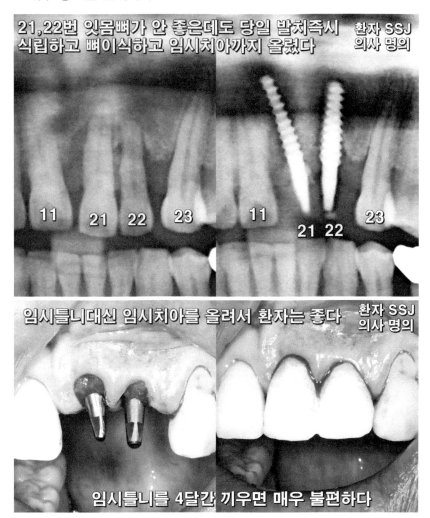

21,22번 잇몸뼈가 안 좋은데도 당일 발치즉시 식립하고 뼈이식하고 임시치아까지 올렸다 · 환자 SSJ 의사 명의

11 21 22 23 · 11 21 22 23

임시틀니대신 임시치아를 올려서 환자는 좋다 · 환자 SSJ 의사 명의

임시틀니를 4달간 끼우면 매우 불편하다

잇몸뼈가 별로 좋지도 않은데, 앞니도 1개가 아닌 2개나 되는데 동시에 빼고 당일 임시치아를 올린다는 건 매우 어려운 기술 중 하나이다.

임플란트

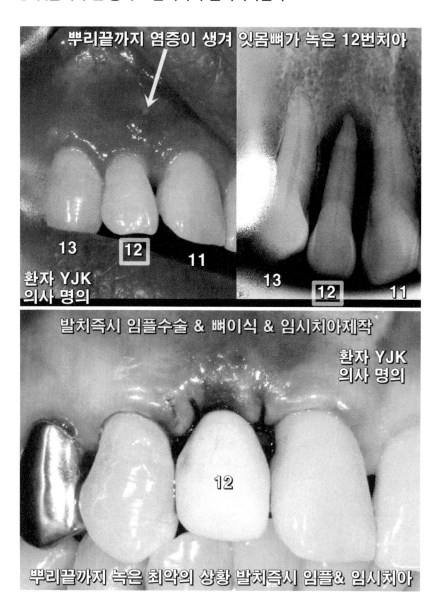

뿌리끝까지 염증이 생겨 잇몸뼈가 녹은 12번치아

13 12 11
환자 YJK
의사 명의

13 12 11

발치즉시 임플수술 & 뼈이식 & 임시치아제작

환자 YJK
의사 명의

12

뿌리끝까지 녹은 최악의 상황 발치즉시 임플& 임시치아

실은 1주일 뒤에 빼고 발치한 지 4달 뒤에 우측과 같이 최종보철을 해서 마무리를 했다.

▌ 수술을 1회법으로 끝냈고 결과도 좋다

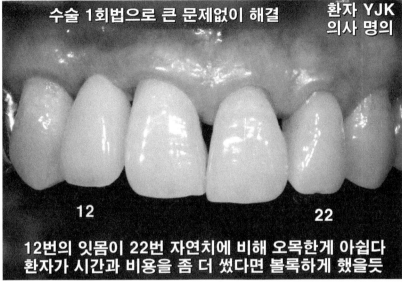

수술 1회법으로 큰 문제없이 해결   환자 YJK
의사 명의

12   22

12번의 잇몸이 22번 자연치에 비해 오목한게 아쉽다
환자가 시간과 비용을 좀 더 썼다면 볼록하게 했을듯

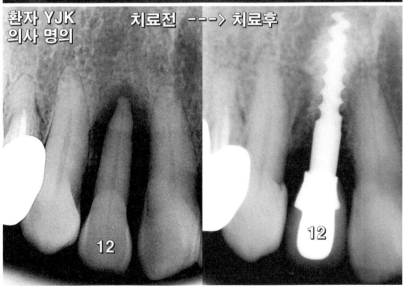

환자 YJK
의사 명의   치료전 ---〉치료후

12   12

  12번 잇몸이 좀 오목하지만 티가 나지는 않는다. 자연치아도 잇몸이 오목할
수 있다. 2013년에 하고 약 2년간 유지 중이다.

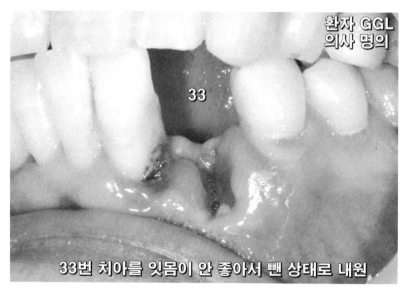

치료 전의 상태. 잇몸뼈도 잇몸도 안 좋아진 상태이다.

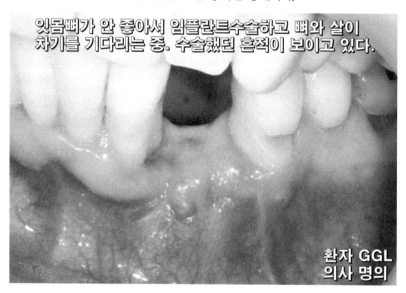

임플란트 1차 수술 이후 아물어진 모습.

33번 부위에 잇몸뼈와 잇몸을 재생 중

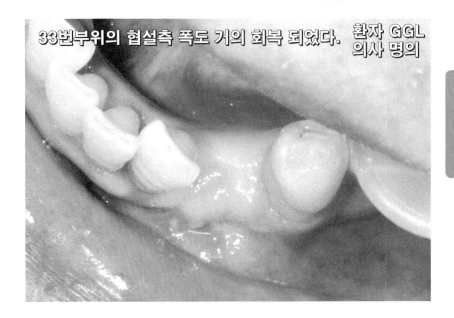

33번부위의 협설측 폭도 거의 회복 되었다. 환자 GGL 의사 명의

협설측으로 봐도 폭이 두꺼워졌다. 하지만 협측에 수술한 자국, 흉터가 보인다. 어금니라면 크게 상관이 없겠지만, 앞니는 웃을 때 보일 수 있다. 다만 이 환자의 해당 부위는 하악의 앞니 그것도 정면의 치아인 1, 2번이 아닌 3번 치아이다. 크게 문제될 건 없다.

잘 생각해보라. 상대방과 이야기하거나 웃을 때, 윗니인 상악 앞니의 잇몸이 보이는 경우는 많아도 아랫니인 하악 앞니의 잇몸이 보이는 경우는 거의 없다. 이렇게 의학적 자료를 남기려고 아랫입술을 까서 사진을 찍지 않는 이상 말이다.

본 증례를 보여주는 이유는 앞니 임플란트의 경우에는 발치즉시 임플란트 식립을 하는 게 낫지 함부로 절개하는 게 좋지 않다는 이야기를 하기 위해서이다.

잇몸에 절개를 하면 흔적이 남는다

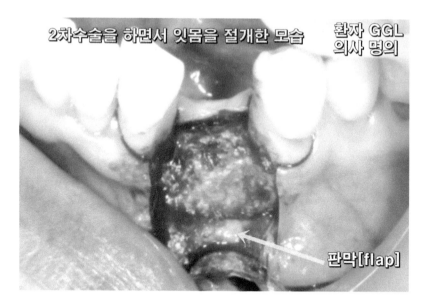

2차수술을 하면서 잇몸을 절개한 모습

환자 GGL 의사 명의

판막[flap]

협측에서 2개의 절개선을 내서 판막을 열었다.

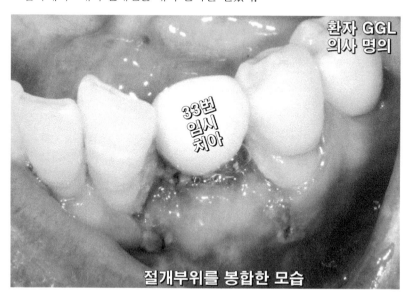

환자 GGL 의사 명의

33번 임시 치아

절개부위를 봉합한 모습

기둥 연결 후 다시 봉합을 해서 판막을 닫았다.

앞니 임플란트는 최대한 절개 없이 하라!

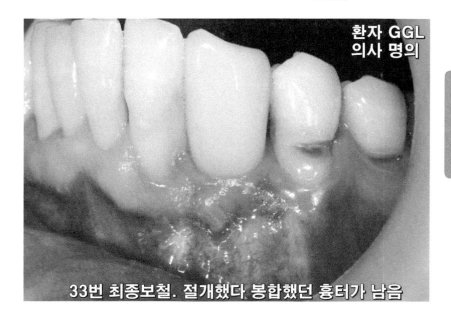

환자 GGL
의사 명의

33번 최종보철. 절개했다 봉합했던 흉터가 남음

최종보철도 잘 되었고, 특별한 문제는 없다. 그런데 33번 치아 잇몸 아래쪽에 절개했던 흔적이 보인다. 아무리 봉합을 잘해도 절개했던 흔적인 흉터는 남게 된다.

그래서 앞니 임플란트를 할 때는 최대한 절개를 하지 마라!

이 경우는 이미 발치하고 잇몸뼈가 거의 없는 상태에서 임플란트를 심어야 하는 어쩔 수가 없는 상황이라서 이렇게 했을 뿐이다. 만약 절개를 동반한 이런 수술을 상악 중절치에 했다면 웃을 때마다 잇몸의 흉터가 보여서 되게 좋지 않을 것이다. 임플란트는 성공했지만, 흉터는 남았다. 환자가 잇몸이 많이 안 좋은 상태에서 오니까 그렇다. 그래서 잇몸이 조금만 안 좋으면 빨리 빼고 28절의 환자 YIL처럼 발치즉시 임플란트를 하는 것이 가장 현명하다. 잇몸뼈가 뿌리끝까지 다 녹을 때까지 기다리면 이렇게 절개해서 수술할 확률이 높아지고 그렇게 되면 잇몸에 흉터가 남기가 쉽다.

환자 MGS의 앞니 임플란트 수술

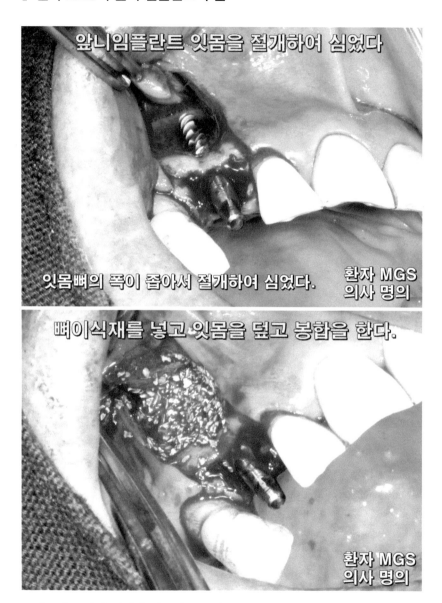

앞니임플란트 잇몸을 절개하여 심었다

잇몸뼈의 폭이 좁아서 절개하여 심었다.   환자 MGS 의사 명의

뼈이식재를 넣고 잇몸을 덮고 봉합을 한다.

환자 MGS 의사 명의

뼈폭이 좁아서 일체형 임플란트로 시술 후 뼈이식을 한 모습이다. 일체형 임
플란트는 32절에서 해설한다.

잇몸절개했으나 흉터가 다행히 적음

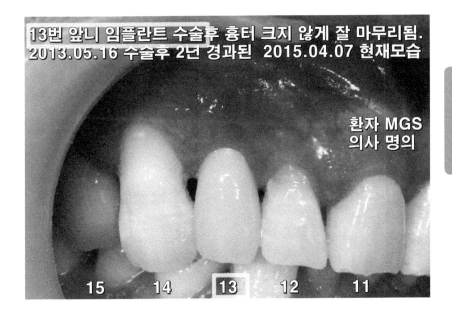

13번 앞니 임플란트 수술후 흉터 크지 않게 잘 마무리됨.
2013.05.16 수술후 2년 경과된 2015.04.07 현재모습

환자 MGS
의사 명의

15   14   13   12   11

앞니 임플란트하면서 잇몸을 절개했으나 흉터가 거의 안 보이는 경우이다.

임플란트 나사도 보이지 않고 무엇보다 수술 후 흉터가 거의 티 나지 않게 잘 아물어서 다행이다. 뼈폭이 너무 좁아서 잇몸을 열지 않고는 수술이 불가능했다. 이건 환자 잘못이다. 애초에 치아가 빠지자마자 발치즉시 임플란트 수술을 했으면 뼈폭이 충분했을 텐데 치아가 빠지고 나서 방치를 했기에 뼈폭이 좁아졌다.

책 쓰는 게 부담스러운 게 앞에서 앞니 임플란트할 때, 잇몸을 절개하지 말라고 하면 모든 경우에 그렇게 해달라고 환자들이 치과의사를 힘들게 할까 봐 이 증례를 찾아서 넣었다. 앞에 흉터가 남은 환자는 잇몸이 많이 안 좋은 상태에서 와서 그렇다. 발치즉시 임플란트 수술을 하든가 잇몸이 안 좋으면 빨리 빼고 임플란트를 하면 흉터가 남을 일이 없고, 아니면 거의 티가 나지 않는다.

31절 임플란트 보철방식과 장단점

임플란트 보철이라고 크게 다를 건 없다. 보철과 교합에 관한 기본은 「치과시크릿 1편 2부 5장 보철」편을 보길 바란다. 환자가 어떻게 해야 잘 씹을 수 있는지도 나와 있다.

임플란트 보철방식을 알기 전에 먼저 임플란트의 디자인부터 알아야 한다. 1번〉 2번〉 3번 순으로 디자인이 진화했다.

임플란트 이식체 디자인에 따라 보철방식이 정해진다.
1번 외부연결형 [external connection]
2번 내부연결형 [internal connection non-submerged]
3번 내부연결매립형 [internal connection submerged]

브레네막 교수가 처음 임플란트를 만들었을 때 1번 디자인이었고, 문제를 보완하기 위해 ITI 측에서 2번 디자인을 개발하고, 그걸 또 보완하기 위해 3번 디자인이 나왔다.

1번 디자인의 대표는 노벨바이오케어사의 브레네막 type
2번 디자인의 대표는 스트라우만 ITI type
3번 디자인의 대표는 아스트라 SM type

현대에 와서는 3번 디자인이 대세이고 앞으로도 그럴 것이다. 왜냐? 보철하기도 편리하고 의사도 수술하기에 유리하다. 여기서는 3번 디자인의 임플란트에 맞는 보철방식을 중심으로 설명하겠다. 1번 디자인에서는 구조상 보철방식이 제한되어 있다. 지금까지 설명한 부분은 치과업계종사자만 알면 될 내용이다. 군이 자세히 알 필요는 없다. 치과의사들도 위의 내용을 모르는 사람이 많다.

보철방식은 시멘트, 나사, SCRP, 내외관 4가지만 알면 된다. 위에 쓰인 모든 말은 군이 생각할 필요가 없으니 잊어라!

시멘트형, 나사형, SCRP형, 내외관형

1번 시멘트형 = 가장 기본형

임플란트 이식체에 한조각 기둥[one piece abutment]을 결합시켜 놓고 나서 본을 떠서 보철을 한다.

2번 나사형 = 기둥과 보철을 구강 밖에서 완성하여 온다.

임플란트 이식체에 두조각 기둥[two piece abutment]을 결합시켜 보철을 만든다. 구강 밖에서 제작해 와서 나사만 돌려서 임플란트 이식체에 연결할 수 있도록 한다.

3번 SCRP형 = 시멘트형과 나사형를 결합시킨 방식

2번을 진화시킨 것으로 사실상 SCRP도 나사형의 일종이다. 다른 점은 제작 시 기둥과 보철을 모두 따로 분리해서 만든 다음 구강 내에서 접착한다는 것인데, 접착하는 순간 나사형과 같아진다.

4번 내외관형 = 시멘트 없는 SCRP형

3번을 진화시킨 것으로 착탈이 매우 편리하다.

어떤 보철을 하든 교합이 정확하게 자연치처럼 물리게 하고 임플란트 구조체에 문제가 생기지 않으면 좋은 보철이라고 할 수 있다. 31절의 내용도 콘텐츠를 만들었으나, 책의 분량상 내용을 생략하고 28secret.com 홈페이지에서 해설한다.

09장 교정치료

교합을 제대로 만들기 위해서도 교정치료는 필수적이다. 치과치료를 이것 저것 많이 받는 환자들은 대부분 교합구조가 안 좋은 것이고, 이런 경우 교정치료가 근본치료인데, 이걸 하지 않고 보철이나 그런 치료로 빨리 치료해 버리려는 경우가 참 많다. 교합과 교정을 볼 줄 아는 의사를 만나야 한다.

치과에서 치아배열만 하고 교합을 제대로 만들지 않아 환자들은 턱관절 증상 및 기타 교정부작용이 많이 생기고 있다.

치과의사가 교정하면서 교합을 망가뜨려 놓고선 "턱관절과 교정은 관계가 없다."는 헛소리는 좀 안 했으면 좋겠다. 교합을 제대로 만들면 있던 턱관절병도 완치시킬 수 있다! 나는 교정치료할 환자의 95%를 혼자서 소화하고 있다.

교정을 한다는 사람는 많아도 제대로 하는 의사는 적다!

"교정 시 환자가 알아야 할 6가지 사항"

1. 교합 = 교합을 제대로 만들면서 교정을 하나?

2. 배열 = 치아배열이 잘 되는가?

3. 기술 = 의사가 어떤 교정기술과 개념을 가졌는가?

4. 치료계획 = 발치진단, 치료방법 같은 계획이 적절한가?

5. 협조도 = 교정치료 과정 중 환자가 협조적인가?

6. 유지 = 교정종료 후 5년간 교합이 유지될 수 있는가?

1절 교정은 안 할 수 있다면, 안 하는 게 좋다

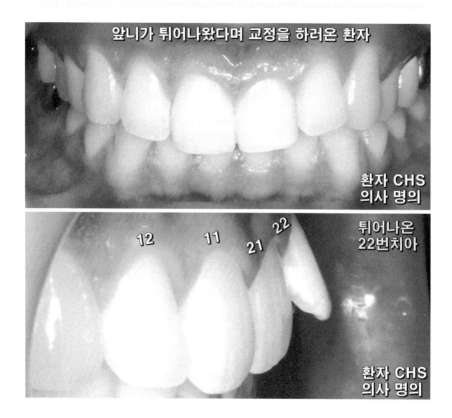

앞니가 튀어나왔다며 교정을 하러온 환자

환자 CHS
의사 명의

12 11 21 22 튀어나온
22번치아

환자 CHS
의사 명의

옆에서 보니 22번 치아의 튀어나옴이 심각하다. 이로 인해 교정을 하신다기에 내가 하지 말라고 했다. 환자를 위해서!

그렇다고 교정치료를 피한답시고 삐뚤어진 앞니를 바르게 한다고 앞니 6개를 깍아서 보철을 하면 절대로 안 된다. 특히 3번 치아 송곳니는 웬만해서는 절대로 보철을 해서는 안 된다. 그럴 바엔 교정을 해야 한다. 그 위험성은 치과시크릿 1편 2부 5장 1절에 설명해 놓았다. 이렇게 송곳니가 포함되지 않은 앞니 딱 1~2개 이내의 치아만 보철을 해서 교정을 막을 수 있는 경우에만 이렇게 하는 게 좋다는 것이다.

교정치료는 절대 간단한 치료가 아님을 명심해야 한다.

전체 치아를 움직이므로 최대한 피해야 한다

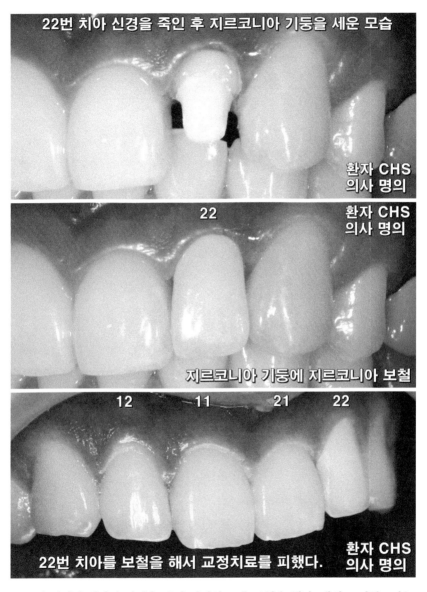

22번 치아 신경을 죽인 후 지르코니아 기둥을 세운 모습

환자 CHS
의사 명의

22

환자 CHS
의사 명의

지르코니아 기둥에 지르코니아 보철

12   11   21   22

22번 치아를 보철을 해서 교정치료를 피했다.

환자 CHS
의사 명의

22번 멀쩡한 생니의 신경을 죽여 신경치료 후 보철을 했다. 대신 교정치료라는 대공사를 피할 수 있었으니 다행이다.

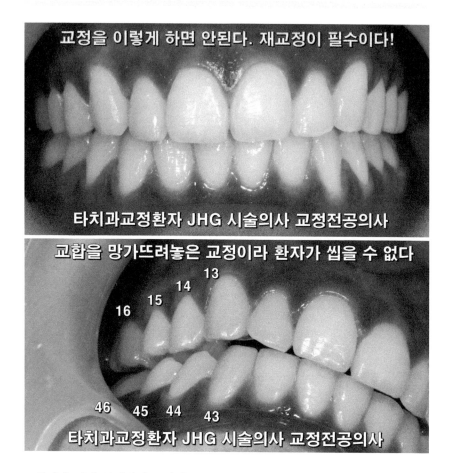

환자가 씹기 불편하다고 명의를 찾아왔으나 "재교정을 하세요."라고 말할 수밖에 없었다. 13번과 43번이 안 물린다.

이 환자를 치료한 원장님은 대학병원에서 교정을 전공하고 ○○○○교정학회 정회원에, 다른 진료는 안 하고 교정만 20년간 하셨다. 하지만 이 원장님은 교합에 대한 개념이 전혀 없는 상태에서 교정을 하셨다. 교정의사 중에 교합에 대한 기초개념도 모르는 채로 교정하는 의사가 너무나 많고 그로 인한 피해자들이 너무나 많다. 교정은 물론 모든 치과치료가 전공과 실력은 별개이다.

교정이 잘 되었는지는 아래에서 봐야 안다

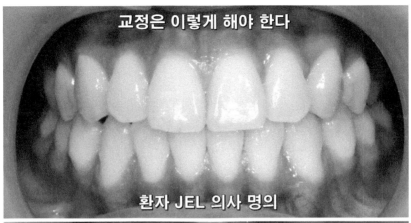

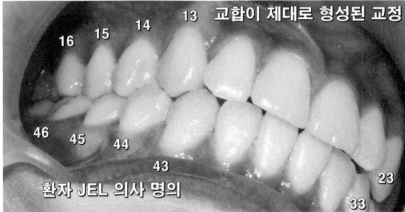

참고로 나는 교정은 물론 어떤 것도 전공하지 않았다. 위에는 내가 한 교정이다. 13번과 43번이 잘 물린다. 그 뒤로 14, 15, 16번도 잘 물린다. 좌측에 23, 33번도 잘 물린다.

교정을 하려면 이렇게 정확하게 교합을 만들면서 해야 한다. 시골에 교정환자가 많지 않아 수익에 큰 도움이 안 되는 데도 내가 직접 교정하는 이유는 교정전문치과에 보냈다가 교합을 망가뜨리는 일이 너무나 많아 걱정돼서 그렇다.

교합은 안 맞추고 치아배열만 하는 수준 낮은 치과가 많다.

3절 교정치료의 6단계 [비발치교정환자 JEL]

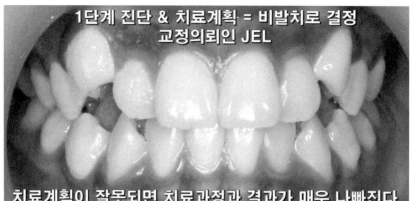

1단계 진단 & 치료계획 = 비발치로 결정
교정의뢰인 JEL

치료계획이 잘못되면 치료과정과 결과가 매우 나빠진다.

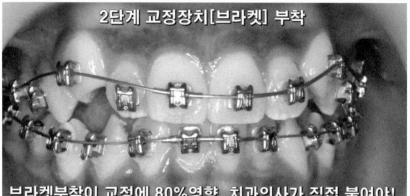

2단계 교정장치[브라켓] 부착

브라켓부착이 교정에 80%영향. 치과의사가 직접 붙여야!

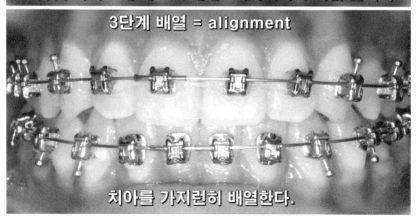

3단계 배열 = alignment

치아를 가지런히 배열한다.

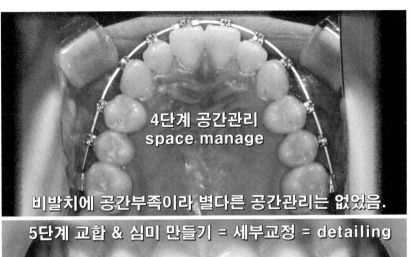

4단계 공간관리
space manage

비발치에 공간부족이라 별다른 공간관리는 없었음·

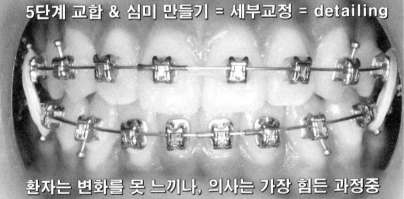

5단계 교합 & 심미 만들기 = 세부교정 = detailing

환자는 변화를 못 느끼나, 의사는 가장 힘든 과정중

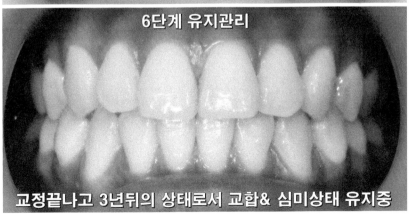

6단계 유지관리

교정끝나고 3년뒤의 상태로서 교합& 심미상태 유지중

교정치료

1단계 진단&계획 = 외모개선을 위해 발치교정 하기로

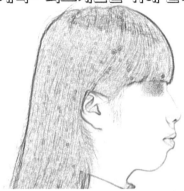

2단계 교정장치 [브라켓] 부착

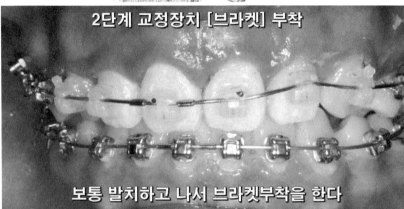

보통 발치하고 나서 브라켓부착을 한다

3단계 배열 = alignment

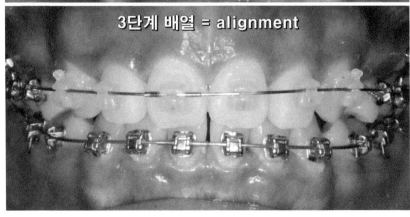

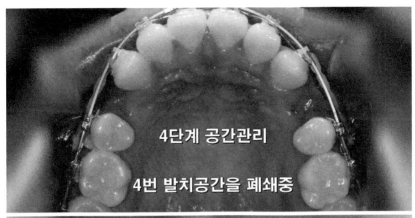

4단계 공간관리

4번 발치공간을 폐쇄중

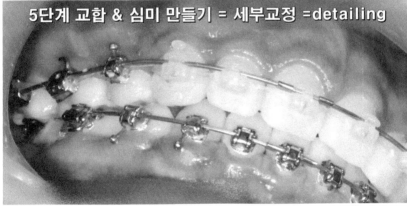

5단계 교합 & 심미 만들기 = 세부교정 =detailing

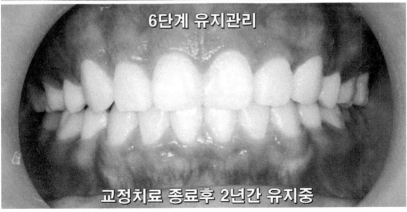

6단계 유지관리

교정치료 종료후 2년간 유지중

교정치료

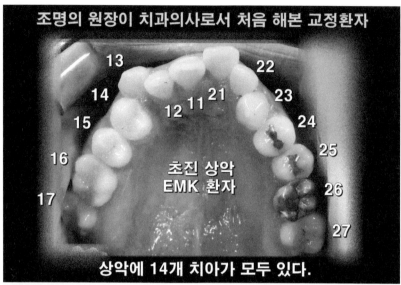

조명의 원장이 치과의사로서 처음 해본 교정환자

13 14 15 16 17 12 11 21 22 23 24 25 26 27

초진 상악
EMK 환자

상악에 14개 치아가 모두 있다.

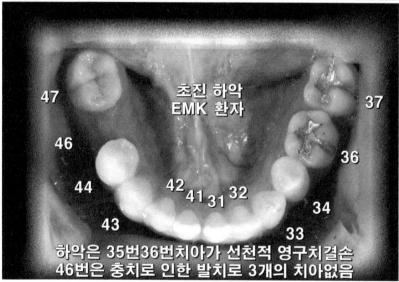

초진 하악
EMK 환자

47 46 44 43 42 41 31 32 33 34 36 37

하악은 35번36번치아가 선천적 영구치결손
46번은 충치로 인한 발치로 3개의 치아없음

　　EMK 환자는 치과의사로서 나의 첫 교정환자라 매우 기억에 남는다. 믿고
치료를 맡겨주신 환자분께 감사드린다.

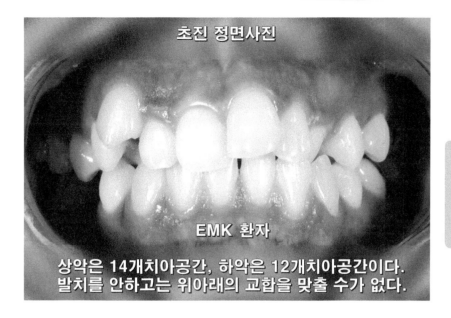

초진 정면사진

EMK 환자

상악은 14개치아공간, 하악은 12개치아공간이다.
발치를 안하고는 위아래의 교합을 맞출 수가 없다.

교정에서 제일 중요한 것은 치료계획과 장치부착이다.
이 두 가지만 잘되면 교정은 문제없이 잘 될 수 있다.

상식적으로 생각하자. 상악은 치아가 14개, 하악은 12개다.

상악 14, 24번 2개를 빼서 상하악 모두 12개 치아를 배열하도록 하고, 하악 46번 빈자리는 임플란트를 심으면 된다. 이런 상황에서도 어떤 치과의사들은 비발치교정한다고 14, 24번을 안 빼고 교정하겠다고 똥고집을 피우기도 한다. 그런 경우 환자는 진정한 고생을 하는 건 물론, 엄청난 시간과 돈을 낭비하게 된다. 재교정을 해야 할 테니까….

모 치과에서 망가뜨려서 내가 재교정 중인 환자가 생각난다. 치료계획을 이상하게 세우는 원장이 있으므로 주의해야 한다. 교정을 한 번도 해본 적이 없는 상태에서 환자를 교정하려니 두려웠지만, 교정도 전공 안 한 내가 하려는 이유는 딴 데서 교정하다가 교합을 망가뜨릴까 봐 환자가 걱정돼서 그렇다.

2단계 장치부착 [bracket bonding] 중요!

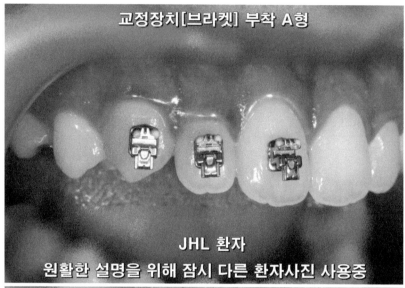

교정장치[브라켓] 부착 A형

JHL 환자
원활한 설명을 위해 잠시 다른 환자사진 사용중

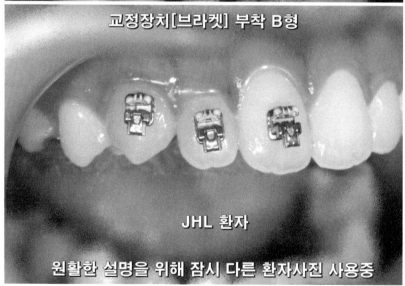

교정장치[브라켓] 부착 B형

JHL 환자
원활한 설명을 위해 잠시 다른 환자사진 사용중

장치부착은 교정치료에 80% 영향력을 가진다. 매우 중요함!
원장이 직접 붙여야 하고, 치료의 노하우와 성패가 달렸다.

3단계 배열 [alignment]

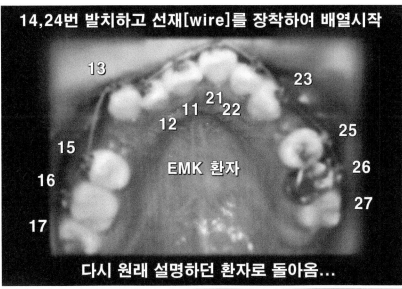

14,24번 발치하고 선재[wire]를 장착하여 배열시작

13   23
21 22
11
12
15
25
16   EMK 환자   26
27
17

다시 원래 설명하던 환자로 돌아옴...

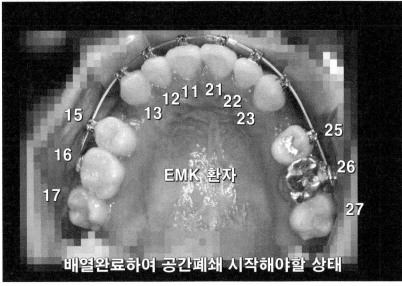

12 11 21
15   13   22
23
16
25
EMK 환자
26
17
27

배열완료하여 공간폐쇄 시작해야할 상태

선재[wire]를 브라켓에 걸고 놔두면 3~4달이면 스스로 배열이 된다. 환자도 기분이 좋고, 교정이 여기까지는 아주 쉽다.

4단계 공간관리 [Space Manage]

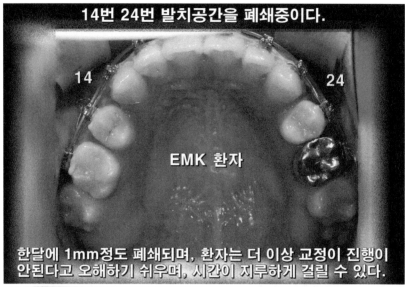

14번 24번 발치공간을 폐쇄중이다.

14   24

EMK 환자

한달에 1mm정도 폐쇄되며, 환자는 더 이상 교정이 진행이 안된다고 오해하기 쉬우며, 시간이 지루하게 걸릴 수 있다.

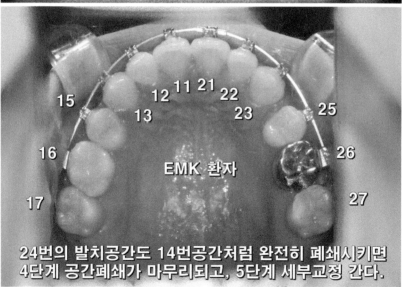

15   12 11 21 22   25
   13   23
16   26
   EMK 환자
17   27

24번의 발치공간도 14번공간처럼 완전히 폐쇄시키면 4단계 공간폐쇄가 마무리되고, 5단계 세부교정 간다.

발치 공간이나 치아 사이의 공간을 폐쇄하는 단계. 4단계부터는 환자가 교정 진행이 안 되고 있다고 오해하기 쉽다.

상악은 공간폐쇄, 하악은 공간확보

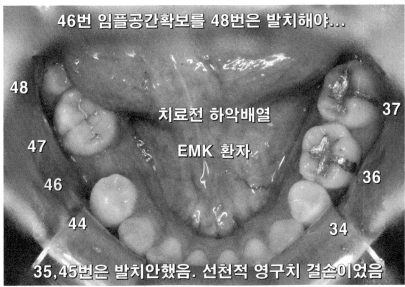

46번 임플공간확보를 48번은 발치해야...

48
47
46
44

37
36
34

치료전 하악배열
EMK 환자

35,45번은 발치안했음. 선천적 영구치 결손이었음

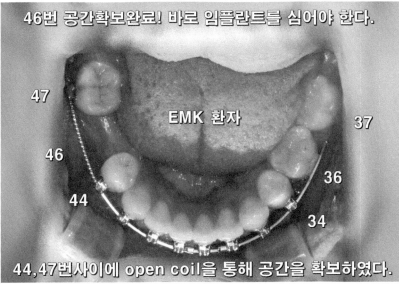

46번 공간확보완료! 바로 임플란트를 심어야 한다.

47
46
44

37
36
34

EMK 환자

44,47번사이에 open coil을 통해 공간을 확보하였다.

공간을 확보하면 바로 임플란트를 심어서 임시치아를 해서 확보한 공간이 유지되도록 해야 한다.

4단계 공간관리 [space manage]

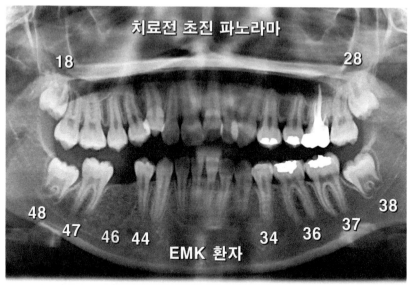

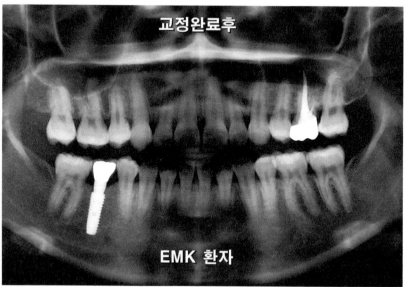

　　상악은 4번 발치, 하악은 선천적 5번 결손이라 12개 치아끼리 교합을 맞추었다. 사랑니인 8번은 교정 시 발치해야 한다.

5단계 세부교정 [detailing]

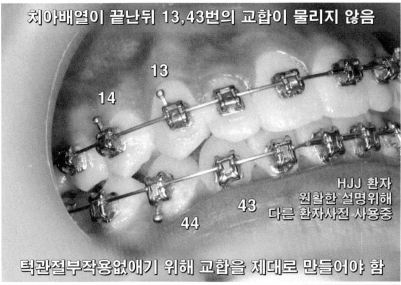

치아배열이 끝난뒤 13,43번의 교합이 물리지 않음

13
14
HJJ 환자
원활한 설명위해
43
44 다른 환자사진 사용중

턱관절부작용없애기 위해 교합을 제대로 만들어야 함

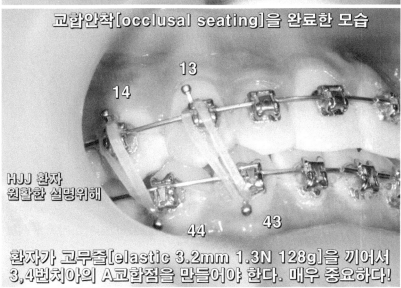

교합안착[occlusal seating]을 완료한 모습

13
14
HJJ 환자
원활한 설명위해
44 43

환자가 고무줄[elastic 3.2mm 1.3N 128g]을 끼어서
3,4번치아의 A교합점을 만들어야 한다. 매우 중요하다!

교합안착, 토크조절, 치간삭제, bracket repositiong 등등
교합 & 심미를 만들기 위해 세부기술들이 필요한 단계.

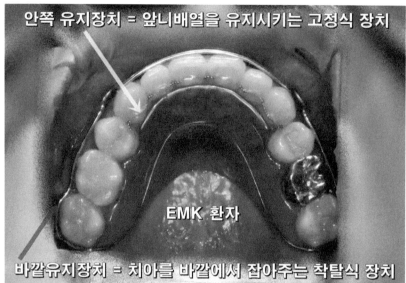

안쪽 유지장치 = 앞니배열을 유지시키는 고정식 장치

바깥유지장치 = 치아를 바깥에서 잡아주는 착탈식 장치

EMK 환자

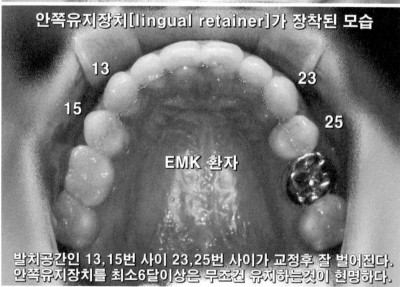

안쪽유지장치[lingual retainer]가 장착된 모습

13 23

15 25

EMK 환자

발치공간인 13,15번 사이 23,25번 사이가 교정후 잘 벌어진다.
안쪽유지장치를 최소6달이상은 무조건 유지하는것이 현명하다.

교정완료 후 초기 6달이 가장 중요하다. 치아가 움직일 확률이 가장 높은 시기
이므로 유지장치가 중요하다.

안쪽 유지장치는 1년 사용 후 제거해도 된다

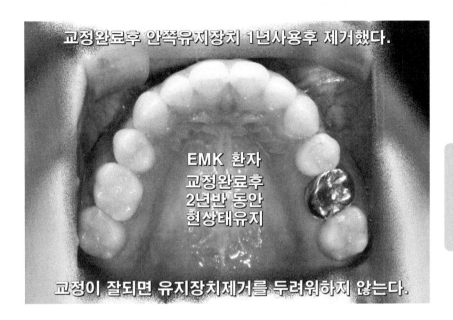

교정완료후 안쪽유지장치 1년사용후 제거했다.

EMK 환자
교정완료후
2년반 동안
현상태유지

교정이 잘되면 유지장치제거를 두려워하지 않는다.

논문에 교정완료 후 6달 동안은 교합이 많이 움직이고, 그 이후로는 거의 움직이지 않는다고 한다. 혹시 불안해서 나는 환자에게 1년간은 유지장치를 끼우도록 지시한다. 그리고 교정종료 후 12달 안에 유지장치를 제거해준다. 환자가 평생 설측 유지장치를 끼워야 할 의학적 근거는 없다.

환자가 분명히 유지장치를 잘 끼웠는데도 치아가 틀어지는 경우가 있는데, 이는 교정기술의 수준이 떨어지거나 환자 몸 상태에 맞게 미세하게 치아가 자리를 잡는 경우이다. 교정을 전공하지 않았고, 옆에서 지도해주는 선배 의사 없이 혼자서도 나름 좋은 결과가 나와서 참 뿌듯하다. 교정완료 후 최소 5년은 환자를 추적관찰[follow-up] 해야겠지만, 2년 반 동안 배열이 무너지지 않은 것으로 보아 앞으로도 큰 문제는 없을 것이라고 본다.

6단계 유지관리 [retention & manage]

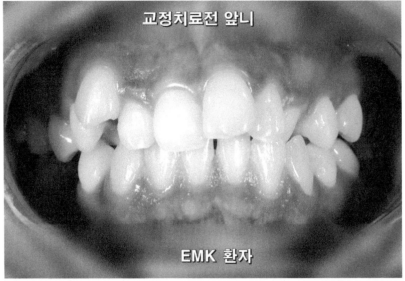

교정치료전 앞니

EMK 환자

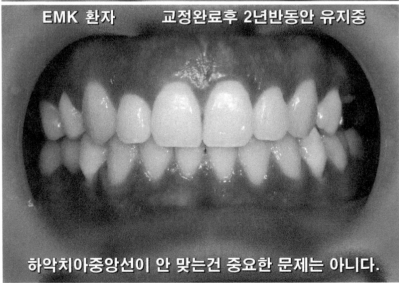

EMK 환자 　　교정완료후 2년반동안 유지중

하악치아중앙선이 안 맞는건 중요한 문제는 아니다.

교정치료 전부터 이미 하악치아 중앙선이 좌측으로 돌아가 있었다. 중앙선 맞추면 좋지만 맞지 않아도 상관없다.

교합을 보려면 바이트로 확인해야 한다

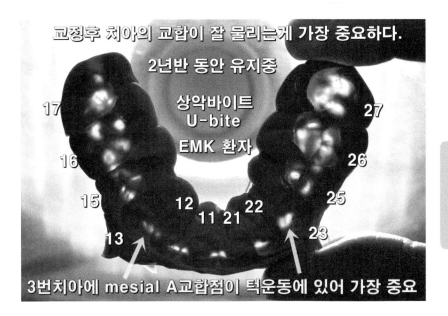

교정후 치아의 교합이 잘 물리는게 가장 중요하다.

2년반 동안 유지중

상악바이트
U-bite

EMK 환자

17
16
15
13
12
11 21
22
27
26
25
23

3번치아에 mesial A교합점이 턱운동에 있어 가장 중요

교정결과물을 확인하니 AM교합점[mesial A교합점]이 13, 23번에 모두 정확하게 형성됨이 확인 가능하다.

논문에 따르면 보통은 교정장치인 브라켓을 떼고 나서 위의 교합점이 초기 6달 동안은 변화하는데 그 뒤로는 크게 변화하지 않고 안정적으로 유지된다고 한다.

환자는 브라켓 제거 후 초기 6달 동안 유지장치를 잘 끼워줘야 한다. 힘들게 만든 치아배열을 흐트러트리지 않으려면. 유지장치를 잘 끼웠어도 치아배열이 틀어진다면 치과의사의 교정실력의 문제이거나 자연적으로 그 치아의 위치가 맞는 것이다. 교정기간이 조금 늘어나더라도 교정완료 후 배열이 틀어지지 않게 하는 게 좋다.

제대로 만든 교정치료 교합은
전반부엔 견치유도[canine guidance]를 보이고,

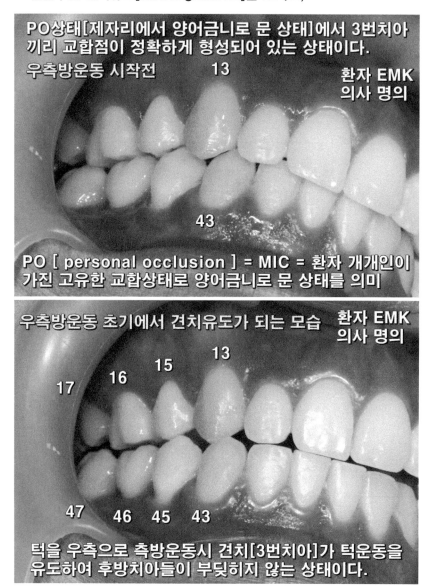

PO상태[제자리에서 양어금니로 문 상태]에서 3번치아
끼리 교합점이 정확하게 형성되어 있는 상태이다.

우측방운동 시작전   13   환자 EMK
의사 명의

43

PO [personal occlusion] = MIC = 환자 개개인이
가진 고유한 교합상태로 양어금니로 문 상태를 의미

우측방운동 초기에서 견치유도가 되는 모습   환자 EMK
의사 명의

13

15

16

17

47   46   45   43

턱을 우측으로 측방운동시 견치[3번치아]가 턱운동을
유도하여 후방치아들이 부딪히지 않는 상태이다.

측방운동 시 3번 치아가 주로 유도하면 견치유도 교합이 된다.

순차유도[sequential guidance]가
견치유도의 후반에 나타나야 한다 [우측방운동에서의 예]

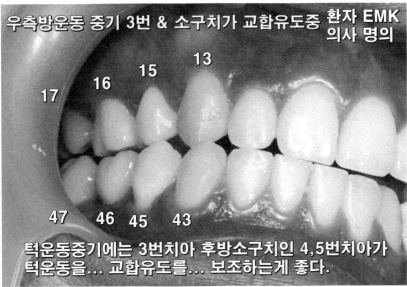

우측방운동 중기 3번 & 소구치가 교합유도중　환자 EMK
　　　　　　　　　　　　　　　　　　　　　　　의사 명의

13
15
16
17

47　46　45　43

턱운동중기에는 3번치아 후방소구치인 4,5번치아가
턱운동을... 교합유도를... 보조하는게 좋다.

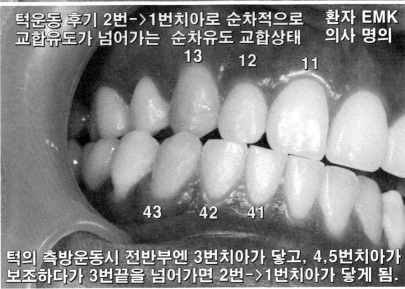

턱운동 후기 2번->1번치아로 순차적으로　　환자 EMK
교합유도가 넘어가는 순차유도 교합상태　　의사 명의

13　12　11

43　42　41

턱의 측방운동시 전반부엔 3번치아가 닿고, 4,5번치아가
보조하다가 3번끝을 넘어가면 2번->1번치아가 닿게 됨.

견치유도를 넘어선 턱운동에서 순차유도 교합이 나와야 한다.

좌측방 운동 시에도 견치유도 & 순차유도

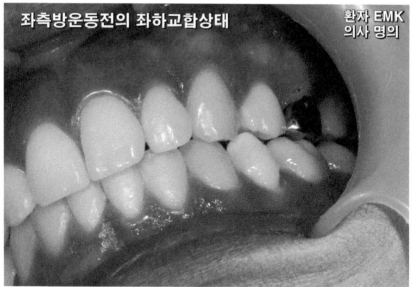

좌측방운동전의 좌하교합상태

환자 EMK
의사 명의

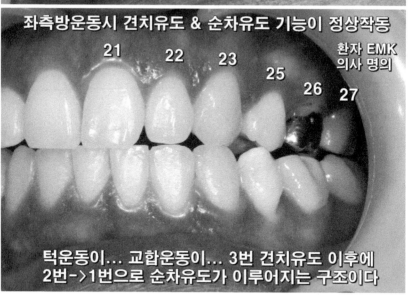

좌측방운동시 견치유도 & 순차유도 기능이 정상작동

21 22 23 25 26 27

환자 EMK
의사 명의

턱운동이... 교합운동이... 3번 견치유도 이후에
2번->1번으로 순차유도가 이루어지는 구조이다

전방 유도기능도 되어야 한다

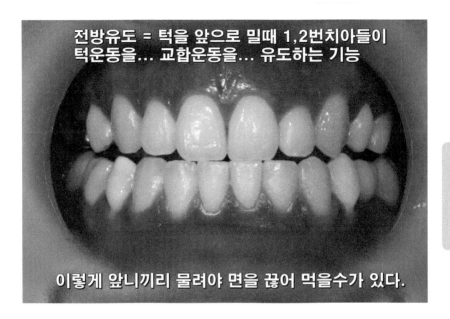

전방유도 = 턱을 앞으로 밀때 1,2번치아들이
턱운동을... 교합운동을... 유도하는 기능

이렇게 앞니끼리 물려야 면을 끊어 먹을수가 있다.

　전방유도는 사실상 좌우측방운동 시 순차유도가 나오게 되면 자연스럽게 만들어진다. 이 전방유도가 잘 나오면 앞니끼리 물었을 때 edge to edge [끝과 끝끼리 물림]로 잘 물린다는 것으로 면 종류를 먹을 때 중요하다. 그래서 개방교합인 사람들은 면을 먹을 때 앞니로 먹지 못하고 어금니로 먹게 되는 불편함이 있다.

　좌측방 운동 시에도 견치유도 & 순차유도가 잘 나오는 모습!!!

교정은 교합을 만드는 치료이다

　치아를 가지런히 하는 치아배열은 교합을 만드는 과정에서 자연스럽게 녹아들어가면 된다. 교정을 하는 사람이든 받는 사람이든 교합을 어떻게 만들고 그것을 유지시킬 것인지 그것만 생각하면 된다. 나는 교정을 전공하지 않았어도 의사로서 첫 교정환자인 EMK 환자의 교합을 잘 만들어 주었다.

5절 교정기술 & 실력은 원장마다 차이가 심하다

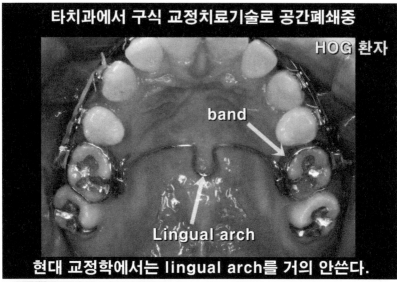

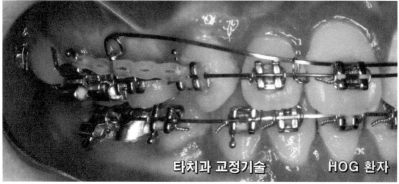

만약 어떤 원장님이 교정 시술한 지 10년이 넘었다면 10년 전 기술을 아직도 사용하고 있을 수도 있다.

구세대 기술을 쓰면 환자는 입안이 불편하다. 교정하는 2~3년 동안 위에 환자처럼 입천장에 Lingual arch라는 큰 철사를 넣은 상태로 말하고 숨 쉬고 밥 먹고 이 닦고 살면 얼마나 불편하겠는가? 최신기술이 나와도 공부 안 하는 원장이 많다.

원장이 어떤 교정기술을 쓰는지 확인하자!

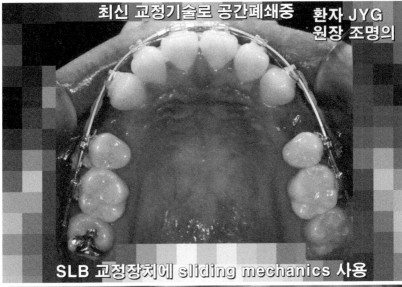

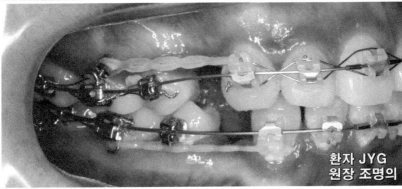

  왼쪽과 오른쪽은 모두 같은 교정치료작업으로 발치한 4번 치아의 발치한 공간을 폐쇄하는 중이다. 왼쪽과 똑같은 작업을 하는 내 환자의 구강을 비교해보라! 입천장에 철사도 없고 치아 옆면도 단순하다. 치과원장이라면 환자를 더 편안하게 하면서도 결과가 좋은 기술이 나왔으면 빨리빨리 익힐 필요가 있다. 치료 후 안정성도 더 높다.

6절 교정기술 세대별 역사와 비교, 장단점들

0세대 포샤르 교정시도 [1728년 기계적 장치로 교정을 시도]
프랑스의 치과의사 피에르 포샤르가 부정교합 치료를 시도한 게 시초

1세대 ANGLE 교정기술 [1900년 세계최초 교정학 전문학교 설립]
 "Angle School of Orthodontia"라는 치아교정학만 분리하여 가르치는 학교를 설립
한 교정학의 창시자이다.

2세대 Tweed 교정기술 [1944년 트위드가 발표]
 발치를 하지 않고 교정했을 때 치아배열이 다시 틀어지는 문제점이 발생하자,
 "발치교정"이란 혁신적인 패러다임을 도입했다.

3세대 SWA 교정기술 [1972년 앤드류가 최초 발표]
 교정장치 브라켓에 토크를 주던 개념을 없애고, straight wire를 사용하는 개념
으로 바꿨다. 1993년 맥라프린이 MBT-SWA라는 체계적인 SWA 교정기술에
관한 저서를 발표했다.

4세대 SLB 교정기술 [1990년 이후 본격적으로 퍼짐]
 강제결찰방식인 SWA 대신 자가결찰방식인 SLB가 탄생!
 이때부터 진정으로 natural한 치아이동이 가능해졌다.

5세대 MW 교정기술 [2006년 Doctor K 발표]
 골격보다 근육과 호흡을 중시한 교정기술로 수술교정을 최대한 억제하고, 비수
술교정 및 장기안정성을 확립하였다.

6세대 TAO 교정기술 [2015년 조명의 발표]
 턱관절, 경추, 교합 3가지 요소를 생각하며 교정을 해야 한다는 내용 발표.

 다른 치과기술은 내용이 거의 비슷한데, 교정은 치료법이 서로 다르다. 같은
환자를 두고도 X교정학파는 턱수술하라고 하고 Y교정학파는 교정으로 충분하
다고 하기도 한다. 그리고, 치과의사 중 일부만 진료하는 과목이다. 그래서 치과
의사조차도 교정기술을 이해하기가 참 힘들다.

0세대 포샤르 교정시도 [1728년]

기술이라고 하기보다는 시도에 가까웠다고 본다.

1세대 ANGLE 교정기술 [1900년]

1급 = 턱위치가 정상인 부정교합
2급 = 하악이 안으로 들어간 부정교합
3급 = 하악이 앞으로 튀어나온 부정교합

위의 분류를 만들고 현대교정학을 창시한 사람이 Angle이다. 그가 만든 부정교합의 3가지 분류법은 아직도 사용되고 있다.

임플란트가 브레네막으로부터 탄생되었다면, 교정학은 앵글로부터 탄생되었다고 해야 한다. 그럼 왜 교정학의 창시자인가? 현대교정학은 치아에 bracket이라는 장치를 붙이고, 그 장치위에 wire라는 철사를 묶어서 치아이동을 하는 기술을 사용한다. 앵글은 죽기 2년 전인 1928년에 bracket이라는 걸 만들었다. protype이라고 할 수 있는 edge-wise bracket, 다른 말로 standard bracket을 개발하였다. 이것이 만들어 지고 나서 교정치료라고 부를 만한 기술이 탄생하게 된 것이다. 그러므로 사실상 교정학은 1928년에 탄생한 것으로 보아야 할 것이다.

Angle의 한계는 발치교정을 무조건 반대했다는 것!

그로 인해 일부 환자들에게서 많은 문제가 발생하였다. 치아 크기에 비해 악궁이 좁거나 치아배열 할 공간이 좁은 환자를 무조건 비발치로 하다 보니 외모가 더 나빠지거나 교정완료 후 치아가 다시 흐트러지는 부작용이 발생한 것이었다.

Angle의 제자인 Tweed가 교정을 한 단계 발전시키게 된다.

2세대 Tweed 교정기술 [1944년]

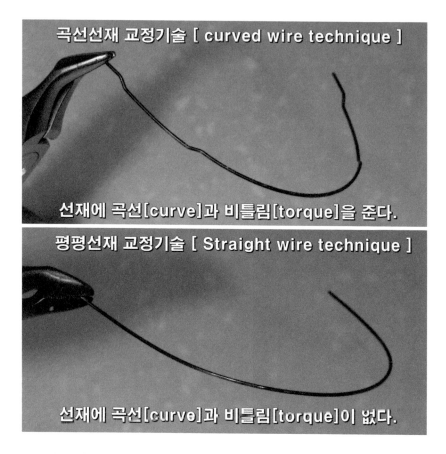

곡선선재 교정기술 [curved wire technique]

선재에 곡선[curve]과 비틀림[torque]을 준다.

평평선재 교정기술 [Straight wire technique]

선재에 곡선[curve]과 비틀림[torque]이 없다.

교정기술을 2가지로 나누자면 교정철사를 손으로 접는 수동기술과 접지 않는
자동기술, 2가지로 나눌 수 있다.

2세대는 수동기술, 수동기어 운전과 비슷하다. 선재에 곡선이나 각도를 부여
해서 인위성을 주고, 장치에는 각도가 부여되지 않으면 Tweed 교정기술로 수동
기어 운전과 비슷하다. 선재에는 곡선이나 각도를 부여하지 않고, 장치에 각도를
부여하면 SWA 교정기술로 자동기어 운전과 비슷하다.

이 두 가지는 교정의 mechanism이 완전히 다르다.

선재[wire]를 손으로 많이 접어서 교정을 한다

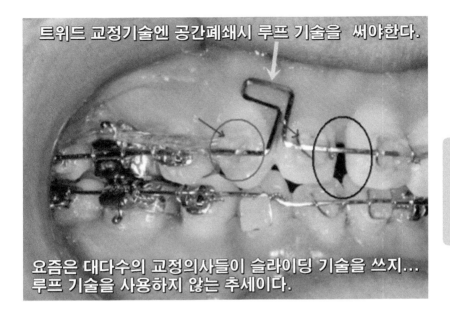

트위드 교정기술엔 공간폐쇄시 루프 기술을 써야한다.

요즘은 대다수의 교정의사들이 슬라이딩 기술을 쓰지...
루프 기술을 사용하지 않는 추세이다.

    장치에는 각도가 부여되지 않고, 선재에 치과의사가 손기술을 이용하여 곡선이나 각도를 부여해서 치아를 배열한다. 아직도 이 기술을 사용하는 원장님들이 있다. 결과만 좋으면 어떤 기술을 사용해도 상관할 바는 아닌데, 이 기술이 가지는 많은 부작용과 단점도 있다. 이는 나중에 설명할 것이다.

    다만 요즘 교정의사들은 이런 기술을 거의 사용하지 않는 추세이다. 왜냐면 신기술이 개발되어서 굳이 교정용 철사를 일일이 사람 손으로 접지 않고도 교정이 가능하기 때문이다. 또 사람 손으로 접다 보면 technique-sensitive 해지기 때문에 부작용이 발생할 확률도 매우 높아진다.

    이 기술의 가장 큰 부작용은 교정 4단계 공간관리에서 발치공간 폐쇄할 때, loop technique을 사용한다는 데 있다. 루프기술은 공간폐쇄에 있어 잘 닫히지 않거나 치아의 축이 쓰러지는 부작용이 많이 발생하고 있다. 자세한 건 「교정의 부작용」 편에서 다룬다.

발치를 할 수밖에 없는 교정이 있다

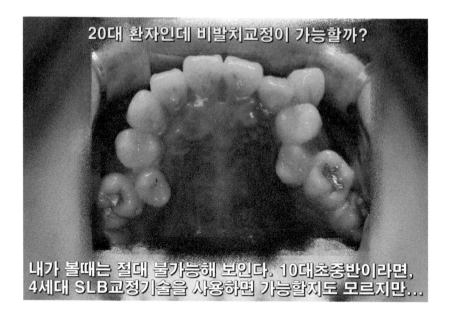

20대 환자인데 비발치교정이 가능할까?

내가 볼때는 절대 불가능해 보인다. 10대초중반이라면,
4세대 SLB교정기술을 사용하면 가능할지도 모르지만...

할 수만 있다면 비발치교정이 어떤 경우에도 좋다. 치아가 하나라도 더 있는
것이 유리하고, 3번 치아의 교합유도기능을 4번 치아가 보조해줄 수 있기 때문
이다. 하지만 위의 환자는 불가능하다. 발치 안 하고 치아배열을 하면 앞니는 지
금보다 더 튀어나오고 입술도 튀어나오고, 치아배열도 힘들어지고, 교합이 더 망
가질 확률이 높다.

발치를 해야 할 상황에서 비발치를 고집하게 되면 교정치료는 제대로 되지 않
으면서, 치료기간만 늘어나고 환자는 고생만 하게 된다. 발치할 환자는 과감하
게 발치하고 교정을 해야 한다. 아직도 교정의사 중에 "무조건 비발치"를 주장하
는 답답한 의사들이 있다. 어떤 의사들은 어려운 교정을 하기 싫어서 쉽게 가려
고 "웬만하면 발치"를 하는 의사도 있다.

환자를 위해서 최대한 비발치를 기본으로 하되 발치를 할 수밖에 없을 땐 해
야 한다.

트위드는 앵글의 제자 중 하나였는데, 발치교정을 과감하게 도입한 혁명가였다

현대교정학의 창시자 앵글에게는 2명의 위대한 제자가 있었다. "발치교정"의 창시자 트위드와 "자연파 치아교정"의 창시자인 베그이다. 베그에 대한 이야기는 나중에 하겠다.

지금이야 발치교정을 일상적으로 하지만, 당시로써는 혁명적인 발상이었다.

트위드는 앵글의 제자였다. 앵글에게 교정을 배우고, 고향에 가서 교정을 했는데, 교정완료 후 일부 환자들의 치아배열이 다시 틀어지는 일이 발생했다. 지금도 교정 후 이런 문제들이 발생하며, 어떤 교정의사도 이 문제로부터 자유로울 수는 없다.

트위드가 직면한 당시 가장 큰 문제는 발치교정할 환자를 스승 앵글의 의견대로 비발치로 해서였다. 앵글은 무조건 비발치를 주장했으니까. 트위드는 환자의 항의들이 빗발치자 엄청난 스트레스를 받았고, 치과의원의 문을 닫을 수밖에 없었다. 그리고 화가 나서 앵글 교정학회의 회원증을 반납해버린다. 그리고 고민 끝에 과감하게 발치교정을 도입하여 큰 문제점들을 해결해냈다. 그리고 애리조나(Arizona)에 Tweed foundation을 설립하여 자신의 교정기술을 전 세계에 보급했다. 그 외에 헤드기어 같은 구외장치들도 개발해서 현대교정학에 많은 기여를 했다.

2000년에 들어와서는 트위드 교정기술과 구외장치의 필요성은 점차 줄어들고는 있지만, 1900년대에 있어서 교정학 역사에 획기적인 진보이자 발전이었다.

3세대 SWA 교정기술 [1972년 시작]

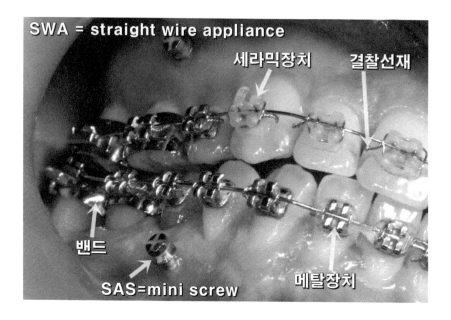

SWA는 straight wire appliance의 약자이다. 말 그대로 평평한 선재[wire] 를 사용하여 교정하는 기술이다. 2세대 기술까지는 선재에 각도[torque]를 줘서 평평하지 않은 걸 사용했다. 트위드까지는 장치[bracket] 내부에 각도를 부여하 지 않고, 치과의사가 선재[wire]를 손으로 접어서 각노나 모양을 만들어서 치아 배열 했다. 사실 이것은 매우 불편하고 힘들다. 그래서 Andrew라는 사람이 장 치 내부에 각도[토크]를 부여하여 의사가 선재를 접지 않고 평평한 선재[straight wire]를 넣기만 해도 되는 장치[appliance]인 SWA를 개발했다.

지금이야 대부분 이렇게 하지만, 당시로써는 이 또한 교정학에서 혁명적인 사 건이었다. 처음에 개발될 당시에는 사람의 악궁크기나 개별상황에 맞춰 11개 세 트가 나왔다. 그러다 Roth라는 사람이 그 세트를 1개로 통일하였다. 요즘 대부 분 회사제품이 1개 세트로 나오고 있다.

슬라이딩 기술을 1993년 저서에 발표

1993년 맥라프린은 "슬라이딩 기술"을 저서에 발표한다.

그것은 SWA 교정기술을 빛나게 한 혁신적인 발전이었다. 4단계 공간관리에서 발치공간을 폐쇄할 때, 슬라이딩 기술[sliding mechanics]이 사용 가능해졌다. 쉽게 말해 트위드교정에서는 루프를 접어서 강제로 치아를 당겨와야 했는데 이제는 공간을 폐쇄할 때 선재를 철로처럼 이용하여 치아를 당겨오는 거다. 슬라이딩 기술을 쉽게 비유하자면 빨랫줄[선재]에 빨래집게[교정장치 bracket]이 부착된 치아]를 고무줄이나 스프링으로 당기면 쉽게 줄을 따라서 슬라이딩하듯이 따라오게 되는 것이다.

이게 왜 중요하냐? 현대인들은 공간부족으로 발치교정이 늘고 있는 추세인데, 발치공간을 트위드 방법으로 메꾸고 나서 다시 공간이 벌어지거나 치아축이 틀어지는 부작용을 상당부분 없앨 수 있었기 때문이다. 자세한 건 「교정의 부작용」 편에서 다룬다.

슬라이딩 기술은 맥라프린[McLaughlin]이 주도적으로 발전시켜서 지금은 공간폐쇄 시 슬라이딩 기술이 대세이다. 트위드가 개발한 "발치교정"이 루프테크닉으로 겨우 공간폐쇄를 하는 불안정성을 가지다가, SWA라는 교정장치가 개발되고, SWA가 straight wire라는 특성을 활용하여 맥라프린이 슬라이딩 기술을 개발함으로써 발치교정 시 공간폐쇄가 불안정했던 부분이 비로소 안정화되었다.

4세대 SLB 교정기술 [1990년대 출현]

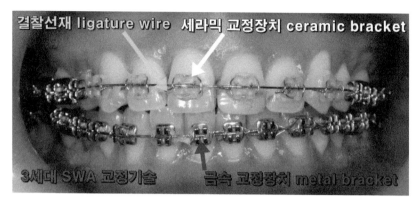

SWA는 선재를 장치에 넣고 강제로 결찰하는 방식이다.

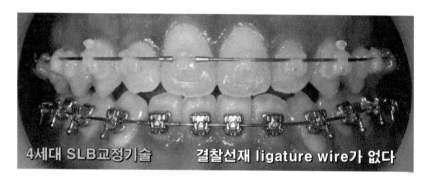

SLB는 선재를 장치에 넣고 뚜껑만 닫는 자가결찰방식이다.

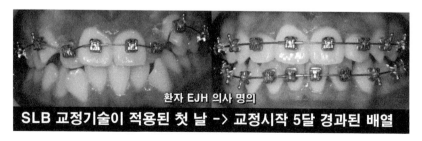

SLB 교정기술은 5달까지 안 가도 보통 3~4달이면 치아배열이 완성된다. 3달째 사진을 못 찍었다.

Natural한 교정 mechanism으로 빠르고 편함

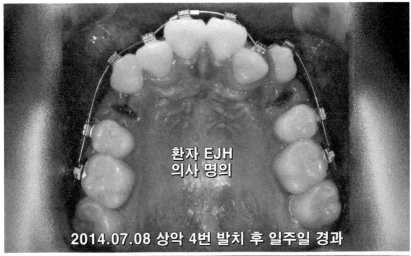

환자 EJH
의사 명의

2014.07.08 상악 4번 발치 후 일주일 경과

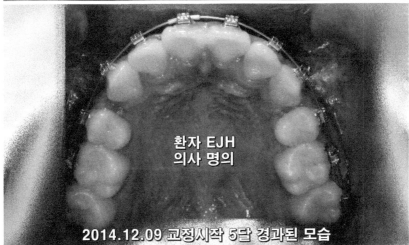

환자 EJH
의사 명의

2014.12.09 교정시작 5달 경과된 모습

[빠르고 편하게 치아배열과 공간폐쇄가 동시에 일어남!]

SWA 교정은 치아배열을 마친 다음 공간폐쇄를 시작한다.
SLB 교정은 치아배열과 공간폐쇄를 동시에 해서 빠르다.

5세대 MW 교정기술 [2006년 Doctor K 발표]
턱수술을 피하고 교정만으로 가능함을 보여줌!

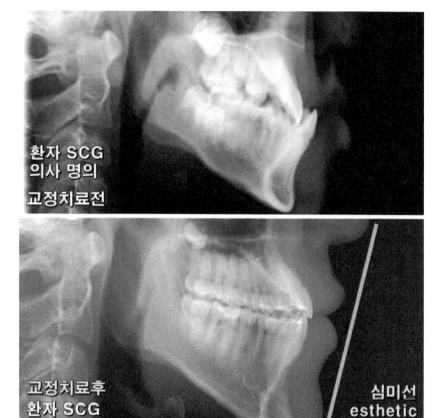

환자 SCG
의사 명의
교정치료전

교정치료후
환자 SCG
의사 명의

심미선
esthetic
line

교정만으로 골격성 교정환자를 고칠 수 있는 교정기술

인류를 턱수술, 양악수술로부터 완전 해방시켜 줄 교정기술

4세대까지 교정학은 치아를 움직이는 것이라고 생각했는데, 5세대는 근육을 움직여서 골격구조를 개선하는 새로운 패러다임이었다!

근육, 호흡을 중시하는 MW 교정기술은 일반적인 교정치료 환자에서도 부작용이 적은 매우 탁월한 결과를 보인다.

골격보다 근육을 중시하는 교정철학

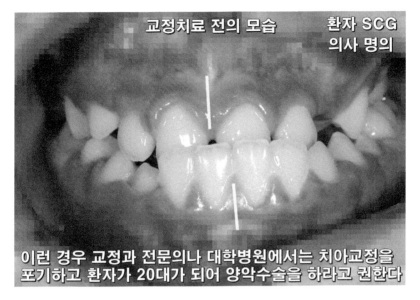

교정치료 전의 모습 　환자 SCG 의사 명의

이런 경우 교정과 전문의나 대학병원에서는 치아교정을 포기하고 환자가 20대가 되어 양악수술을 하라고 권한다

아래턱의 중앙선이 심하게 틀어진 주걱턱 & 안면비대칭.

교정치료

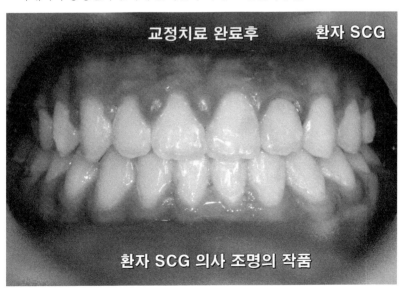

교정치료 완료후 　환자 SCG

환자 SCG 의사 조명의 작품

MW 교정기술로 칼 안 대는 성형수술을 했다.

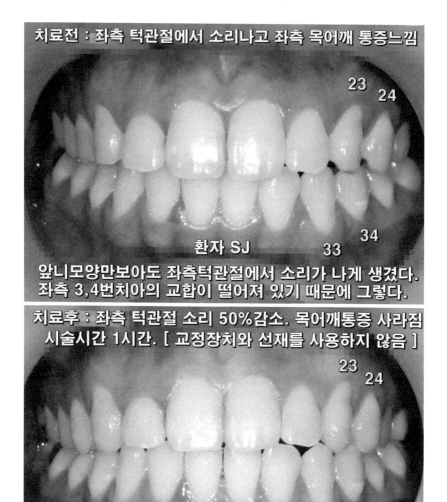

치료전 : 좌측 턱관절에서 소리나고 좌측 목어깨 통증느낌

23 24

환자 SJ 33 34

앞니모양만보아도 좌측턱관절에서 소리가 나게 생겼다.
좌측 3,4번치아의 교합이 떨어져 있기 때문에 그렇다.

치료후 : 좌측 턱관절 소리 50%감소. 목어깨통증 사라짐
시술시간 1시간. [교정장치와 선재를 사용하지 않음]

23 24

환자 SJ 33 34

3,4번 치아의 교합이 개선되어서 좌측턱관절 운동이 자연
스러워졌다. 근육통 완전소실되었고, 턱소리는 절반 남음

SJ 환자의 치료는 일반적인 경우는 아니다. 창의적인 치료법으로 기존교정으로 하면 2년 걸릴 것을 1시간으로 교정완료하였다.

턱관절, 경추, 교합을 제어하는 교정기술
TMJ[턱관절], Axis[경추2번], Occlusion[교합]

사실상 턱관절환자의 대부분은 교정환자이다. 턱관절환자는 교합구조가 틀어진 게 주원인이므로 교정을 해서 고쳐야 한다. 좌측의 환자도 턱관절환자인데, 기존의 방법으로는 평균 2년이 걸리는 정식 교정치료를 받아야만 턱관절을 고칠 수 있었지만, 나는 1시간의 시술로 환자를 고쳤다. 치료비는 겨우 120만 원 받았다. 기존에 없던 매우 창의적인 치료법이다. 이런 치료방법은 내가 세계최초라고 생각한다. 지금껏 어떤 논문이나 책에서도 본 적이 없는 치료방식이기 때문이다. 2013년에 한 시술이다.

> "교정치료 시 3, 4번 치아의 근심측 A교합점[mesial A contact]을 정확하게 만들면 턱관절의 과두[condyle]와 디스크[disc]의 운동이 정상화되면서 턱관절증상이 개선되거나 완치될 수 있다."　　　　－ 조명의

이 책을 통해 발표하며, 인터넷으로 동영상을 통해서도 원리를 정확하게 설명해주겠다.

교정치료는 교합구조를 개선시키는 치료로서 턱관절, 경추, 인체균형과 밀접한 관계가 있다. 더 이상 교정과 턱관절이 관계가 없다는 비과학적인 주장을 중단하고, 교정의사는 TMJ[턱관절], Axis[경추], Occlusion[교합]을 모두 제어해야 한다는 것이 조명의가 말하는 TAO 교정기술의 철학이다.

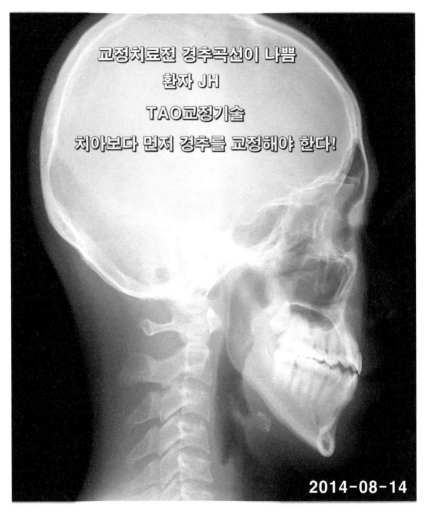

교정할 환자인데, 경추가 건강한 "역C"자 형태도 아니고, 약간 안 좋은 "일자목"도 아니고, 나쁜 형태인 "C자" 형태이다.

이런 경우 기존의 교정방식대로 교정장치[bracket]를 붙여서 치아이동을 하면 교합이 변화하면서 환자는 목·어깨 통증, 턱관절증상 등이 악화되어 교정을 중도에 포기하게 될 위험이 있다. 경추를 먼저 개선시키면 교정치료 중에도 좋다.

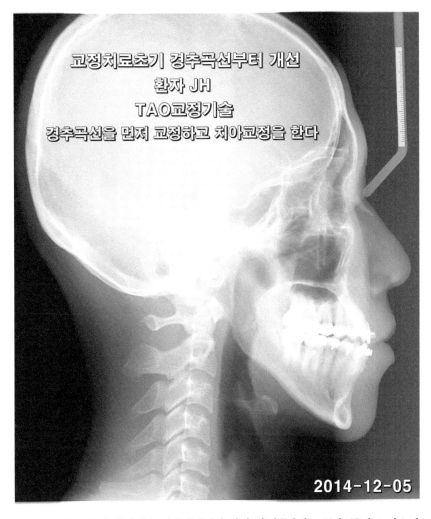

교정치료초기 경추곡선부터 개선
환자 JH
TAO교정기술
경추곡선을 먼저 교정하고 치아교정을 한다

2014-12-05

경추곡선이 위의 사진처럼 건강해지니까 환자 말이 "이제는 목을 돌려도 뼈소리가 안 나고 통증이 사라졌다."고 한다. 경추곡선이 개선되면 당연히 그렇게 된다.

위에 세팔로 사진을 보면 치아에 교정장치[bracket]가 붙어있는 것이 보일 것이다. 경추를 먼저 개선시키고 나서 교정을 시작하였다. 교정 후에도 경추곡선을 확인할 것이다.

턱관절치료는 교합을 정상화해야 치료되고, 특히 3, 4번 A교합점이 중요하다

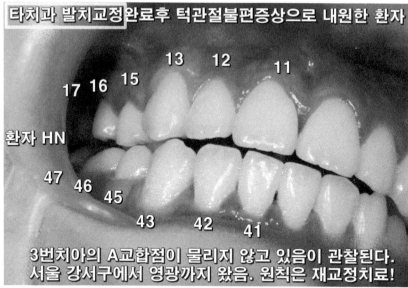

타치과 발치교정완료후 턱관절불편증상으로 내원한 환자

13 12 11
17 16 15

환자 HN

47 46 45
43 42 41

3번치아의 A교합점이 물리지 않고 있음이 관찰된다.
서울 강서구에서 영광까지 왔음. 원칙은 재교정치료!

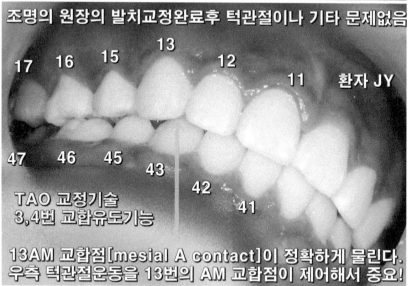

조명의 원장의 발치교정완료후 턱관절이나 기타 문제없음

13
17 16 15 12
11 환자 JY

47 46 45 43
42 41

TAO 교정기술
3,4번 교합유도기능

13AM 교합점[mesial A contact]이 정확하게 물린다.
우측 턱관절운동을 13번의 AM 교합점이 제어해서 중요!

턱관절증상에 교정이 상관없다는 것은
잘못된 것으로 교정으로 고칠 수 있다

우리나라 정파인 교정학회의 공식적인 입장은 "턱관절과 교정하고는 관계가 없다."이다. 하지만 이는 잘못된 것이다. 왜 잘못되었는지는 「턱관절」 편에서 자세히 설명하고, 아울러 동영상으로도 설명하여 환자들의 억울함을 풀어줄 것이다.

왼쪽의 HN 환자를 보면 13번 치아가 1mm쯤 떨어져 있다. 교정을 완료했음에도 환자는 턱관절 불편이나 기타 증상을 호소하고 있다. 저 1mm를 아무것도 아닌 것처럼 보면 안 된다. 저것이 떨어져 있으면 우측 턱관절 운동에 심각한 문제가 생기는 것이다. 원칙은 재교정치료이나 2015년에 입시준비도 해야 하는 환자사정상 근본적인 치료는 못 해주고, 임시방편적인 치료인 교합치료만 해주었다. 서울에서 영광까지 왔기에, 치료를 조금이라도 해서 환자의 불편감을 덜어주어야 했다.

교정치료를 제대로 한 원장님들의 치료결과물을 구하기가 사실상 힘들다. 그래서 대부분 내가 직접 치료한 환자로 모범을 보일 수밖에 없다. 왼쪽에 JY 환자를 보자. 13번과 43번이 정확하게 물리고 있다. 저렇게 교정을 하면 된다. 그러면 우측 턱관절 운동을 13번 치아의 AM교합점[Mesial A교합점]이 제어하여 턱관절 문제가 발생하지 않게 된다.

3번 치아가 떨어져 있다고 무조건 턱관절 문제가 생기는 건 아니다. 하지만 저게 떨어지면 아무래도 턱관절에 문제가 발생하기 쉬운 교합구조가 된다. 그러므로 교정의사는 교정할 때 다른 치아보다도 특히 3번 치아만큼은 정확한 AM교합점을 만들어 주는 것을 필수로 해야 한다. 그리고 1, 2번 치아들도 JY 환자처럼 위아래가 물리는 게 바람직함을 알아야 한다.

■ 교합에서 어금니도 A, B, C 교합점의
맞물림이 좋아야 좋은 교합이다.

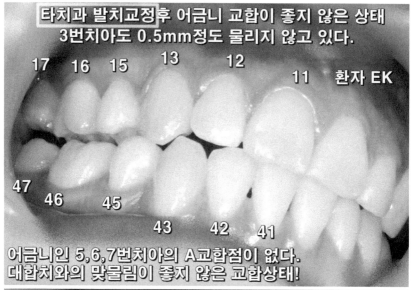

타치과 발치교정후 어금니 교합이 좋지 않은 상태
3번치아도 0.5mm정도 물리지 않고 있다.

17 16 15 13 12 11 환자 EK

47 46 45 43 42 41

어금니인 5,6,7번치아의 A교합점이 없다.
대합치와의 맞물림이 좋지 않은 교합상태!

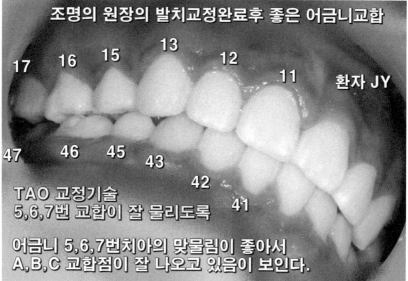

조명의 원장의 발치교정완료후 좋은 어금니교합

17 16 15 13 12 11 환자 JY

47 46 45 43 42 41

TAO 교정기술
5,6,7번 교합이 잘 물리도록

어금니 5,6,7번치아의 맞물림이 좋아서
A,B,C 교합점이 잘 나오고 있음이 보인다.

환자 EK는 타치과에서, 환자 JY는 내가 치료했다.

교정은 교합을 잘 물리게 해야 한다
어금니가 ABC교합으로 맞물리게 한다

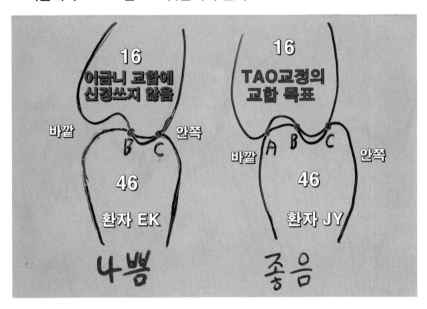

앞니는 물론이고, 어금니의 교합도 교정으로 만드는 것이다.

교정뿐만 아니라, 모든 치과치료는 교합을 고려하지 않는다면 쉽다. 하지만 교합을 제대로 만들면서 하는 순간 매우 어려운 문제, "난제"가 되어버린다.

교합을 제대로 하려면, 어금니도 위의 그림 설명처럼 ABC교합점이 잘 나오도록 잘 맞물리도록 해야 한다. 그런데 이게 참 쉽지 않다. 하지만 교정이 끝나고 나서는 더욱 하기 어렵다. 그러므로 교정의사가 교정치료 중에 치아들에 교정장치가 붙어있고, 선재가 삽입되어 있을 때, 이러한 교합을 만들도록 노력해야 한다.

교정을 제대로 하려면 턱관절을 생각하고, 경추곡선을 생각하고, 교합을 생각하면서 해야 한다.

TAO 교정은 턱관절, 경추, 교합이라는 3요소를 고려한 기능우선의 교정기술이고 진료개념이다.

최신기술이라고 모든 경우에 좋은 건 아니다
일부 환자의 경우엔 고전기술이 필요하다!

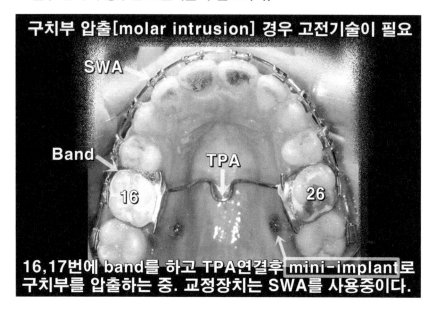

구치부 압출[molar intrusion] 경우 고전기술이 필요

SWA

Band

TPA

16

26

16,17번에 band를 하고 TPA연결후 mini-implant로
구치부를 압출하는 중. 교정장치는 SWA를 사용중이다.

위와 같은 기술은 보통 개방교합[open bite] 환자의 경우 자주 사용되는 발치 & 구치부 압출기술이다. 이런 경우가 band, TPA 같은 고전기술이 필요한 경우의 구강상태이다.

[개방교합은 이 책의 12절에 설명되어 있다.]

이 책을 보고 환자들이 무조건 자가결찰 교정장치인 SLB를 사용하는 게 무조건 좋다고 생각할 수도 있다. 대부분의 경우엔 그렇지만, 일부 환자의 경우엔 SLB 같은 최신기술보다는 SWA 같은 과거의 교정기술이 필요한 경우도 있다.

어떤 교정기술을 적용할 것인가 하는 판단은 환자를 치료하는 교정의사가 자신의 실력과 환자의 상태에 맞게 선택할 문제이다.

어떤 기술을 사용하든 상관없다
교합을 잘 만들고 유지할 수만 있으면 된다

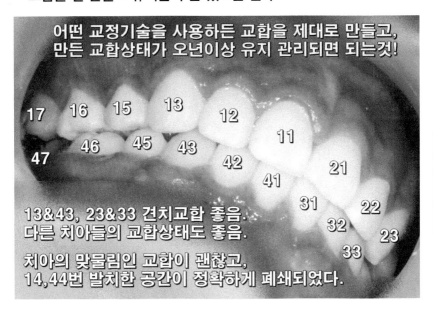

어떤 교정기술을 사용하든 교합을 제대로 만들고,
만든 교합상태가 오년이상 유지 관리되면 되는것!

17 16 15 13 12 11
47 46 45 43 42 21
41
31 22
32 23
33

13&43, 23&33 견치교합 좋음.
다른 치아들의 교합상태도 좋음.
치아의 맞물림인 교합이 괜찮고,
14,44번 발치한 공간이 정확하게 폐쇄되었다.

교
정
치
료

교정 후 결과물인 교합이 좋고, 그 상태가 5년 이상 유지되면, 무슨 교정기술을 사용하든 상관이 없다. 암도 5년 생존율을 따지듯이 치의학도 치료 후 5년 정도를 보면 된다. 교정의사가 옛날 기술인 트위드를 쓰든, SWA를 쓰든, SLB를 쓰든 치료하는 원장이 손에 익은 기술을 쓰면 된다. 무슨 교정기술을 쓰는지가 중요한 것이 아니다. 교정치료는 오직 치료결과만이 중요하다. 최신 교정장치인 SLB를 쓰면서도 교정의사가 그 기술을 완벽하게 숙달하지 못해서 헤매거나, 교합을 제대로 맞추지 못한다면 차라리 손에 완전하게 익은 옛날 기술을 쓰는 원장이 한 치료결과가 더 좋을 수도 있다.

교정의사가 어떻게 교합을 만들어내고, 어떻게 그것을 유지하는지 그것만 보면 된다.

7절 교정치료의 부작용과 해결책
첫 번째, 안면비대칭 & 씹기불편

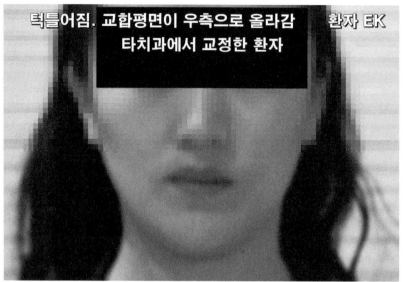

턱틀어짐. 교합평면이 우측으로 올라감   환자 EK
타치과에서 교정한 환자

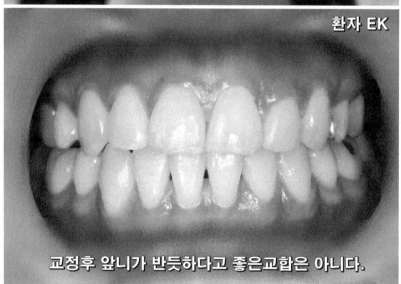

환자 EK

교정후 앞니가 반듯하다고 좋은교합은 아니다.

안면비대칭을 보니 우측 편측저작 하는 게 짐작 가능하다.

안면비대칭의 가장 큰 원인은 교합에 있다
양 어금니로 씹는 힘이 다르면 비대칭이 생긴다

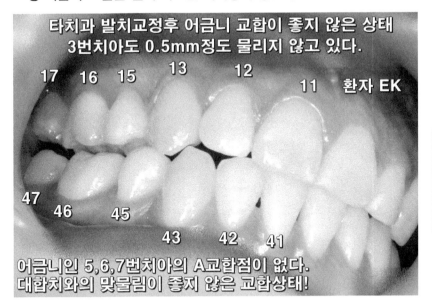

타치과 발치교정후 어금니 교합이 좋지 않은 상태
3번치아도 0.5mm정도 물리지 않고 있다.

17 16 15 13 12 11 환자 EK

47 46 45

43 42 41

어금니인 5,6,7번치아의 A교합점이 없다.
대합치와의 맞물림이 좋지 않은 교합상태!

위의 사진은 「6절 교정의 역사 – 6세대 TAO 교정기술」을 설명할 때 나온 사진이다. 앞니가 반듯하다고 교합이 좋은 게 아님을 보여주고 있다. 어금니 교합이 참으로 좋지 않았다.

환자 EK의 교합평면을 보면 우측 편측저작을 하고 있음을 알 수 있다. 얼굴 형태를 보면 의사가 아닌 일반인도 충분히 알 수 있는데, 보통 환자가 주로 씹는 쪽으로 입술이 올라가거나 턱끝이 돌아간다. 환자의 잘못된 습관이 아니다. 교정의사가 교합을 제대로 못 만든 거다. 좌측이 씹을 때 불편하니까 우측으로 편측저작을 하게 되는 것이다. 그럼 좌측으로 씹을 때 어떤 점이 환자가 불편했을까? 환자도 의사도 이런 환자가 오면 왜 무엇 때문에 불편했는지 모르는 경우가 많다. 왜 불편했는지 알아보자.

교합이 좋아야 양 어금니 씹는 힘이 같아진다
교합간섭이 있으면 그쪽으로 씹기 힘들어진다

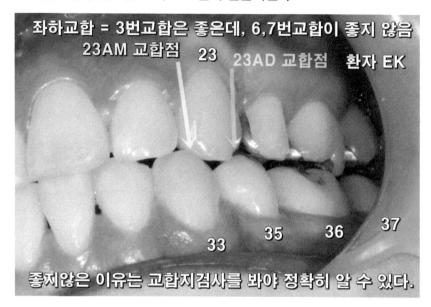

좌하교합 = 3번교합은 좋은데, 6,7번교합이 좋지 않음
23AM 교합점   23   23AD 교합점   환자 EK
33   35   36   37
좋지않은 이유는 교합지검사를 봐야 정확히 알 수 있다.

23AM교합점은 있고, 23AD교합점은 형성되지 않았다.

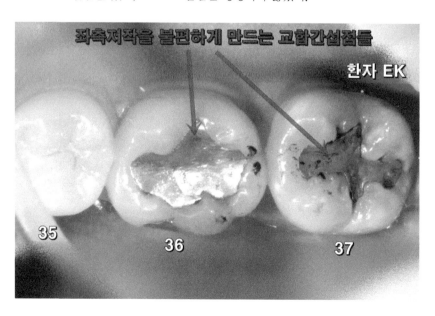

좌측저작을 불편하게 만드는 교합간섭점들
환자 EK
35   36   37

안면비대칭은 교합의 좌우균형, 씹는 양 어금니의 좌우를 맞춰야 개선된다

왼쪽을 보면 3번 치아의 교합이 좋다. 23번의 근심측과 33번의 원심측이 만나서 23AM교합점이 제대로 형성되었다. 그런데 왜 환자는 좌측으로 잘 씹지를 못할까? [환자가 씹지 못하는 원인분석은 치과시크릿 1편 2부 5장 보철 15절에 나와 있다.] 이 경우는 6, 7번에 교합간섭 때문이다. 6, 7번 치아에 교합간섭이 존재하면 환자는 씹을 때 불편하다.

환자 EK의 안면비대칭 원인은 좌측 6, 7번 어금니의 교합간섭에 있었다. 교합간섭은 환자가 씹을 때 통증을 느끼거나 음식물이 잘 끼거나 치아를 시리게 하고 불편감을 일으킨다. 교합간섭이 있으면 환자는 무의식적으로 저작을 회피하게 된다. 그러면 저작근인 교근, 측두근의 좌우 힘의 차이가 나타나게 된다. 그것이 안면근육의 비대칭을 일으키고, 경추2번을 틀어지게 하고 척추를 틀어지게 한다.

쉽게 말해 교합에 문제가 있어서 씹는 힘이 좌우차가 나거나 불편감이 생기면 안면근육이 비대칭이 되거나 문제가 생겨 안면비대칭이 생긴다. 해결책은 물론 간단하다. 교합의 문제를 해결해서 좌우차나 씹을 때 불편감을 해소하는 것이다.

교정이 끝나고 나서 교합은 계속적으로 변한다. 교정뿐만 아니라 보철이든, 또는 자연치열에서도 교합은 계속적으로 변한다. 안면비대칭을 예방하려면 교합지검사를 해서 계속적으로 교합간섭을 제거해야 한다. 사실상 이러한 의료행위는 안면비대칭 예방이 아니라 실은 인체의 좌우 척추균형을 잡는 중대한 행위이다. 교합간섭제거는 「치과시크릿 1편 2부 2장 교합치료」 편에서 이미 자세히 다루었다.

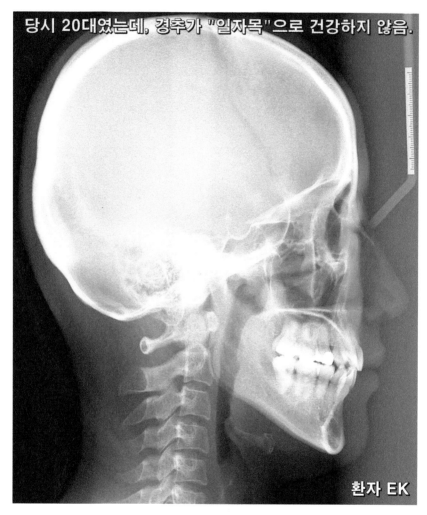

나는 위의 사진만 봐도 환자의 통증이 느껴진다. 일자목이다. 그것도 20대가. 물론 환자가 자세가 나빠서 교합과 상관없이 경추곡선이 나빠질 수도 있다. 하지만 교정치료를 받았고, 교합이 안 좋아서 편측저작을 하면서 안면비대칭까지 있으니 교정부작용이 상당부분 악영향을 주었을 거라 본다.

교합은 목 어깨 부위 통증을 제어한다

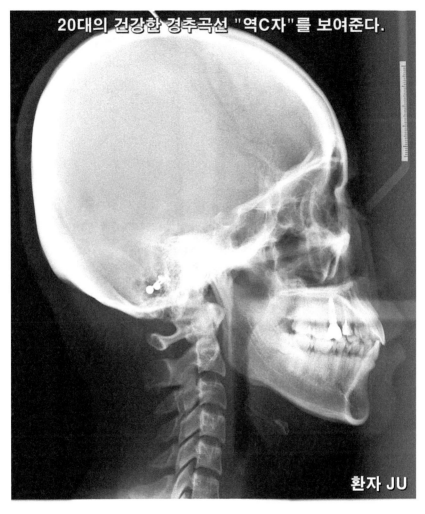

20대의 건강한 경추곡선 "역C자"를 보여준다.

환자 JU

나는 위의 사진만 봐도 환자가 목, 어깨에 큰 통증이 없이 건강하다는 것을 느낄 수 있다. 실제로 이 환자는 교정치료를 받은 적도 받을 필요도 없이 교합이 매우 좋고 안면비대칭도 없고, 경추곡선도 좋고 매우 건강하다.

두 번째, 턱관절문제
턱관절은 교합[치아맞물림]이 원인이다

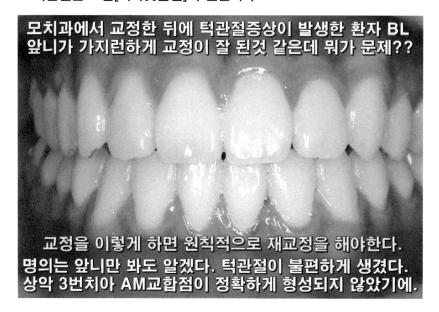

모치과에서 교정한 뒤에 턱관절증상이 발생한 환자 BL
앞니가 가지런하게 교정이 잘 된것 같은데 뭐가 문제??

교정을 이렇게 하면 원칙적으로 재교정을 해야한다.
명의는 앞니만 봐도 알겠다. 턱관절이 불편하게 생겼다.
상악 3번치아 AM교합점이 정확하게 형성되지 않았기에.

교합을 이해한다면, 위 사진을 보고 재교정하자고 해야 한다.

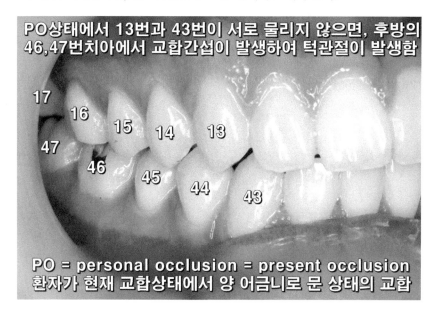

PO상태에서 13번과 43번이 서로 물리지 않으면, 후방의
46,47번치아에서 교합간섭이 발생하여 턱관절이 발생함

17
16
15   14   13
47
46
45   44   43

PO = personal occlusion = present occlusion
환자가 현재 교합상태에서 양 어금니로 문 상태의 교합

교정전공 여부보다는 원장이 교합을 제어해서 제대로 만들 수 있는지를 확인해야 한다

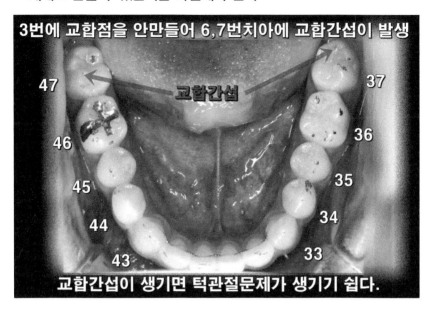

3번에 교합점을 안만들어 6,7번치아에 교합간섭이 발생

47 교합간섭 37

46 36

45 35

44 34

43 33

교합간섭이 생기면 턱관절문제가 생기기 쉽다.

대학병원에서 교정을 전공하신 모 원장님께 교정치료를 받고 나서 양쪽 턱관절증상이 생긴 환자가 우리 치과에 찾아왔다. 왜 몸이 불편한지 궁금해서 왔다. 턱에서 소리 나고 아프고 씹을 때 아프다고… 원칙적으로 하자면, 새로 교정치료비를 내고 우리 치과에서 재교정치료를 받으라고 말해야 할 상황이었다. 그런데 모 원장님이 나랑 개인적으로 아시는 분이었다. 재교정치료 받아야 한다고 하면 환자보호자가 모 원장님에게 쫓아가서 "당신이 교정을 잘못해서 재교정하게 되었다."고 항의하면 나는 입장이 곤란해진다. 그래서 진실을 말해주지 못했다. 그냥 증상완화 정도로 조금 덜 불편하게 정도만 치료해주었다.

세 번째, 치아틀어짐 [relapse]
치아를 움직이면 다시 돌아가는 성질

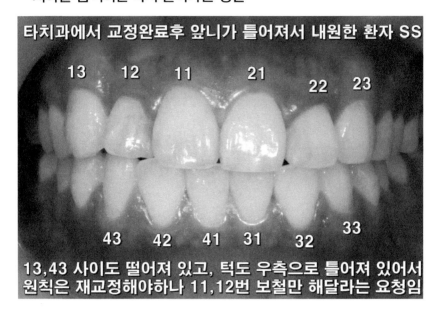

타치과에서 교정완료후 앞니가 틀어져서 내원한 환자 SS

13 12 11 21 22 23

43 42 41 31 32 33

13,43 사이도 떨어져 있고, 턱도 우측으로 틀어져 있어서
원칙은 재교정해야하나 11,12번 보철만 해달라는 요청임

이렇게 보면 별로 치아틀어짐이 심해 보이지 않는다.

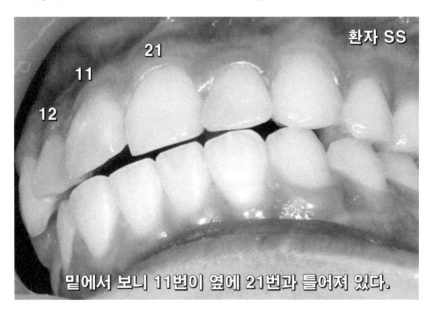

환자 SS

21
11
12

밑에서 보니 11번이 옆에 21번과 틀어져 있다.

Natural mechansim을 써야 부작용이 적다
치아틀어짐에서 자유로운 의사는 없다

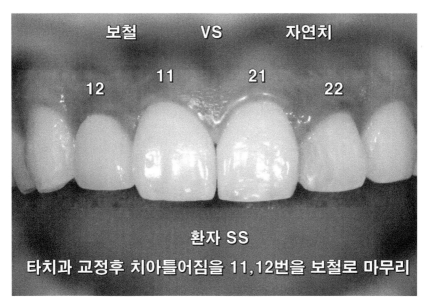

보철   VS   자연치

12   11   21   22

환자 SS
타치과 교정후 치아틀어짐을 11,12번을 보철로 마무리

환자 SS는 타치과 교정완료 후 치아틀어짐으로 인해 우리 치과에 내원하여 틀어진 치아에 대해서 비용을 지불하고 보철로 마무리한 경우이다. 교정부작용인 "재발"이 없었다면 추가비용을 내고 보철을 할 필요가 없었을 텐데….

교정은 치아를 이동하는 의료행위이다. 원래 자리에서 이동을 시키면 치아는 당연히 원상복귀 하려는 성향이 있다. 이러한 현상을 치과용어로 재발[relapse]이라고 한다. 어떠한 교정의사도 재발로부터 자유로운 의사는 없다. 인간인 이상 인간의 손으로 인공적으로 치아를 이동시켰으니 재발이 일어나는 건 어쩔 수 없는 일이다. 다만, 그 양이 미미한 경우가 있고, 이렇게 보철이나 재교정을 요할 정도로 재발한 양이 많으냐의 차이가 있을 뿐이다.

명의가 치료해도 교정 후 치아틀어짐이 발생!

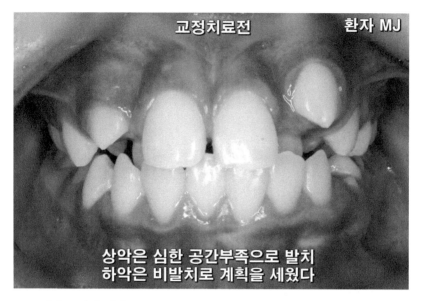

교정치료 전의 앞니

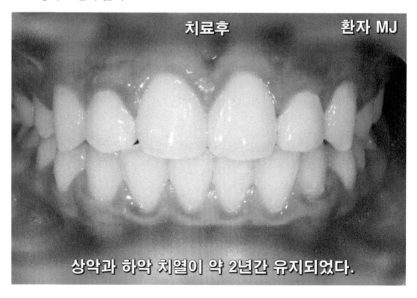

때까지만 해도 좋았는데, 결국은…

편악발치는 교정에서 안 해야 한다

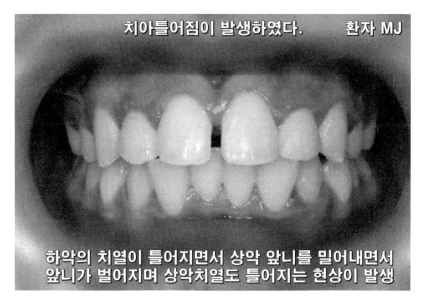

치아틀어짐이 발생하였다. 환자 MJ

하악의 치열이 틀어지면서 상악 앞니를 밀어내면서
앞니가 벌어지며 상악치열도 틀어지는 현상이 발생

환자 MJ는 내가 치료한 환자이다. 같이 한번 치료계획을 세워보자! 척 봐도 상악은 심한 공간부족이고, 하악은 큰 공간부족이 보이지 않는다. 그래서 나도 상식선에서 교정계획을 세웠다. 상악은 발치교정, 하악은 비발치교정으로 치료계획을 세웠다. 교정기간 동안 특별한 문제는 발생하지 않았고, 교정치료를 잘 진행하여 마무리하였다. 그리고 마무리한 상태에서 약 2년간 치열이 유지되었다. 보통 이 정도면 교정의사도 안심할 수 있다. 하지만 아이가 성장하면서 아래치열에 큰 변화가 생기면서 하악 앞니가 앞으로 밀리게 되고, 대합치인 상악의 앞니가 그 영향으로 인해 벌어지게 되었다.

이 환자처럼 편악발치[ex. 상악은 발치, 하악은 비발치]해도 문제가 발생하지 않은 환자도 있는데, 그렇지 않은 환자도 좀 있다. 의료행위는 항상 개인차가 존재한다. 내가 볼 때, 모든 교정치료 계획에서 편악발치는 하지 않는게 좋겠다.

틀어진 상태에서 보완하는 방법도 있고,

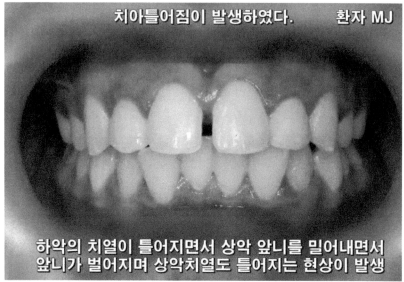

치아틀어짐이 발생하였다.　환자 MJ

하악의 치열이 틀어지면서 상악 앞니를 밀어내면서
앞니가 벌어지며 상악치열도 틀어지는 현상이 발생

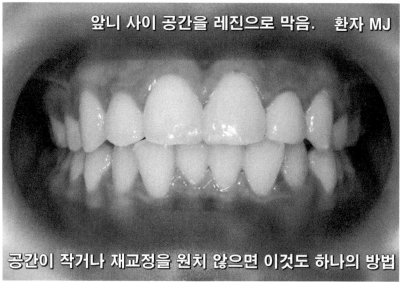

앞니 사이 공간을 레진으로 막음.　환자 MJ

공간이 작거나 재교정을 원치 않으면 이것도 하나의 방법

이처럼 교정 후 치아가 벌어진 문제발생 시 아래처럼 레진으로 공간을 막는
보완적인 방법도 있다.

재교정이 필요할 수 있다

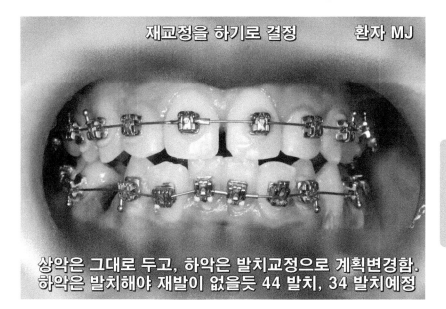

재교정을 하기로 결정   환자 MJ

상악은 그대로 두고, 하악은 발치교정으로 계획변경함.
하악은 발치해야 재발이 없을듯 44 발치, 34 발치예정

결국 환자와 보호자에게 이야기하고 무료로 재교정을 하기로 하였다. 어쩌면 가장 늦어 보이는 이 길이 가장 빠른 길일 수도 있다. 환자는 평생 이 치열을 가지고 살아야 하니까.

재교정을 하면서 하악은 발치를 하기로 했다. 하악에 공간부족으로 인해 치아 배열이 틀어진 것이 재발의 가장 큰 원인으로 보고 있다. 상악은 발치, 하악은 비발치로 해서 최대한 자연치아를 살리면서 교정을 해주고 싶었는데, 결과가 좋지 못하였다.

편악발치는 좋은 교정방법이 아닌 것 같다. 의사가 치료할 때 항상 결과가 좋을 수는 없다. 중요한 건 대응하는 의사의 자세이다. 교정 후 치아가 틀어진 것을 환자가 보정장치를 안 끼어서라고 하면서 책임을 회피하는 의사냐? 아니면 책임을 지고 마무리를 해줄 수 있는 의사냐?

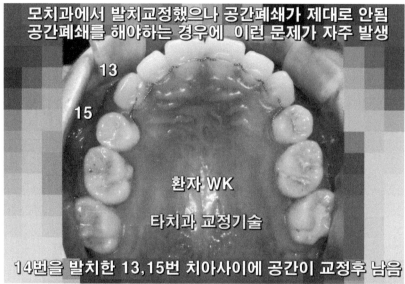

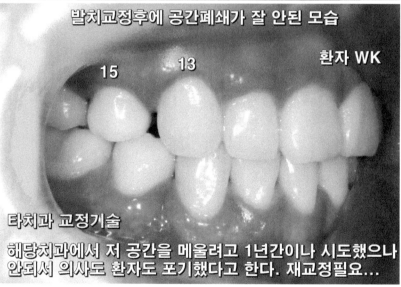

발치교정 시 자주 나타나는 부작용이 공간폐쇄가 제대로 안 되어 치아 사이 공간이 벌어지는 문제이다.

루프 기술은 치아축을 평행하게 만들기가 힘들다

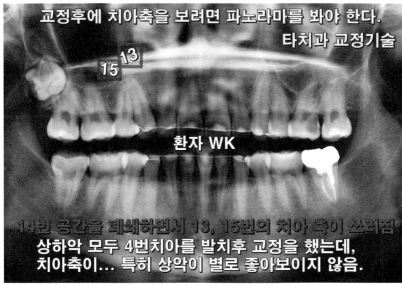

교정후에 치아축을 보려면 파노라마를 봐야 한다.

타치과 교정기술

15 13

환자 WK

14번 공간을 폐쇄하면서 13, 15번의 치아 축이 쓰러짐
상하악 모두 4번치아를 발치후 교정을 했는데,
치아축이... 특히 상악이 별로 좋아보이지 않음.

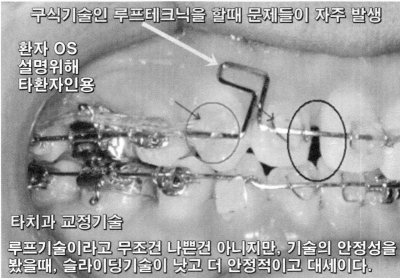

구식기술인 루프테크닉을 할때 문제들이 자주 발생

환자 OS
설명위해
타환자인용

타치과 교정기술
루프기술이라고 무조건 나쁜건 아니지만, 기술의 안정성을
봤을때, 슬라이딩기술이 낫고 더 안정적이고 대세이다.

환자 WK의 상태와 증언으로 볼 때 치료했던 원장은 루프기술을 써서 공간폐
쇄를 하다가 실패했을 것으로 추정된다.

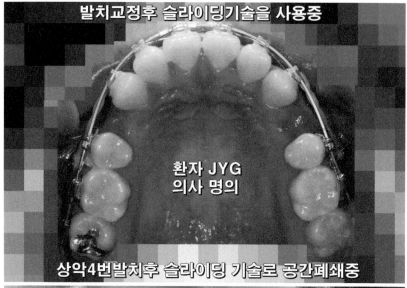

발치교정후 슬라이딩기술을 사용중

환자 JYG
의사 명의

상악4번발치후 슬라이딩 기술로 공간폐쇄중

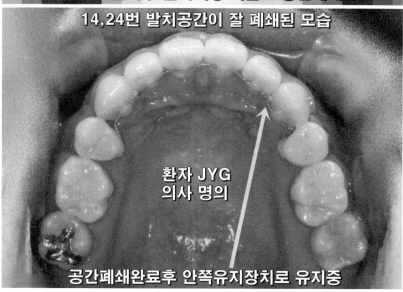

14,24번 발치공간이 잘 폐쇄된 모습

환자 JYG
의사 명의

공간폐쇄완료후 안쪽유지장치로 유지중

슬라이딩 기술로 공간폐쇄를 한 후에 안쪽 유지장치를 붙여서 폐쇄된 공간이 벌어지지 않게 해야 한다.

치아축이 평행해야 좋은 교정이다

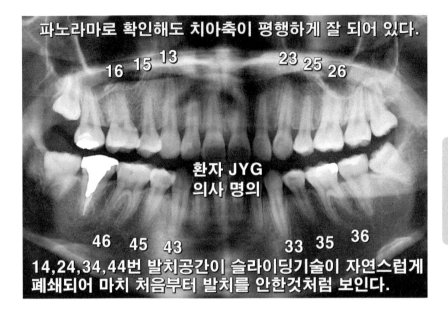

파노라마로 확인해도 치아축이 평행하게 잘 되어 있다.
16 15 13   23 25 26
환자 JYG
의사 명의
46 45 43   33 35 36
14,24,34,44번 발치공간이 슬라이딩기술이 자연스럽게
폐쇄되어 마치 처음부터 발치를 안한것처럼 보인다.

 타치과 환자 WK와 내가 본 환자 JYG의 파노라마를 비교해보면 WK 환자
는 발치공간 주변의 치아의 축이 평행하지 않았지만, 위의 환자는 대체로 평행
하다.

 교정을 해서 치아를 이동할 때 치아축을 평행하게 이동시키는 것이 좋은 교정
이다. 뿌리가 평행해야 한다.

 루프 기술이든 슬라이딩 기술이든 공간을 제대로 폐쇄하고, 치아축이 평행하
면 되는 것이다. 하지만 원리상 슬라이딩 기술이 기술적으로 안정적이다. 그러
나 같은 슬라이딩 기술이라도 원장의 손기술에 따라서 보다 평행하고 자연스럽
게 마무리되는 경우와 치아가 억지로 끌려와서 부자연스럽게 공간폐쇄되는 경
우도 있다. 확인하는 방법은 교정 후 공간이 다시 벌어지는가와 파노라마 사진
2가지를 보면 된다.

다섯 번째, 치아와 잇몸에 문제 발생

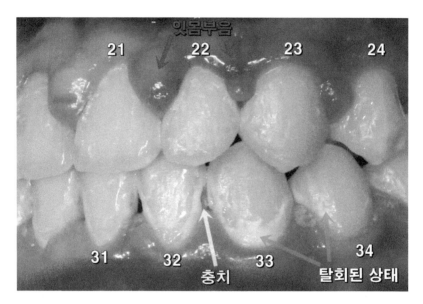

교정장치 제거 후 모습. 탈회 상태는 충치로 진행할 위험이 있다.

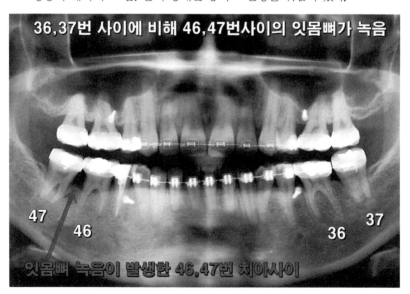

46, 47번 어금니 밴드 하방으로 잇몸뼈가 녹은 모습이다.

과도한 교정력에 따른 치아뿌리녹음

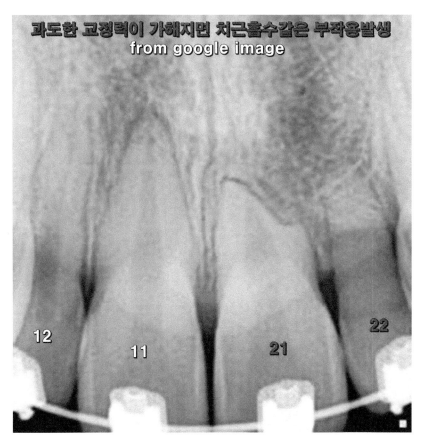

과도한 교정력이 가해지면 치근흡수같은 부작용발생
from google image

21번, 22번 치아의 뿌리를 11번, 12번과 비교해보라! 치아의 뿌리가 녹아버린 것을 알 수 있다.

교정의 역사 초기에 앵글의 제자 트위드는 교정용 선재[wire]를 강한 걸 쓰는 걸 선호했다. 하지만 그렇게 되면 치아뿌리에 강한 힘이 가해져서 치근흡수라는 부작용이 생기기 쉽다. 앵글의 다른 제자인 베그는 약하고 지속적인 교정력을 주장했다. 베그가 말한 약한 지속력[light continuous force]이 가해지면 위의 현상을 막을 수 있다. 요즘은 교정학에서 "약한 지속력"이 진리이다.

여섯 번째, 기타 여러 가지 문제점들

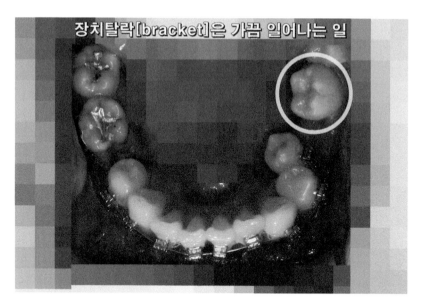

장치가 구강 내의 험난한 환경 속에서 탈락함. 재부착하면 됨!

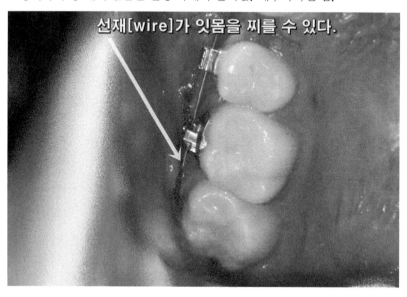

치과에 와서 길어진 부분은 제거. 왁스로 막기도 한다.

불가피한 부작용도 존재한다
불편함을 감수하고 교정해야 한다

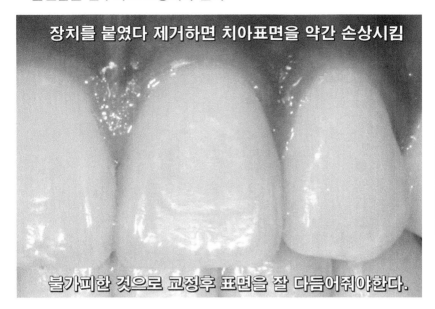

장치를 붙였다 제거하면 치아표면을 약간 손상시킴

불가피한 것으로 교정후 표면을 잘 다듬어줘야한다.

위와 같이 치아표면손상 부작용은 어쩔 수 없는 부분이다. 다만 교정 이후에 치아표면을 잘 다듬어서 티가 안 나게 해줄 수는 있는 부분이다. 왼쪽에 나온 장치탈락, 선재의 잇몸찌름 같은 현상이 일어나지 않는 경우도 있지만, 종종 발생하기도 한다. 교정의사가 일부러 그러는 경우는 없다. 의사는 신이 아니므로 가끔 작은 문제가 발생할 수도 있으니 환자도 일정부분은 충분히 이해를 해주어야 한다. 이 책에 모든 부작용과 불편함을 다 표시할 수는 없다. 교정은 교합을 만들어내는 치아 전체의 구조를 바꾸는 엄청난 작업이다. 작은 불편함이 있더라도 큰 목표를 위해 참고 이겨내야 한다.

모든 부작용의 해결책은 단 하나이다. 처음부터 교정치료를 잘하는 의사를 만나면 부작용이 거의 안 생긴다.

8절 설측교정, 투명교정, 미니스크류 등 기타 기술소개

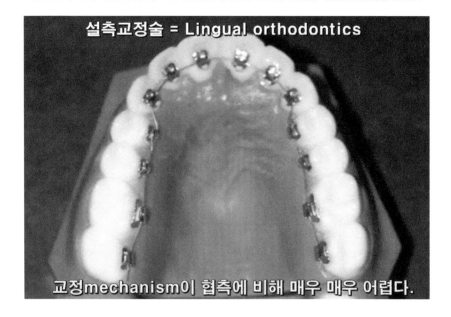

설측교정술 = Lingual orthodontics
교정mechanism이 협측에 비해 매우 매우 어렵다.

나는 설측교정을 할 줄 모른다. 내가 있는 지역에서는 이런 교정에 대한 수요가 많지 않다. 그래서 이 기술을 모른다. 그러나 한 가지 확실한 것이 있다.

협측교정보다 설측교정이 기술적으로 더 어렵고 장치비용도 많이 들고, 교합을 만들기가 협측교정보다 더 어렵다.

설측교정의 장점은 교정 중에 보이지 않는다는 것이고, 단점은 교합을 제대로 만들기가 어렵다는 점과 치료비가 고가라는 점이다. 설측교정은 교정치료 5단계 세부교정 단계에서 불리하다. 치아의 교합이 뜰 때, 협측교정기술에서는 쉽게 할 수 있는 occclusal seating 같은 detailing을 하기 힘들다. [4절 교정치료 6단계 상세설명 편 참고] 교정의 고수라면 설측으로도 교합을 제대로 만들 수 있을지도….

투명교정은 교합엔 비추! 제한된 경우만 가능

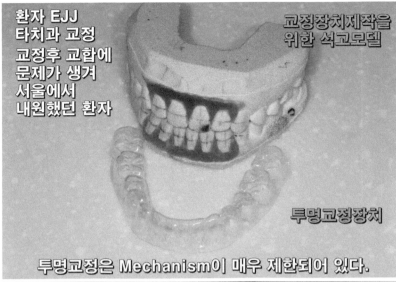

환자 EJJ
타치과 교정
교정후 교합에
문제가 생겨
서울에서
내원했던 환자

교정장치제작을
위한 석고모델

투명교정장치

투명교정은 Mechanism이 매우 제한되어 있다.

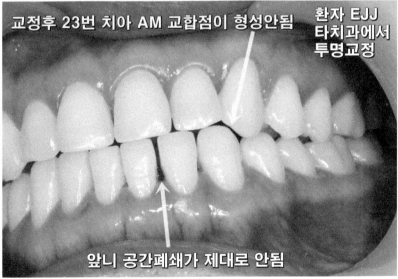

교정후 23번 치아 AM 교합점이 형성안됨

환자 EJJ
타치과에서
투명교정

앞니 공간폐쇄가 제대로 안됨

투명교정은 아주 쉬운 특수한 구강상태에만 적용가능하고, 발치교정 같은 상황에선 적용 못 할 매우 제한적인 방법이다.

미니스크류는 참 유용한 기술이다

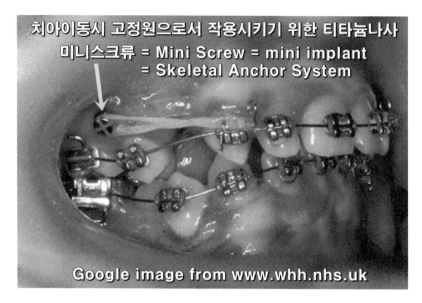

치아이동시 고정원으로서 작용시키기 위한 티타늄나사
미니스크류 = Mini Screw = mini implant
= Skeletal Anchor System

Google image from www.whh.nhs.uk

스크류를 잇몸뼈에다가 심어서 어금니 위치를 유지한 채로
앞니를 당기고 있다. 적재적소에 쓰면 매우 유용하다.

미니스크류로 대구치 압출 [molar intrusion]

Google image from www.northcoastortho.com

대구치 압출 같은 어려운 상황에서도 매우 유용하다.

미니스크류는 보통 개당 수십만 원 정도의 추가비용이 든다. 과거에 불가
능했던 방법들이 미니스크류와 SLB 교정기술로 인해 많이 가능하고 간편해
지고 있다.

어떤 교정기술을 사용하든 상관없다
교합을 제대로 만들고 유지시킬 수만 있다면

설측교정, 투명교정 같은 기술은 환자중심의 기술이다. 교정장치가 보이지 않기를 원하는 환자의 요구에 따라 개발되었다. 그런데 이 2가지 방법은 협측교정하고 mechanism이 완전히 다르다. 그래서 매우 어려운 기술이다.

치아배열만 하고 교합을 대충 만들 거라면 쉬운 기술이겠지만, 교합을 제대로 만들려면 기술적으로 어려운 교정기술이다. 아! 그런데 투명교정기술은 치과의사에게는 가장 쉬운 방법으로 기술이라고 말하기도 참 그렇다. 치과의사의 기술이 거의 필요 없다. 그냥 치과 직원이 입안의 본을 떠서 기공소에 맡기면 투명교정장치가 제작되어 나오는데 의사는 이미 제작된 장치를 들고 가서 "잘 끼우세요."라고 얼굴 비치고 말만 하면 되는 거다.

설측교정은 교합을 만들기가 좀 어려운 기술이다. 하지만 그런 기술적 어려움을 극복하고 제대로 된 교합을 만들 수 있는 치과의사를 만난다면 설측교정을 해도 무방하다.

치과의사가 설측교정기술을 사용하든, 투명교정기술을 사용하든 그 외 어떤 기술을 사용하든 환자의 교합을 제대로 만들고, 교정치료 이후 5년 정도 유지시킬 수 있다면 괜찮다.

다만, 설측교정, 투명교정은 기술적으로 매우 어렵거나 제한성이 많다는 점을 알아야 한다. 환자나 의사나 교정할 때 안 보이고 편하게 하는 것보다는 좋은 교합을 어떻게 하면 만들지를 더 고민해야 한다.

교정치료

9절 발치교정 해도 교합만 잘 만들면 아무 문제가 없다

"발치교정을 하면 악궁이 좁아지고, 몸에 문제가 생기므로
절대로 발치교정을 해서는 안 된다."
라는 헛소리를 한다면 그 치과를 다니지 말아야 한다.

진심으로 하는 충고이니 새겨들으시길 바란다. 왜냐면 비발치교정할 환자는
이런 치과에 가도 큰 문제가 없는데, 발치교정할 환자가 무조건 비발치 주장하
는 치과에 가게 되면 교정이 제대로 안 되고, 시간과 돈을 낭비할 위험이 있기
때문이다.

나도 기본적으로는 비발치교정을 추구하지만, 발치를 꼭 해야 할 환자는 발치
를 한다. 무조건 비발치하는 교정치과 갔다가 교정이 더 이상 진행이 안 돼서 답
답해서 나를 찾아온 환자가 몇몇이 있었다.

교정치료 후에 환자에게 부작용이 생기거나 문제가 생겼다면, 원인은 발치교
정이 아니라 교합이 나빠졌기 때문이다.

발치해서 환자가 나빠진 게 아니라 의사가 실력이 부족해서 발치한 뒤에 환자
의 교합을 제대로 만들지 못한 것이다.

교정치료에서 발치한 공간을 폐쇄시키는 게 생각만큼 쉬운 일은 아니다. 공간
폐쇄과정에서 전체 치열이 틀어지든가 하는 많은 문제점들이 생긴다. 그래서 교
합이 나빠지고, 그래서 교정 후 부작용이 생기는 거지 발치가 원인이 절대로 아
니다. 독자들이 안심하고 발치교정 치료를 받을 수 있도록 어쩔 수 없이 내가 직
접 치료한 발치교정 환자의 증례를 보여드려야 할 것 같다.

▌ 예쁜 얼굴, 기능을 위해 발치교정이 필요하기도 하다

교정치료의 목적은 1순위가 기능이다. 교합을 만들어서 인체균형과 치아기능을 맞추는 것이지만 2순위인 "심미"도 무시할 수 없다. 기왕 치아를 이동하는 것 멋진 외모를 만드는 게 좋지 않겠는가?

한국인들, 우리 동양인들은 발치교정을 좀 더 선호한다. 대부분 교정을 통해서 입술이 들어가는 쪽을 선호한다. 동양인들은 코가 서양인에 비해 납작한 편이라서 본인의 외모가 입술이 튀어나왔다고 느낀다. 그래서 입술이 들어가길 바란다. 입술이 들어가면 상대적으로 코가 오똑하게 보이는 효과도 있다. 외모가 좀 더 좋아진 느낌을 가질 수 있다.

반면 서양인들은 발치교정이 좋지 않을 수 있다. 발치교정하면 치아가 빠져서 입술이 들어갈 수도 있다. 그런데 원래 코가 오똑해서 입술이 들어가면 코가 더 커보이므로 입술이 나오는 쪽을 좀 더 선호한다. 안젤리나 졸리처럼…. 일반적으로 그렇다는 것이고, 개인의 취향의 차이가 많다. 환자의 선택이 중요하다.

교정을 하면 환자와 치과의사는 중대한 결정을 내려야 한다. 발치교정을 할 것이냐? 비발치교정을 할 것이냐? 한 번 뺀 치아는 다시 살릴 수 없기에 중대한 결정이다.

나의 원칙은 이렇다. 최대한 비발치로 교정을 하되, 환자가 원하거나 비발치로 교정 시 외모가 나빠질 우려가 있는 경우에는 발치교정을 한다. 실제 발치교정의 예시를 통해 발치를 했어도 교합을 잘 만들어 문제가 없고, 외모가 개선된 경우를 같이 공부해보자.

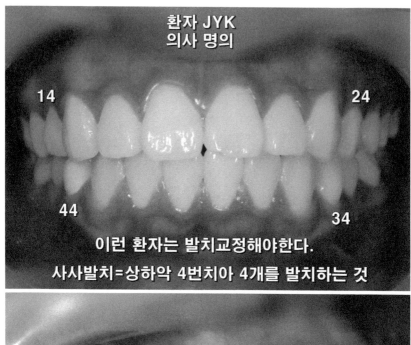

환자 JYK
의사 명의

14

24

44

34

이런 환자는 발치교정해야한다.
사사발치=상하악 4번치아 4개를 발치하는 것

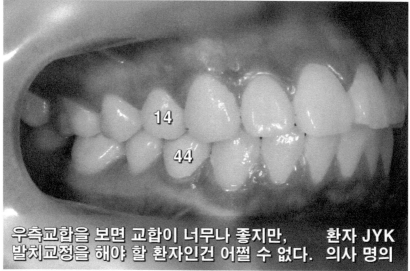

14

44

우측교합을 보면 교합이 너무나 좋지만,   환자 JYK
발치교정을 해야 할 환자인건 어쩔 수 없다. 의사 명의

참으로 좋은 교합이나 발치교정을 하기로 치료계획을 결정! "사사발치교정[4
번 치아 4개를 발치]"으로 최종결정!!!

교합은 정상이나 발치교정 하는 경우

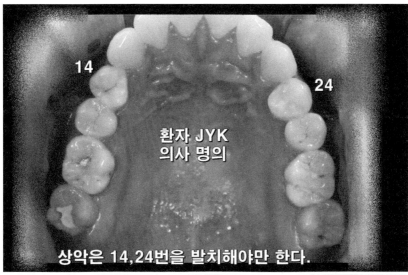

14

24

환자 JYK
의사 명의

상악은 14,24번을 발치해야만 한다.

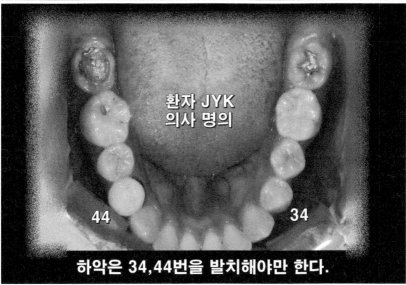

환자 JYK
의사 명의

44

34

하악은 34,44번을 발치해야만 한다.

일반인은 이해하기 힘들 것이다. 멀쩡해 보이는 치아를 빼면서 과연 교정을 할 필요가 있는지???

입술이 잘 다물어지지 않는 기능적 문제

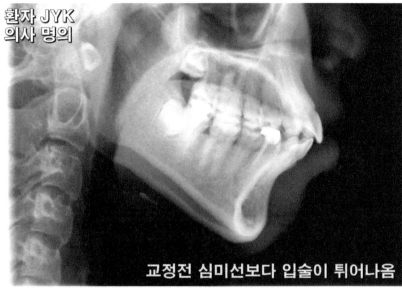

환자 JYK
의사 명의

교정전 심미선보다 입술이 튀어나옴

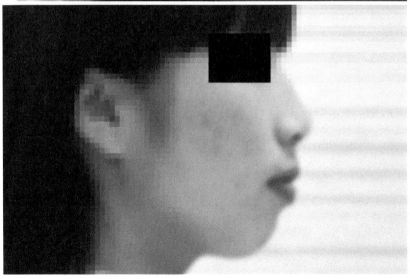

외모적인 부분의 불만족도 있지만, 기능적으로도 입술이 잘 다물어지지 않으면 입안이 건조해지기 쉽다.

발치교정 이후 외모 & 기능 개선

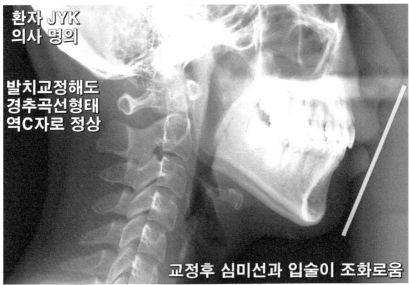

환자 JYK
의사 명의

발치교정해도
경추곡선형태
역C자로 정상

교정후 심미선과 입술이 조화로움

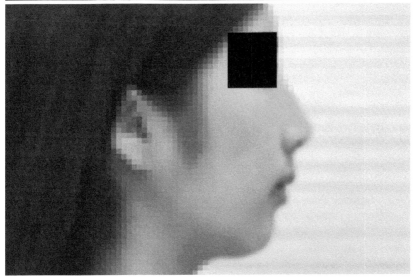

입술이 좀 더 엷어졌고, 잘 다물어져서 건강에도 좋다.
심미선 = 코끝과 턱끝을 연결한 선

발치교정 완료 후 교합상태가 매우 좋다

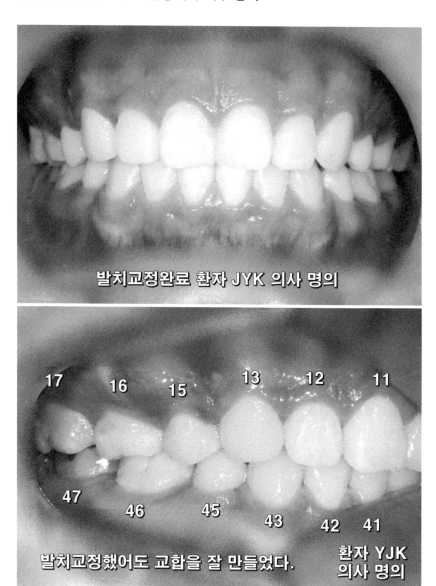

발치교정완료 환자 JYK 의사 명의

발치교정했어도 교합을 잘 만들었다.   환자 YJK 의사 명의

발치공간을 제대로 폐쇄해서 막고 좋은 교합을 만들면
발치교정을 해도 아무런 문제가 발생하지 않는다.

상하악 악궁도 좁지 않고 충분히 넓다

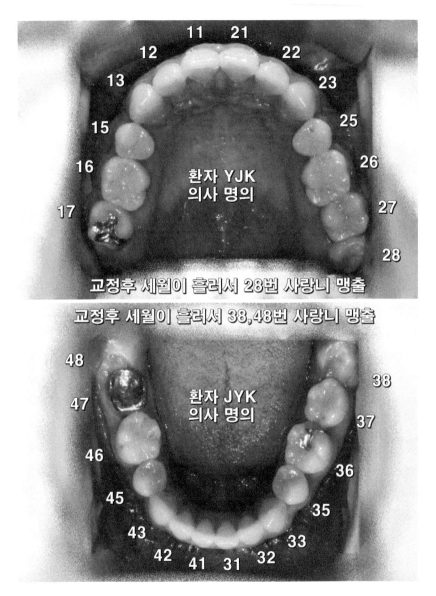

교정후 세월이 흘러서 28번 사랑니 맹출

교정후 세월이 흘러서 38,48번 사랑니 맹출

교정 시 선재[wire]를 넓은 걸 쓰면 악궁은 넓어진다.
발치하는 것과 악궁이 넓은 것은 별개의 문제이다.

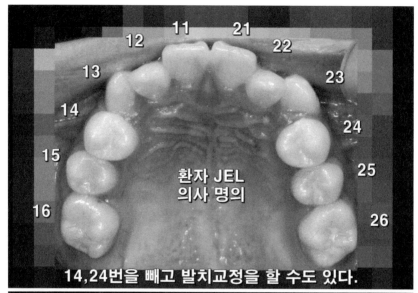

14,24번을 빼고 발치교정을 할 수도 있다.

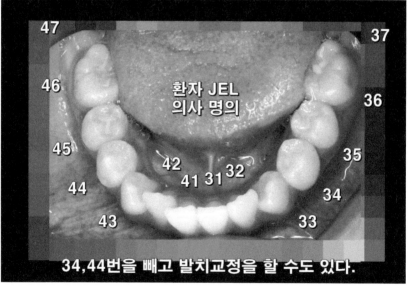

34,44번을 빼고 발치교정을 할 수도 있다.

기본적으로 비발치로 가능한 경우에는
비발치교정으로 치료해야 최선의 치료이다

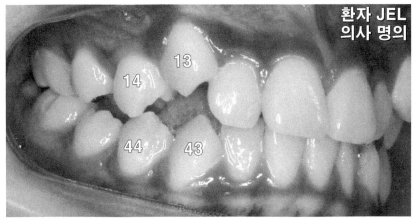

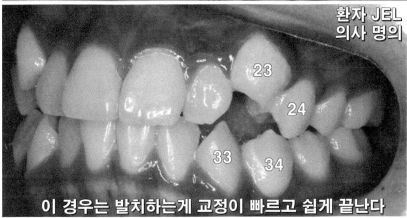

이 경우는 발치하는게 교정이 빠르고 쉽게 끝난다

24번을 빼 버리면 23번이 24번 자리로 쏙 들어가면서 교정기간이 급속하게 단축되고 의사는 치료하기 참 편하다. 그런데 그것이 환자에게 최선의 치료인가???

이런 경우 환자가 먼저 발치해서 입술을 들어가게 해달라고 요청하기도 한다. 나는 이러한 경우에는 비발치교정으로 진단하고 치료한다. 왜 그렇게 하는 게 좋을까?

발치는 매우 신중히 판단해야 한다

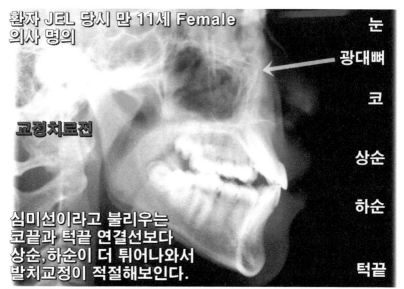

환자 JEL 당시 만 11세 Female
의사 명의

교정치료전

광대뼈

눈

코

상순

하순

심미선이라고 불리우는
코끝과 턱끝 연결선보다
상순,하순이 더 튀어나와서
발치교정이 적절해보인다.

턱끝

어릴때는 눈밑 광대뼈가 작아서 상대적으로
입술이 나와 보인다. 성장함에 따라서
광대뼈가 자랄 것을 예상하는게 좋다

눈

광대뼈

코

환자 JEL
의사 명의

교정치료전

상순

하순

환자나이가 아직 어리다. 발치교정하면
당장은 좋아보일 수 있겠지만, 지금부터
12년뒤에 성장종료한 만23세 일때의
얼굴형태를 생각하면서 교정계획을
세워야한다. 비발치가 훨씬 좋겠다.

턱끝

이 정도면 발치를 해야 한다고 진단하는 의사들도 있다.

나는 좋은 교합과 건강을 위해 비발치교정으로 결정했다.

얼굴, 나이, 환자 요구 등 종합적 판단

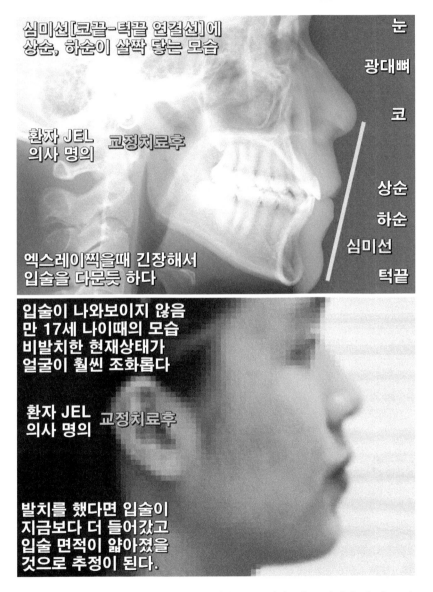

심미선[코끝-턱끝 연결선]에
상순, 하순이 살짝 닿는 모습

눈

광대뼈

코

환자 JEL
의사 명의　　교정치료후

상순

하순

심미선

엑스레이찍을때 긴장해서
입술을 다문듯 하다

턱끝

입술이 나와보이지 않음
만 17세 나이때의 모습
비발치한 현재상태가
얼굴이 훨씬 조화롭다

환자 JEL
의사 명의　　교정치료후

발치를 했다면 입술이
지금보다 더 들어갔고
입술 면적이 얇아졌을
것으로 추정이 된다.

발치했으면 입술이 사진보다 더 들어갔을 수도 있다. 얼굴 형태가 더 안 좋아
졌을 수도 있겠다. 비발치로 하길 잘한 듯!

비발치 하면 4번 치아 교합유도 형성가능

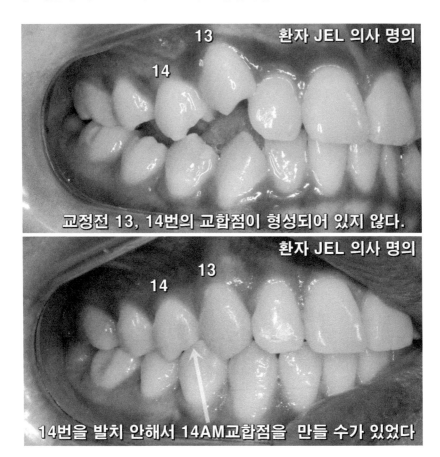

환자 JEL 의사 명의

13

14

교정전 13, 14번의 교합점이 형성되어 있지 않다.

환자 JEL 의사 명의

13

14

14번을 발치 안해서 14AM교합점을 만들 수가 있었다

교합을 제대로 만드는 교정을 하려면 13번 치아에 교합유도점인 13AM교합점을 만들어야 한다. 그런데 3번 치아 하나에만 의존해서 평생을 살다 보면 13번 치아가 마모될 수도 있다. 그래서 비발치교정을 하면 13번의 교합유도기능을 보조할 수 있는 14AM교합점을 만들 수 있다. 한마디로 13번의 기능을 보조하면서 13번의 치아기능 상실 시 사용할 수 있는 14번 치아의 교합을 만들수 있는 것이다.

SLB 교정 & 악궁확장으로 치아배열 시 앞니가 튀어나와 입술이 나오지 않도록

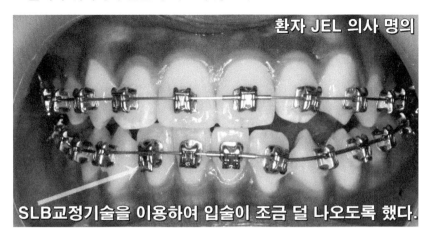

환자 JEL은 비발치이므로 치아를 배열하면서 앞니가 밀려서 입술이 튀어나올 수 있었지만 그렇지 않았다. 거기에는 몇 가지 기술이 적용되어 그렇다.

첫째, SLB 교정기술로 인해 lip bumper effect를 이용하여 앞니가 앞으로 튀어나오지 않았다.

둘째, arch wire [구강내에 장착하는 선재]를 넓은 것을 사용하였다.

쉽게 말해, 치열이 확장되게 함으로써 치아가 앞으로 튀어나와서 입술이 나오는 것을 최대한 방지했다는 것이다.

어떤 교정치과 의사들은 교정을 쉽게 하려고 불필요하게 발치교정을 선택하는 경우가 있다. 최대한 비발치를 목적으로 해야 한다. 다만 어떤 경우는 비발치를 하는 게 더 문제가 되는 경우가 있다. 그러한 경우를 보도록 하자.

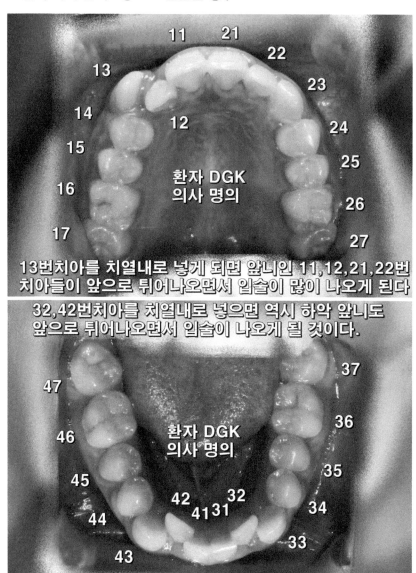

13번치아를 치열내로 넣게 되면 앞니인 11,12,21,22번
치아들이 앞으로 튀어나오면서 입술이 많이 나오게 된다

32,42번치아를 치열내로 넣으면 역시 하악 앞니도
앞으로 튀어나오면서 입술이 나오게 될 것이다.

내가 분석했을 땐 발치교정이 맞을 거라고 생각했다.

내가 볼 땐 발치교정이 적합하였으나,
보호자의 요구에 따라 비발치로 진행

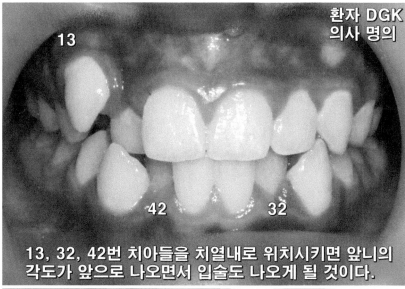

13

환자 DGK
의사 명의

42   32

13, 32, 42번 치아들을 치열내로 위치시키면 앞니의
각도가 앞으로 나오면서 입술도 나오게 될 것이다.

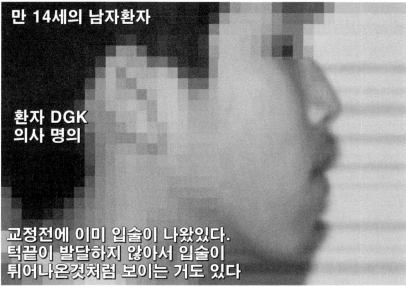

만 14세의 남자환자

환자 DGK
의사 명의

교정전에 이미 입술이 나왔있다.
턱끝이 발달하지 않아서 입술이
튀어나온것처럼 보이는 거도 있다

이 경우 비발치로 진행하면 어떻게 될까???

교정은 외모를 생각하며 해야 한다

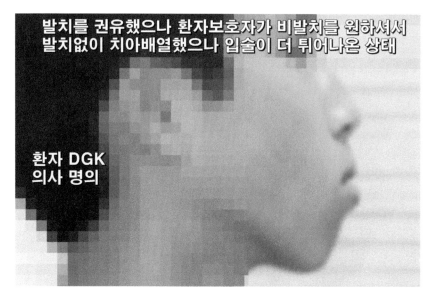

발치를 권유했으나 환자보호자가 비발치를 원하셔서
발치없이 치아배열했으나 입술이 더 튀어나온 상태

환자 DGK
의사 명의

발치를 권유하였으나 환자 보호자분이 비발치를 원하셨다. 일단 비발치로 치아배열을 하고 얼굴변화를 관찰하기로 하였다. 예상대로 입술이 튀어나오면서 외모가 나빠졌다. 환자인 학생도, 보호자도 이건 아닌 것 같다는 생각이 들어서 발치교정을 하는 데 동의를 하셨다. 그래서 우측과 같이 치아배열을 한 뒤에 다시 4번 치아를 발치하였다.

이렇게 발치교정 환자를 일단 비발치로 했다가 다시 발치를 하게 되면 교정기간이 증가하게 된다. 교정은 진단이 가장 중요하다. 다만 발치교정인지 비발치교정인지 좀 애매한 경우나 환자가 원할 경우에는 이렇게 치아배열을 한번 해보고 나서 발치를 결정하는 것도 나쁘지는 않다. 대신 비발치에서 발치교정으로 전환하는 경우에는 교정기간이 증가한다.

비발치했다 발치하면 교정기간이 증가됨

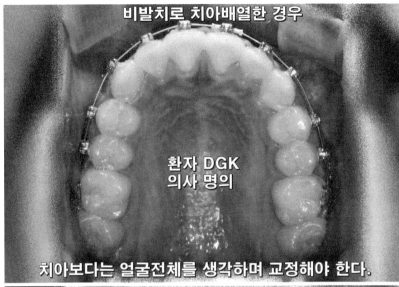

비발치로 치아배열한 경우

환자 DGK
의사 명의

치아보다는 얼굴전체를 생각하며 교정해야 한다.

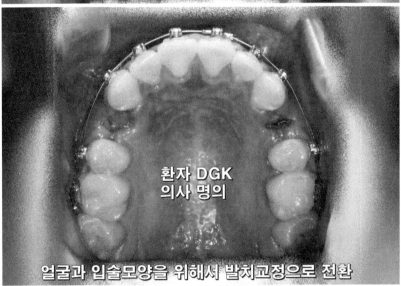

환자 DGK
의사 명의

얼굴과 입술모양을 위해서 발치교정으로 전환

10대인 이 환자가 비발치로 교정했으면 건강에 더 좋았을 텐데, 비발치로 하는 방법은 없었을까?

비발치교정을 하려면 어떻게 해야 하나?

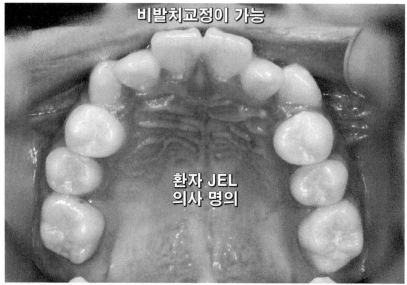

비발치교정이 가능

환자 JEL
의사 명의

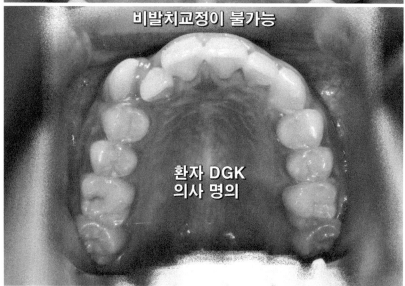

비발치교정이 불가능

환자 DGK
의사 명의

10절에 나온 JEL 환자와 DGK 환자를 비교한 사진이다.
왜 위의 환자는 비발치이고, 아래 환자는 발치일까???

10살 때 SLB 교정기술로 교정하면 된다
10살 이전의 교정은 전혀 불필요하다

11절에 나오게 될 골격문제가 심한 환자도 10살 때 했다.

먼저 의학에서 말하는 나이는 만 나이라는 걸 알아야 한다. 의학에서 10살이면 만 10세로서 한국관습에선 11세이다.

JEL 환자는 11세, DGK 환자는 13세 때 교정을 해서 그렇다.

2015년 교정학계의 다수 의견은 영구치열이 완성되는 12세경, 즉 초등학교 6학년 때쯤 교정하라는 것이었으나, 이는 환자를 위해 좋지 않은 방법이다. 이러면 늦다.

"십세교정필요설"은 내가 세계최초로 본 저서를 통해 주장하는 것이다. [발음을 세게 하면 욕으로 오해받으니 주의!!! 혹시 세계최초가 아니라면 제게 알려주시길 바랍니다.] 내가 대학에서 교정학을 배울 때나 그 많은 교정세미나를 다녔어도 10살 때 교정이 왜 필요한지에 대해 아무도 알려주지 않았다. 그러나 나는 환자들의 교정을 하면서 왜 "10살 교정"이 필요한지 핵심원리를 스스로 깨달았다. 그것은 7번 치아 맹출 전에 치아배열을 해야 하기 때문이다.

환자의 나이가 13세가 되면 7번 치아가 맹출하게 되는데 그러면 발치교정이 불가능해질 확률이 급격히 올라간다.

환자 JEL은 7번 치아가 나오지 않은 상태에서 교정했기에 6번 치아가 7번 치아 자리로 밀리면서 입술이 튀어나오지 않으면서 치아배열이 가능했기에 비발치가 가능했다.

환자 DGK는 7번 치아가 이미 나온 상태에서 교정했기에 치아배열을 하면 6번 치아가 7번 치아에 막혀 움직이지 못하고 앞니가 앞으로 튀어나왔기 때문에 외모가 망가졌다. 그래서 어쩔 수 없이 발치를 해야만 했다.

공간부족이 심하면 7번 치아 맹출 전에 교정을 해야 한다.

10살 때 교정이 좋은 게 7번 치아 맹출 전이라 발치교정으로 할 수 있기 때문이다

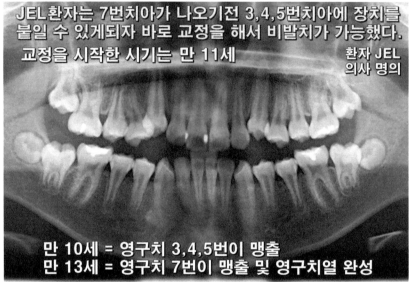

JEL환자는 7번치아가 나오기전 3,4,5번치아에 장치를 붙일 수 있게되자 바로 교정을 해서 비발치가 가능했다. 교정을 시작한 시기는 만 11세

환자 JEL
의사 명의

만 10세 = 영구치 3,4,5번이 맹출
만 13세 = 영구치 7번이 맹출 및 영구치열 완성

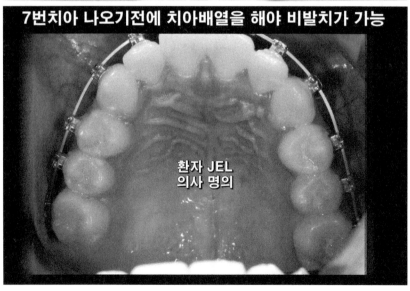

7번치아 나오기전에 치아배열을 해야 비발치가 가능

환자 JEL
의사 명의

공간부족 시 7번 치아 나오기 전에 교정을 시작하라!

공간부족인 환자는 10세교정하고, 공간부족이 적다면 13세 이후 교정한다

18절에 나온 환자처럼 공간부족이 없거나 적은 환자는 7번 치아가 다 맹출되는 13세 이후에 하는 게 훨씬 좋다. 왜냐면 기왕 교정할 때 7번 치아까지 해주는 게 좋기 때문이다. 빨리했다가 7번 치아가 나오고 나서 7번 치아에 추가로 장치를 붙여야 한다면 교정기간이 그만큼 늘어나기 때문이다.

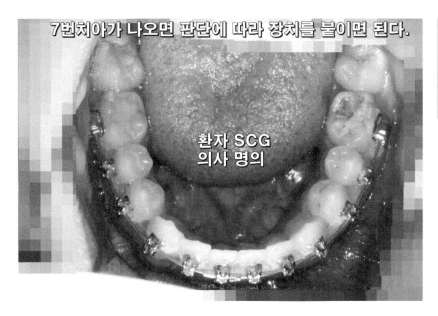

7번치아가 나오면 판단에 따라 장치를 붙이면 된다.

환자 SCG
의사 명의

10세교정 시에는 위와 같은 경우가 생긴다. 치아배열이 끝날 때쯤 환자의 7번 치아가 맹출해서 7번까지 교정을 해야 할지 말아야 할지를 결정해야 한다. 7번 치아의 교합이 좋다면 굳이 장치를 붙일 필요가 없겠으나, 7번 치아의 교합이 나쁘면 기왕 교정한 김에 기간이 증가하더라도 7번 치아까지 교정을 해주는 게 좋다. 교정의사들 중에 귀찮아서 7번 치아교정을 기피하는 사람도 있으니 주의해야 한다. 이제 10세교정을 했다는 위 사진의 주인공 환자 SCG의 교정을 살펴보러 가자!!!

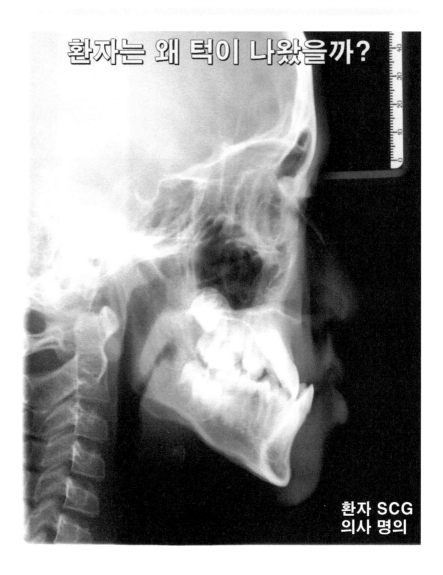

학교지식을 가진 평범한 치과의사들은 이 환자를 골격적인 문제라고 생각한다. 과연 골격적인 문제가 맞을까? 골격문제라면 치아교정으로는 고칠 수 없는게 맞다.

치과의사 말만 믿고 기다리면 10대 초반에
턱수술을 피할 마지막 기회를 놓치게 된다

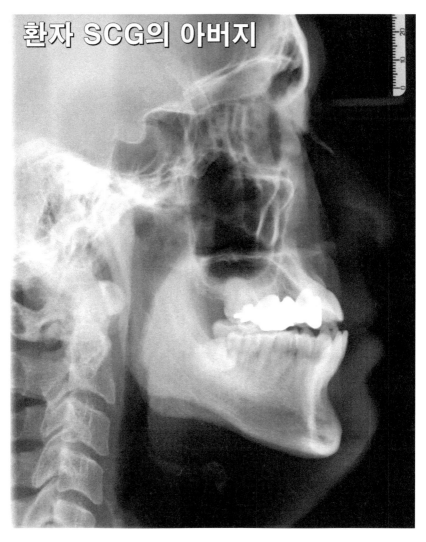

환자 SCG의 아버지

환자의 아버지도 아래턱이 나왔고, 어머니는 정상이었다.

이런 가족력까지 있으면 "교정해도 안 되니 나중에 커서 턱수술하라."고 하는데, 치과의사의 이런 말을 믿어서는 안 된다.

교정치료

구호흡, 악궁이 좁음이 주걱턱의 원인

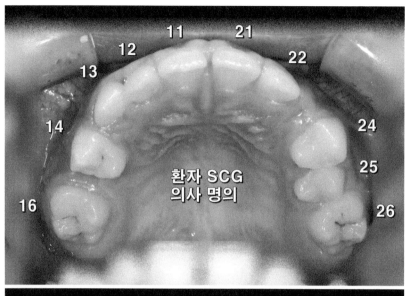

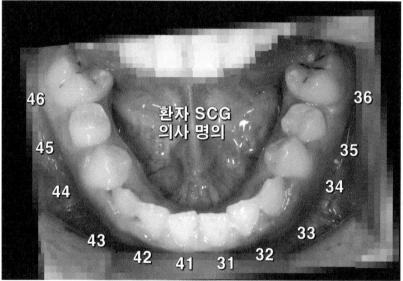

상악은 악궁이 조금 좁은 편이었다. 그리고 환자는 비호흡이 아닌 구호흡 습관이 있었다.

교정시기를 놓치면 턱수술 해야 한다!!!

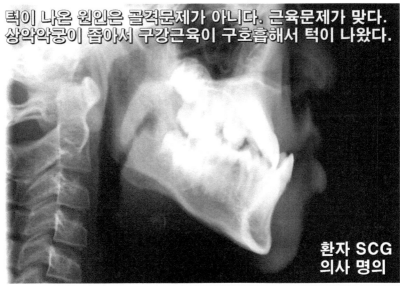

턱이 나온 원인은 골격문제가 아니다. 근육문제가 맞다.
상악악궁이 좁아서 구강근육이 구호흡해서 턱이 나왔다.

환자 SCG
의사 명의

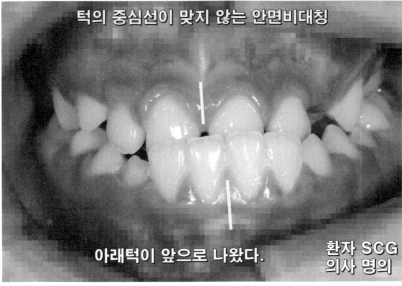

턱의 중심선이 맞지 않는 안면비대칭

아래턱이 앞으로 나왔다.

환자 SCG
의사 명의

10대 초중반에 교정해서 턱수술을 막아야 한다. 치과의사만 믿고 방치하면
3,700만 원짜리 턱수술 & 치료를 하게 된다.

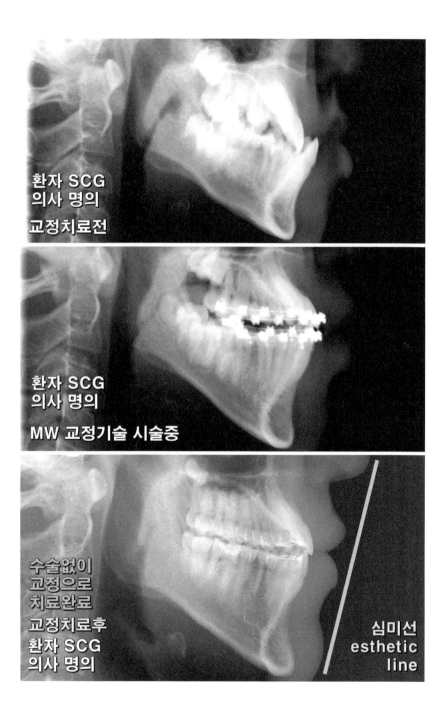

환자 SCG
의사 명의
교정치료전

환자 SCG
의사 명의

MW 교정기술 시술중

수술없이
교정으로
치료완료
교정치료후
환자 SCG
의사 명의

심미선
esthetic
line

일단 교정부터 하고 그 이후에 수술을 생각하라
수술을 할 필요가 없어질 수도 있으니까…

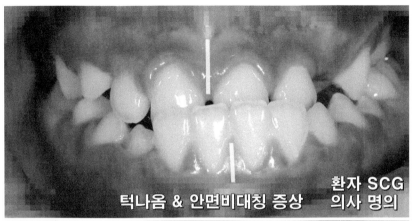

턱나옴 & 안면비대칭 증상　　　환자 SCG
　　　　　　　　　　　　　　　　의사 명의

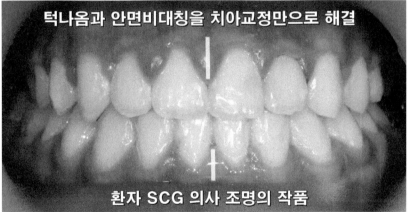

턱나옴과 안면비대칭을 치아교정만으로 해결

환자 SCG 의사 조명의 작품

　현재 병원에서 행해지는 턱수술, 양악수술 환자의 90%는 치아교정만으로 고치는 것이 가능한 세상이다.

　10대 초중반에 MW 교정기술을 적용한다면 가능하다. 만 19세에도 이런 교정기술이 적용된 사례가 있다. 하지만 최대한 성장기가 끝나지 않은 10대 때 기왕이면 10대 초반에 하는 게 최선의 결과이다. 20대에 하면 치아의 교합은 맞출 수 있어도 얼굴의 형태가 크게 바뀌지 않을 수 있기 때문이다.

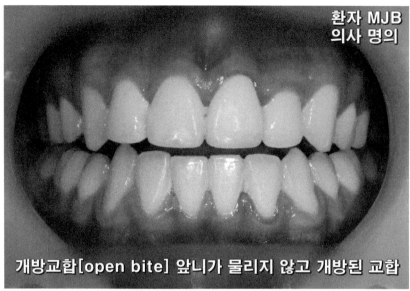

환자 MJB
의사 명의

개방교합[open bite] 앞니가 물리지 않고 개방된 교합

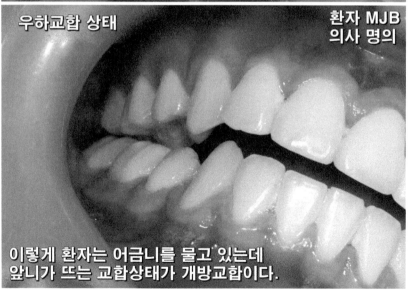

우하교합 상태

환자 MJB
의사 명의

이렇게 환자는 어금니를 물고 있는데
앞니가 뜨는 교합상태가 개방교합이다.

환자가 안 문 게 아니다. 양 어금니로 문 상태가 절대로 맞다!

개방교합[open bite]은 앞니는 뜨고, 어금니만 물리는 상태를 말한다

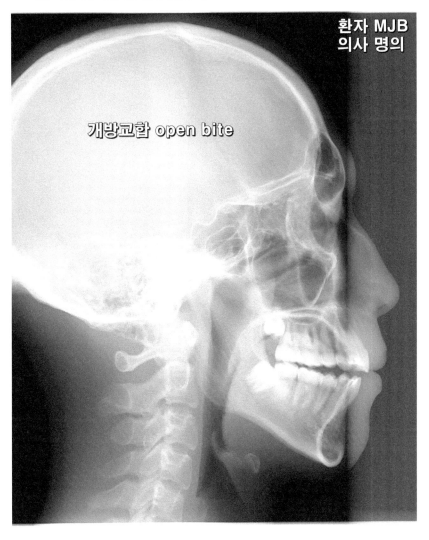

개방교합 open bite

환자 MJB
의사 명의

교합이 이런 상태면 턱관절은 물론이고 목, 어깨 근육이 모두 아프고 불편할 수밖에 없는 상태이다. 즉시 교정치료가 필요한 상황이다. 2~3년 뒤엔 양악수술 말고는 방법이 없다.

개방교합은 난이도가 높은 교정이다

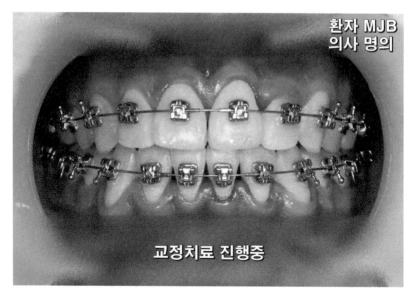

이제야 좀 앞니가 닿으려고 하고 있다.

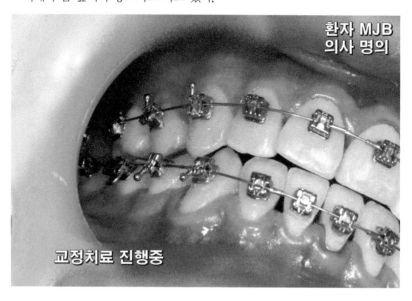

아래에서 보니 교합이 제대로 형성되는 중임을 알 수 있다.

치아교정만으로 개방교합을 해결 중

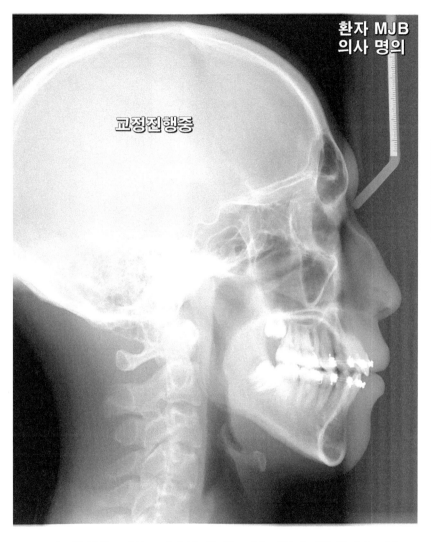

환자 MJB
의사 명의

교정진행중

2015년 1월 현재 교정치료 진행 중. 환자는 서울 강북에 거주 중인데, 서울 모 치과대학병원 교정과에서 교정완료 후 1년 뒤에 턱관절이 불편하다고 나를 찾아 와서 내가 현재 교정치료 진행 중이다. 그 치과대학에서 포기해서 어쩔 수 없이 내가 책임을 지고 두 번째 교정치료 중이다.

13절 치아교정을 잘하면 턱수술을 충분히 피할 수 있다

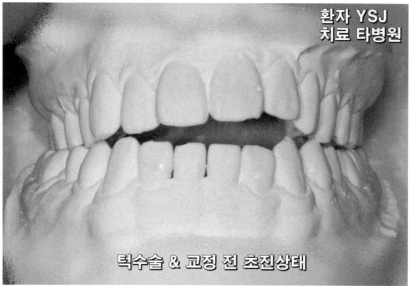

환자 YSJ
치료 타병원

턱수술 & 교정 전 초진상태

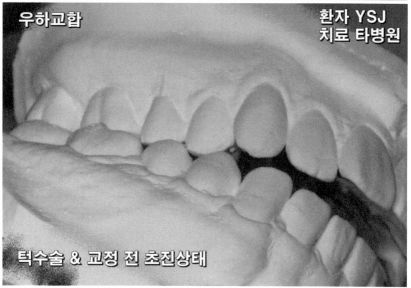

우하교합

환자 YSJ
치료 타병원

턱수술 & 교정 전 초진상태

교정치료 전 상태는 모델로 대신 보여드린다.

치아교정에 정답은 없다
진단을 내리는 의사의 고유한 판단에 따른다

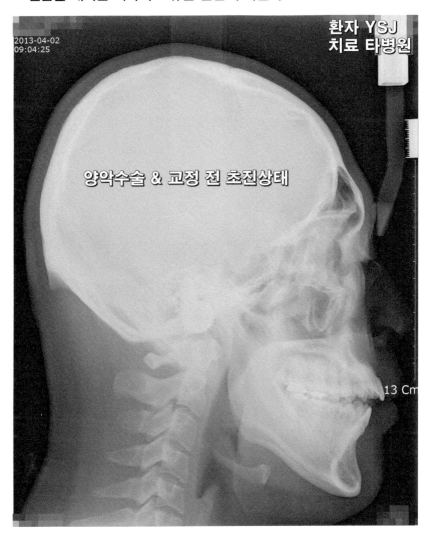

이 환자는 모 치과대학병원에서 수술교정을 하였다. 내가 진단할 때는 위험한 턱수술 없이, 치아교정만으로도 가능했다. 12절에 나온 환자와 비교해보시길! 대신 심각한 턱관절문제로 진단받아 군면제는 받았으니 충분한 걸까?

수술을 하지 않고 교정으로 치료를 해보았으면 어땠을까???

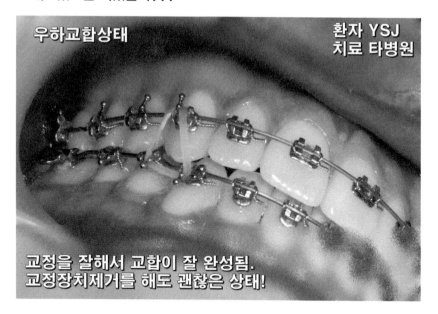

우하교합상태

환자 YSJ
치료 타병원

교정을 잘해서 교합이 잘 완성됨.
교정장치제거를 해도 괜찮은 상태!

양악수술이란 원래 상악[윗턱]과 하악[아래턱] 모두를 턱수술하는 것을 말한다. 양쪽 악[턱]을 수술해서 양악수술이라고 하고, 환자가 한쪽 턱만 수술하면 편악수술이라고 한다.

양악수술보다는 두 경우를 모두 포함하는 "턱수술"이라고 하는 게 좋겠다. 환자를 위해서는 양악수술보다는 편악수술이 좋고, 치아교정을 잘해서 턱수술 자체를 안 하는 게 가장 좋다. 이 환자는 서울에서 턱관절이 불편하다며 찾아왔다. 처음에 개방교합 때문에 서울의 모 치과대학병원에서 양악수술과 교정치료를 받았다. 현재는 교정이 끝나서 교정장치를 풀기 직전에 본인 상태, 특히 교합에 대해서 알고 싶어서 나를 찾아왔었다.

턱수술을 피하려면 의사를 잘 만나야 하고,
어려서 교정을 해야 한다.

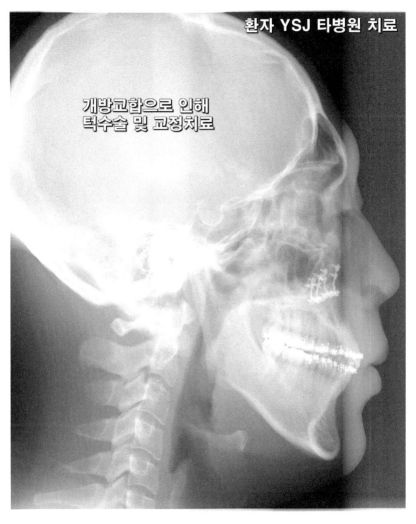

환자 YSJ 타병원 치료

개방교합으로 인해
턱수술 및 교정치료

상악은 Le Fort 1 골절단술이 시술된 것으로 보인다. 교정장치 제거 전인데 경추곡선은 좋지 않다. 의사가 수술교정으로 진단하면 환자들은 멋모르고 따른다. 환자가 어릴 때 교정을 하든가, 다른 의사를 알아보면 교정만으로 할 수 있을 수도 있다.

14절 턱관절 안 좋다고 스플린트 사용 후 교정하는 건 비추천!

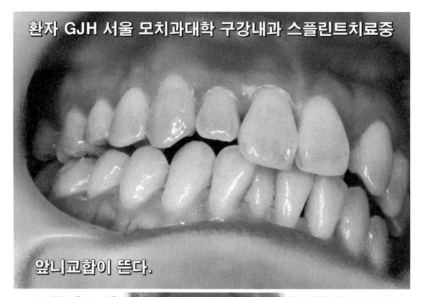

환자 GJH 서울 모치과대학 구강내과 스플린트치료중

앞니교합이 뜬다.

스플린트 치료의 가장 큰 부작용. 개방교합이 되버림.

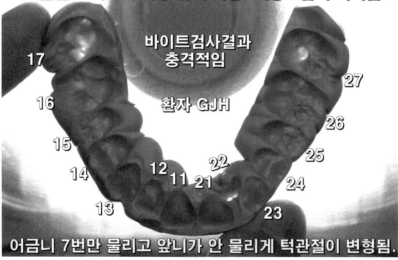

바이트검사결과
충격적임

17
16
15
14
13
12 11 21
22
23
24
25
26
27

환자 GJH

어금니 7번만 물리고 앞니가 안 물리게 턱관절이 변형됨.

이렇게 망가진 교합은 자연치열에서 절대 나올 수가 없다!!!

스플린트 끼우면 턱관절이 변형되고, 개방교합이 생기는 부작용이 있다

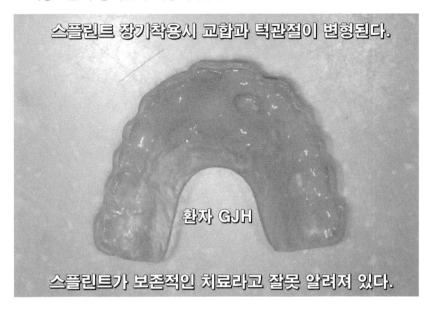

스플린트 장기착용시 교합과 턱관절이 변형된다.

환자 GJH

스플린트가 보존적인 치료라고 잘못 알려져 있다.

치과의사들은 턱관절환자가 오면 무조건 스플린트부터 끼우는 경향이 있다. 교과서에 그렇게 나오니까…. 그런데 이게 참 문제가 많다. 직접 봐라! 왼쪽 환자는 원래 앞니가 물렸는데, 스플린트를 장기간 착용했다가 어금니만 물리고 앞니가 물리지 않는 교합상태로 턱관절과 교합이 영구변형되어 버렸다.

개방교합이 되면 될수록 교정은 더욱 어려워진다. 교정에서 가장 치료하기 어려운 것 중에 하나가 "개방교합"이다. 그냥 처음부터 교정하면 되지 왜 교합을 더욱 안 좋아지게 하는 스플린트를 하고 교정을 하려는지 나로서는 이해할 수가 없다. 교과서에 나왔다고 올바르고 효율적인 치료는 아니다.

스플린트를 한번 끼워서 교합이 변형되면 환자는 100% 교정치료를 해야 하는 상황으로 몰린다. 함부로 해선 안 된다.

경추곡선이 나쁘고 근력이 약한 환자는 턱관절이 잘 생긴다

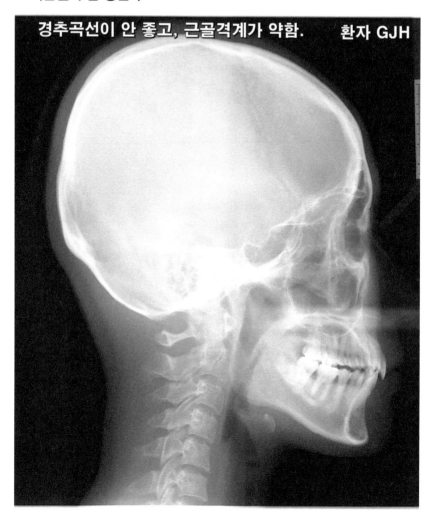

경추곡선이 안 좋고, 근골격계가 약함. 환자 GJH

이런 환자들은 경추곡선과 근골격이 약한 경우가 많다.
스플린트하지 말고, 경추치료 및 근력강화운동이 더 필요하다.

TAO 교정이론에 따라 경추 & 근력 개선 후
스플린트 하지 말고, 교정을 하면 된다

교정의 세계적인 고수인 Doctor K는 턱관절환자를 치료할 때 스플린트를 착용시키지 않고, 즉시 교정치료를 한다. 나도 이것이 올바르고 효율적이라고 생각한다. Doctor K가 경추곡선과 환자의 근력에 대해서 언급을 하지 않아서 내가 턱관절과 경추, 교합을 고려하는 6세대 교정인 TAO 교정이론을 이야기하게 되었다. 왜 그럼 TAO 교정이론이 필요한가?

교정을 하면 교정 중에 교합이 변화하고 교합간섭이 일시적으로 생기는데, 이걸 우리 몸에서 받아주어야만 한다. 평상시 경추와 근육이 튼튼한 사람은 이러한 인체오류를 잘 받아들일 수가 있다. 마치 건강한 사람이 약간 무리한 운동을 해도 좀 피곤하긴 하지만 해낼 수 있는 것과 같다. 하지만 왼쪽과 같이 경추곡선이 무너져 있고, 근력이 약한 환자는 교정치료 시 교합변화를 몸이 받아들이고 힘들고, 턱관절이 나빠지고 예민해진다.

교정치료 전에 경추와 턱관절을 먼저 건강하게 하고 나서 교정을 시작해야 한다는 게 TAO 교정이론이다.

실제로 왼쪽 환자는 교정치료를 하다가 교합변화가 생겨서 몸이 힘들고 턱관절이 아파져서 붙였던 교정장치를 모두 제거하고 스플린트를 하고 있던 상태였다. 내 생각엔 스플린트를 하지 말고, 경추치료 & 근력강화를 먼저 하고 나서 교정치료를 시작했다면 이러한 문제를 예방할 수 있었을 거라고 보고 있다. 실제로 경추와 근력이 정상적인 사람들은 교정치료 중의 교합변화를 이겨낼 수 있다.

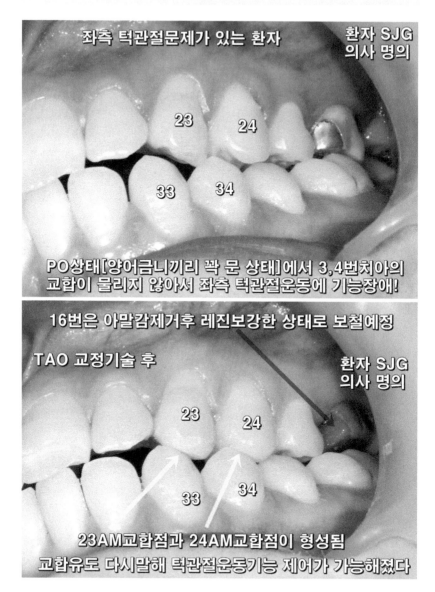

좌측 턱관절문제가 있는 환자

환자 SJG
의사 명의

23 24

33 34

PO상태[양어금니끼리 꽉 문 상태]에서 3,4번치아의
교합이 물리지 않아서 좌측 턱관절운동에 기능장애!

16번은 아말감제거후 레진보강한 상태로 보철예정

TAO 교정기술 후

환자 SJG
의사 명의

23 24

33 34

23AM교합점과 24AM교합점이 형성됨
교합유도 다시말해 턱관절운동기능 제어가 가능해졌다

교합유도가 안 나오는 턱관절환자를 치료해서 교합유도가 나오도록 했더니
턱관절통증이 사라졌다.

교합구조가 나빠서 턱관절이 생긴다

교정환자에게서 나타나는 가장 큰 심각한 부작용은 턱관절증상이 생긴다는 것이다.

교정학회에서는 논문을 제시하면서 턱관절과 교합이 관계없다고 자꾸 주장하는데 이것은 거짓이다. 이것이 왜 거짓인지는 턱관절을 다루는 부분에서 증명해주겠다.

턱관절은 치아의 물리는 모양인 교합의 구조에 따라서 운동을 하게 되는 관절이다. 교정은 교합의 구조를 바꾸는 의료행위이다. 교합의 구조가 바뀌면 당연히 턱관절에 큰 영향을 주게 된다. 교합을 제대로 만드는 나 같은 치과의사[D.D.S.] 아니, 전신균형의사[B.B.D.]는 턱관절환자가 오면 교합의 구조를 고쳐서 치료를 한다. 교정도 그런 방법 중에 하나다!

반면 교합을 제대로 만들 줄 모르는 의사는 턱관절증상이 없는 환자도 교정을 하다가 교합유도를 제대로 못 만들거나 교합간섭을 일으켜서 턱관절환자로 만들 수 있다.

치과의사가 본인의 실력이 부족해서 턱관절환자를 만들어 놓고는 환자에게는 자기는 잘못이 없으며 논문을 들이밀면서 "봐라! 논문에도 턱관절하고 교정하고 관계가 없다고 하지 않느냐?"라고 말하는 경우가 참 많다.

교합공부를 안 해서 그렇다. 공부보다도 환자에 대한 사랑이 부족해서 그렇다. 참된 의사라면 환자가 불편하다면 왜 불편한지 세미나도 듣고 공부도 해서 해결하려고 노력을 해야 한다.

환자들은 애초에 교합을 제대로 만들 줄 모르는 의사에게는 몸을 맡기지 않는 게 안전하다.

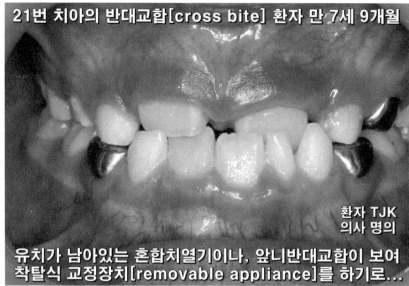

21번 치아의 반대교합[cross bite] 환자 만 7세 9개월

환자 TJK
의사 명의

유치가 남아있는 혼합치열기이나, 앞니반대교합이 보여
착탈식 교정장치[removable appliance]를 하기로...

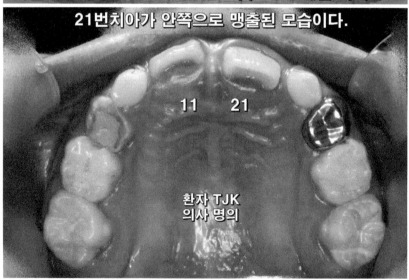

21번치아가 안쪽으로 맹출된 모습이다.

11   21

환자 TJK
의사 명의

아이의 얼굴 성장에 지장을 줄 수 있으므로 즉시 개입한다.

반대교합은 즉시 해결해줘야!

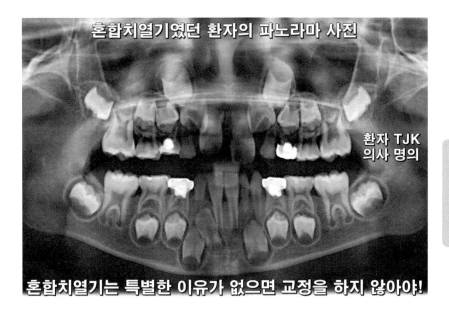

혼합치열기였던 환자의 파노라마 사진

환자 TJK
의사 명의

혼합치열기는 특별한 이유가 없으면 교정을 하지 않아야!

유치와 영구치가 함께 공존하는 치열을 혼합치열기라고 하는데 원칙적으로는 이 시기에는 교정을 하지 않아야 한다.

특별한 이유가 없다면 10세교정이나 13세교정이 원칙이나 이렇게 부분적인 문제가 있는 경우는 정식교정이 아닌 간단한 장치교정을 해주는 게 좋다.

반대교합이나 골격적인 문제 같은 특별한 문제가 있다면 즉시 교정을 하되 최소한으로 하는 게 좋다.

만약 의사가 이런 상황에서 700만 원대의 전체교정을 하자고 한다면 그 의도를 의심해볼 필요가 있다. 과잉진료이다. 부분적인 교정을 즉시 개입해야 하는 이유는 앞니가 반대로 물려서 상악의 악궁 성장과 얼굴 형태의 성장에 나쁜 영향을 줄 수 있어서이다. 또한 반대교합이면 위아래턱의 정상적인 발달을 저해할 수 있기 때문이다.

교정치료

간단한 착탈식 교정장치를 사용하여 반대교합의 문제점만 해결한다

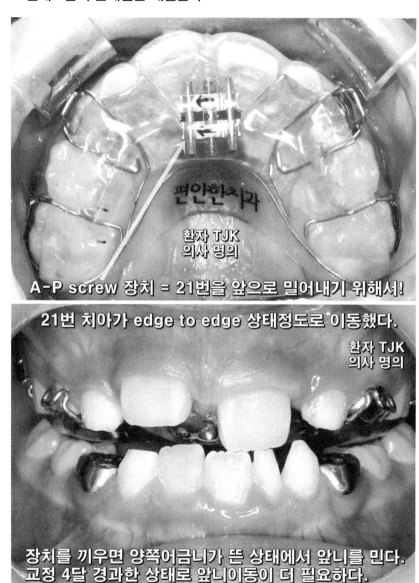

편안한치과

환자 TJK
의사 명의

A-P screw 장치 = 21번을 앞으로 밀어내기 위해서!

21번 치아가 edge to edge 상태정도로 이동했다.

환자 TJK
의사 명의

장치를 끼우면 양쪽어금니가 뜬 상태에서 앞니를 민다.
교정 4달 경과한 상태로 앞니이동이 더 필요하다.

혼합치열기 때는 작은 문제만 해결하고, 영구치열기에 가면 교정을 한다

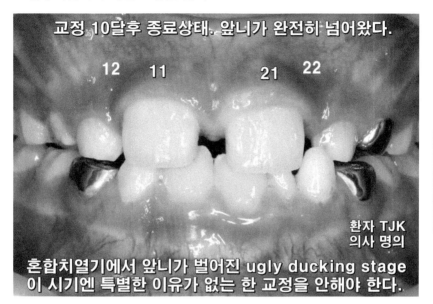

교정 10달후 종료상태. 앞니가 완전히 넘어왔다.

12 11   21 22

환자 TJK
의사 명의

혼합치열기에서 앞니가 벌어진 ugly ducking stage
이 시기엔 특별한 이유가 없는 한 교정을 안해야 한다.

착탈식 교정장치[removable appliance]의 하나인 A-P screw를 사용하였다. Anterior[앞쪽]-Posterior[뒤쪽]의 이동을 위해 Screw[나사]를 이용한 장치를 말한다. 일단 11, 21번 앞니 2개를 넘어오게만 하면 다시 안쪽으로 들어가는 일은 없게 된다. 앞니를 넘겼더니 앞니의 벌어짐 문제가 남았는데, 이건 "문제"가 아니다. 자연스러운 현상이다.

미운오리시기[ugly ducking stage]란 혼합치열기에서 위와 같이 앞니가 벌어져 있는 상태를 말한다. 이 시기에는 교정을 안 하고 혼합치열기까지 기다려야 한다. 12, 22번 치아가 맹출하면서 11, 21번 치아 사이의 공간이 닫힐 수 있기 때문이다. 영구치열기가 되었어도 문제가 있는 경우에는 전체교정을 하면 된다. 미운오리시기에 전체교정을 하자고 하는 것도 대표적인 과잉진료이다.

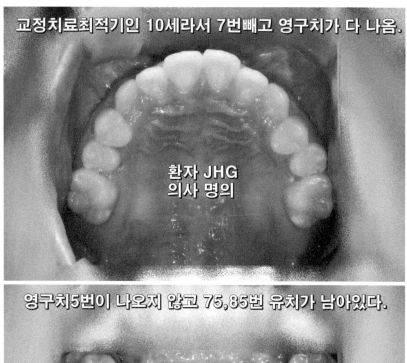

교정치료최적기인 10세라서 7번빼고 영구치가 다 나옴.

환자 JHG
의사 명의

영구치5번이 나오지 않고 75,85번 유치가 남아있다.

환자 JHG
의사 명의

85

75

이 정도의 공간부족이면 10세교정을 하지 않고
20세 넘어 대학이나 군대마치고 해도 된다.

이 정도면 성인교정해도 충분한 것처럼 보이지만…

골격문제나 공간부족 시 "10세교정"을
당장 하는 것이 환자에게 최선이다

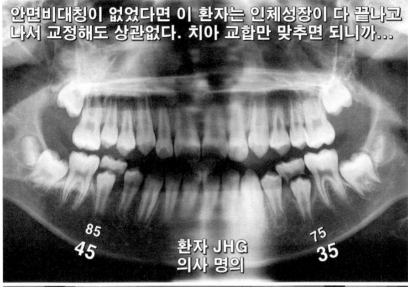

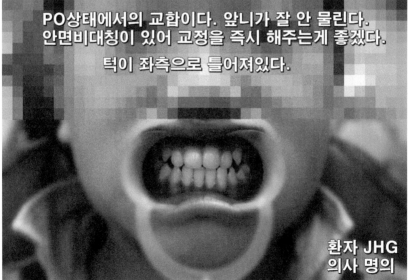

공간부족이 아닌 골격적 문제가 심하므로 당장 교정해야 한다.

골격문제가 없거나 교정치료결과가 늦게 해도
달라지지 않는다면 나중에 교정해도 된다

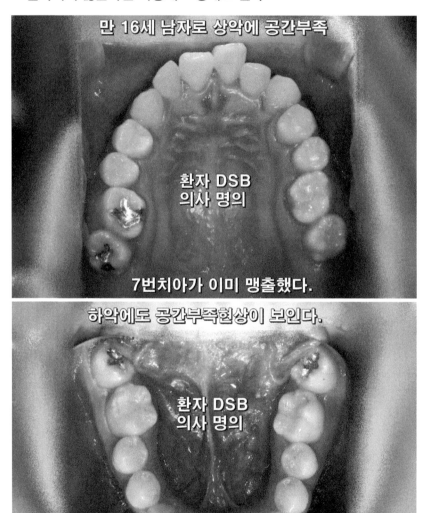

만 16세 남자로 상악에 공간부족

환자 DSB
의사 명의

7번치아가 이미 맹출했다.

하악에도 공간부족현상이 보인다.

환자 DSB
의사 명의

"10세교정" 최적기를 놓쳐서 어차피 발치교정을 할 수밖에 없다.

교정은 젊을 때 해주는 게 좋다
임플란트처럼 나이에 큰 제한은 없다

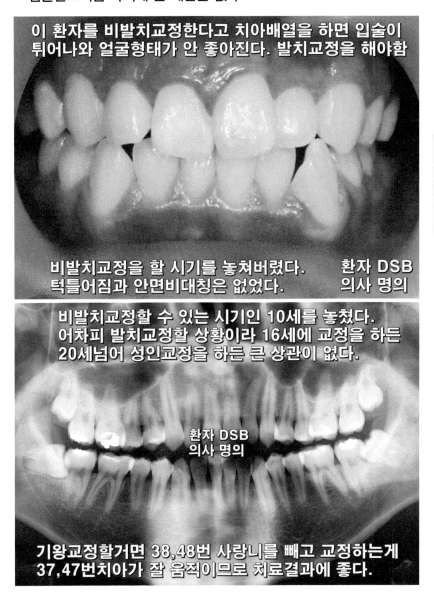

이 환자를 비발치교정한다고 치아배열을 하면 입술이
튀어나와 얼굴형태가 안 좋아진다. 발치교정을 해야함

비발치교정을 할 시기를 놓쳐버렸다.　　　환자 DSB
턱틀어짐과 안면비대칭은 없었다.　　　　　의사 명의

비발치교정할 수 있는 시기인 10세를 놓쳤다.
어차피 발치교정할 상황이라 16세에 교정을 하든
20세넘어 성인교정을 하든 큰 상관이 없다.

환자 DSB
의사 명의

기왕교정할거면 38,48번 사랑니를 빼고 교정하는게
37,47번치아가 잘 움직이므로 치료결과에 좋다.

골격문제, 안면비대칭이 없어서 천천히 해도 된다.

"13세교정"을 해야 할 경우

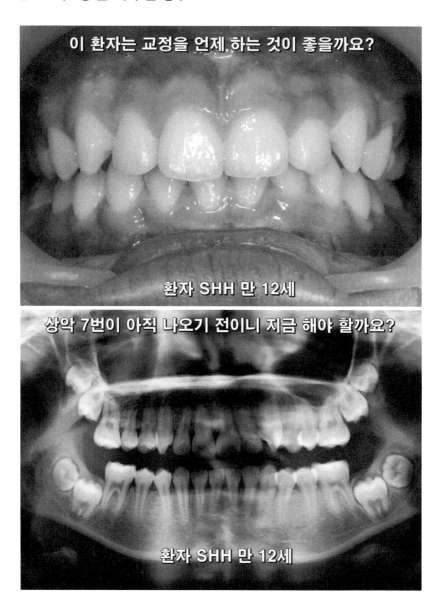

이 환자는 교정을 언제 하는 것이 좋을까요?

환자 SHH 만 12세

상악 7번이 아직 나오기 전이니 지금 해야 할까요?

환자 SHH 만 12세

3번 치아가 물리지 않고, 약간의 공간부족이다.
언제 교정을 하는 게 최적일까?

공간부족이 적을 경우 7번 맹출 후 한다

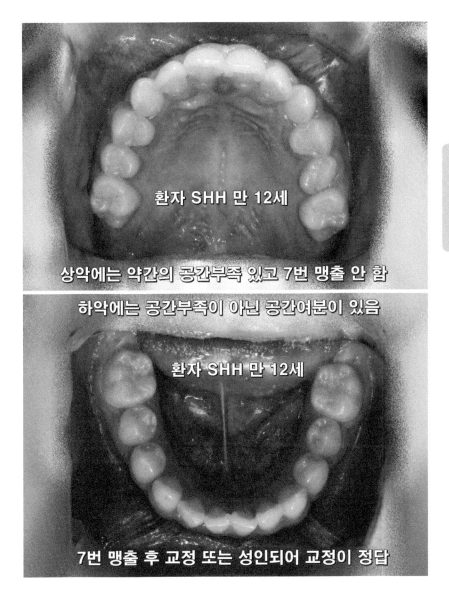

환자 SHH 만 12세

상악에는 약간의 공간부족 있고 7번 맹출 안 함

하악에는 공간부족이 아닌 공간여분이 있음

환자 SHH 만 12세

7번 맹출 후 교정 또는 성인되어 교정이 정답

지금 교정하면 환자를 쓸데없이 고생시키므로 7번 맹출 후 교정이 정답이다! 13세 또는 성인 돼서 해도 무방하다.

교
정
치
료

10세교정[조기교정]을 해야 하는 경우

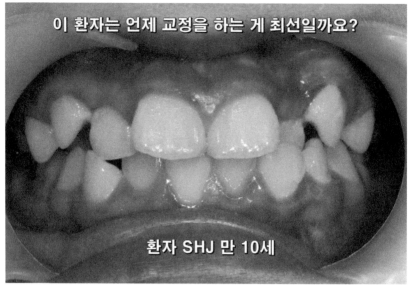

이 환자는 언제 교정을 하는 게 최선일까요?

환자 SHJ 만 10세

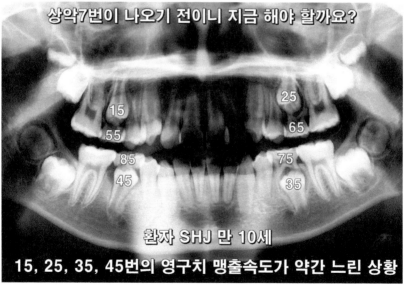

상악7번이 나오기 전이니 지금 해야 할까요?

15   25
55   65
85   75
45   35

환자 SHJ 만 10세

15, 25, 35, 45번의 영구치 맹출속도가 약간 느린 상황

교정이 딱 봐도 필요해 보입니다. 그럼 언제 치료를 하는 것이 좋을까요?

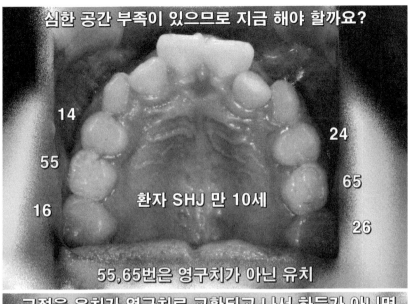

심한 공간 부족이 있으므로 지금 해야 할까요?

14
24
55
65
16
26
환자 SHJ 만 10세
55,65번은 영구치가 아닌 유치

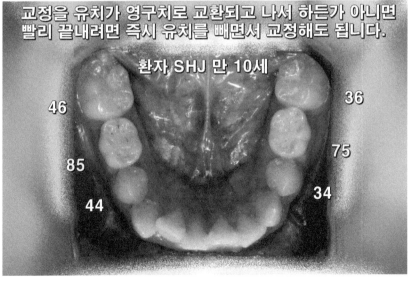

교정을 유치가 영구치로 교환되고 나서 하든가 아니면
빨리 끝내려면 즉시 유치를 빼면서 교정해도 됩니다.

환자 SHJ 만 10세
46
36
85
75
44
34

앞서 나온 환자 SHH와 여기 SHJ는 같은 자매인데도, 언니는 13세교정, 동생은 10세교정으로 최적 교정시기가 다르다.

18절 교정은 치과치료의 기초공사로 필요하면 해야 한다

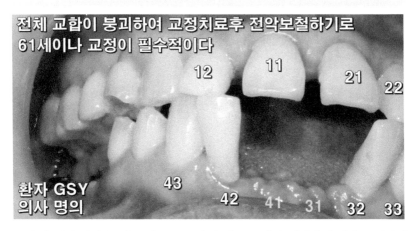

전체 교합이 붕괴하여 교정치료후 전악보철하기로
61세이나 교정이 필수적이다

12 11 21 22

환자 GSY
의사 명의

43 42 41 31 32 33

아래 치아 앞니가 빈 곳인 31, 41번 부위는 공간이 엄청나게 커서 보철하기도 힘들다. 전체교합구조가 붕괴돼서 앞니가 앞으로 밀린 건데, 교정부터 하고 나서 보철을 해야 한다.

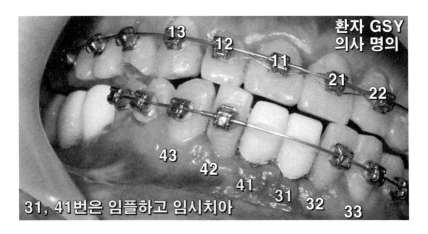

환자 GSY
의사 명의

13 12 11 21 22

43 42 41 31 32 33

31, 41번은 임플하고 임시치아

교정치료 진행 중이다. 교정을 해서 치아의 축이 벌어지고 틀어진 것을 정상화했더니 이제 31, 41번에 임시치아를 해도 보기가 괜찮아졌다. 윗니도 보철없이 치아를 다 모았다.

나이와 상관없이 교합구조가 무너지면 교정을 해야 한다.

앞니가 가지런해도 교합구조가 틀어졌다면
교정해야 하는데, 환자들이 치료를 안 한다

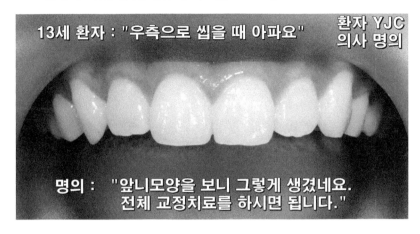

> 13세 환자 : "우측으로 씹을 때 아파요"
>
> 환자 YJC
> 의사 명의
>
> 명의 : "앞니모양을 보니 그렇게 생겼네요.
> 전체 교정치료를 하시면 됩니다."

환자는 우측으로 씹을 때 통증을 느끼는 데, 우측 어금니에는 충치와 잇몸병이 없다. 교합병이다. 교합을 고치려면 교정을 해야 한다. 앞니만 반듯했지, 교합구조가 틀어져서 그렇다.

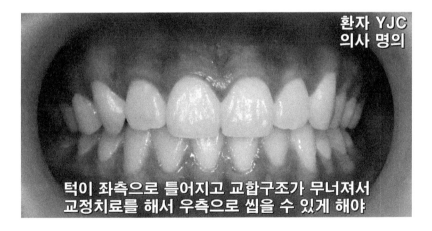

> 환자 YJC
> 의사 명의
>
> 턱이 좌측으로 틀어지고 교합구조가 무너져서
> 교정치료를 해서 우측으로 씹을 수 있게 해야

이게 왜 교정이 필요한지 이해가 안 가면 「치과시크릿 1편 2부 2장」을 다시 읽어보길 바란다. 이 경우 교합을 모르는 치과의사들은 교정치료가 왜 필요한지 이해를 못 한다. 더 큰 문제는 교정하라고 이야기를 해줘도 환자들이 안 한다는 것이다.

19절 치과선택 & 치료기간 & 적정비용

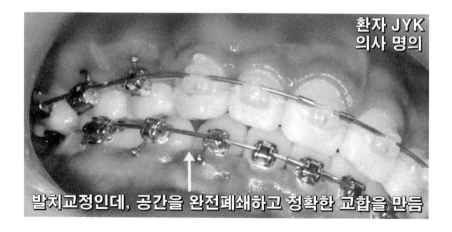

환자 JYK
의사 명의

발치교정인데, 공간을 완전폐쇄하고 정확한 교합을 만듦

치과선택에 있어 중요한 것은 **치료품질이다.** 교정뿐만 아니라 모든 치과치료에 있어서 치과선택은 치료품질로 해야지 가격이나 간판[출신대학, 전공여부, 학회]은 보지 않는 게 좋다. 실제 해당 치과에 가서 다른 환자를 어떻게 교합을 만들어서 마무리하는지 눈으로 직접 확인만 하면 된다. 그 치과에서 보여주는 광고는 가장 잘 된 것만 보여주니 믿으면 안 되고 평균적인 실력을 봐야 한다. 『치과시크릿』책을 가지고 다니면서 원장의 치료품질을 직접 확인해 보시길 바란다.

치료기간은 보통 2~3년이다. 성장이 종료된 성인교정은 평균 2년 내외, 성장이 남아있는 청소년이나 어려운 교정의 경우는 3년 내외이다.

적정비용은 위에 사진의 환자 JYK의 경우처럼 교합품질이 확실하게 된다면 총액기준 700만 원대가 적정비용이다. "초기비용+월비"로 받는 경우도 있는데, 어쨌든 총액기준 700만 원대면 적정비용이다.

환자의 협조가 중요

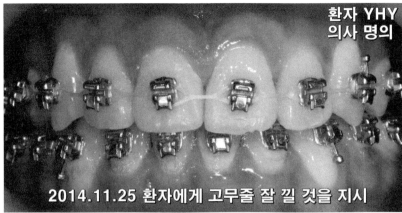

환자 YHY
의사 명의

2014.11.25 환자에게 고무줄 잘 낄 것을 지시

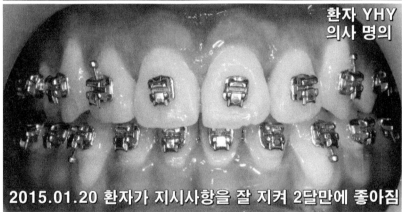

환자 YHY
의사 명의

2015.01.20 환자가 지시사항을 잘 지켜 2달만에 좋아짐

교정치료 기간 중에는 치아도 잘 닦고, 내원 약속도 꼭꼭 지키고, 끼워달라는 고무줄[elastic]이나 장치도 잘 착용해주어야 교정치료의 효과가 제대로 나올 수 있다.

교정치료라는 건 제대로 하려면 진짜 어려운 치료인데, 환자가 도와주지 않으면 좋은 결과를 기대할 수 없다.

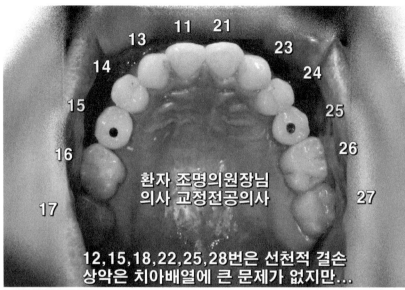

환자 조명의원장님
의사 교정전공의사

12,15,18,22,25,28번은 선천적 결손
상악은 치아배열에 큰 문제가 없지만...

교정을 전공한 치과의사가 85번을 남겨두고 교정해서
턱관절과 척추통증의 부작용을 겪고 있는 중이다.

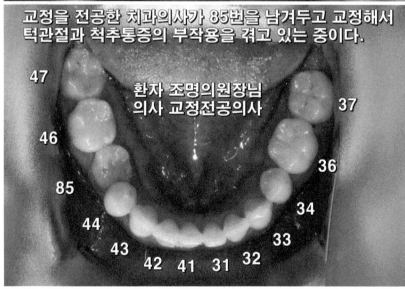

환자 조명의원장님
의사 교정전공의사

치과의사인 나도 내가 교정치료 피해자인 걸 18년이 지나고 나서야 알았다.
18년!!!

호흡불편, 우측 턱관절질환, 척추통증 겪는 중

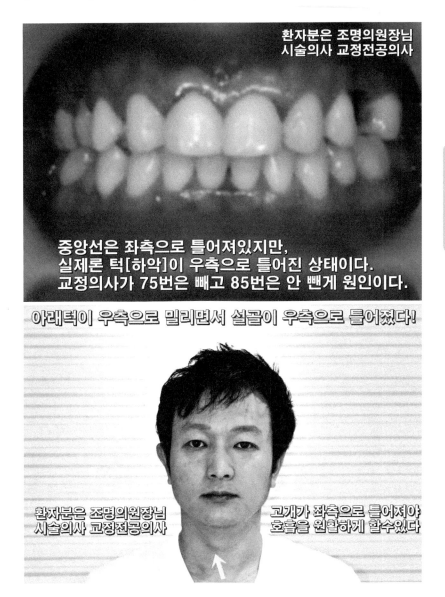

환자분은 조명의원장님
시술의사 교정전공의사

중앙선은 좌측으로 틀어져있지만,
실제론 턱[하악]이 우측으로 틀어진 상태이다.
교정의사가 75번은 빼고 85번은 안 뺀게 원인이다.

아래턱이 우측으로 밀리면서 설골이 우측으로 틀어졌다!

환자분은 조명의원장님
시술의사 교정전공의사

고개가 좌측으로 틀어져야
호흡을 원활하게 할수있다

설골이 보이게 사진을 특수처리. 내가 교합 & 턱관절환자이다 보니 치과공부를 세상 누구보다 열심히 하고 있다.

21절 견치가 매복되면 교정으로 살려야 한다

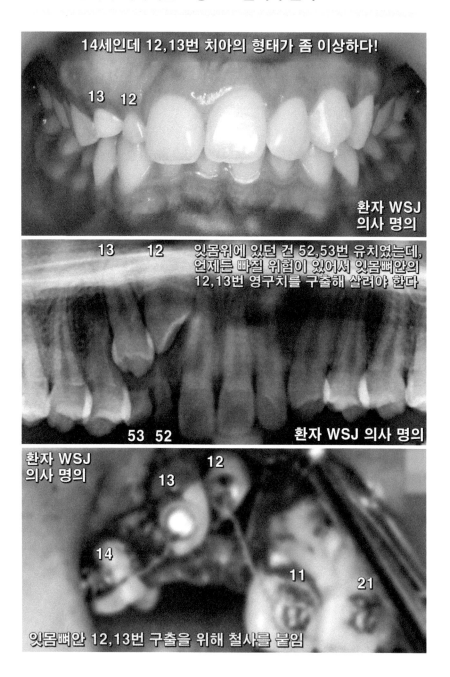

14세인데 12,13번 치아의 형태가 좀 이상하다!

13 12

환자 WSJ
의사 명의

13   12   잇몸위에 있던 건 52,53번 유치였는데,
언제든 빠질 위험이 있어서 잇몸뼈안의
12,13번 영구치를 구출해 살려야 한다

53 52   환자 WSJ 의사 명의

환자 WSJ
의사 명의   12
13

14   11   21

잇몸뼈안 12,13번 구출을 위해 철사를 붙임

매복견치는 반드시 해야 한다

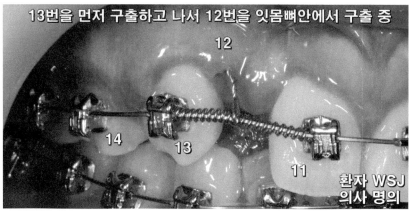

13번을 먼저 구출하고 나서 12번을 잇몸뼈안에서 구출 중

12

14 13 11

환자 WSJ
의사 명의

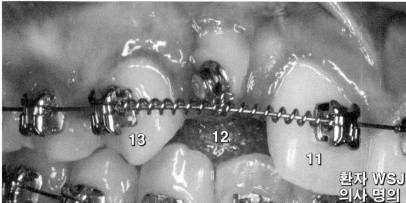

13 12 11

환자 WSJ
의사 명의

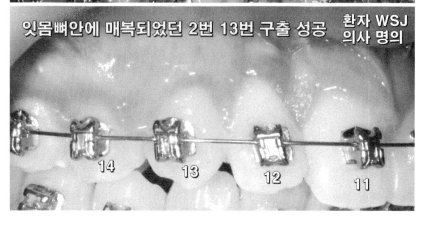

잇몸뼈안에 매복되었던 2번 13번 구출 성공

환자 WSJ
의사 명의

14 13 12 11

교정치료

22절 교정치료는 성형수술의 기초이며, 얼굴대칭이 전신균형, 건강관리에 핵심이다

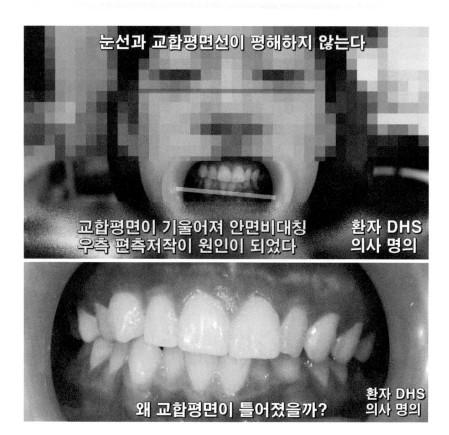

14세 환자가 충치검사를 하러 왔다. 충치는 없었다. 그런데 더 심각한 문제가 있었다. 얼굴대칭이 틀어져 있었다. 얼굴을 보아하니 좌측으로 씹기 불편한 게 관찰되었다. 환자는 본인이 얼굴비대칭이라고 생각조차 못 하고 있었다. 환자가 말하지 않아도 나는 먼저 그런 부분을 찾아내려고 노력한다.

"너! 왼쪽으로 씹을 때 불편하지???" 점쟁이처럼 물어보니, "네 맞아요."라고 했다. 우측 편측저작이 그럼 왜 생겼을까?

얼굴대칭을 결정하는 건 어금니로 씹는 좌우 교합력의 균형이다

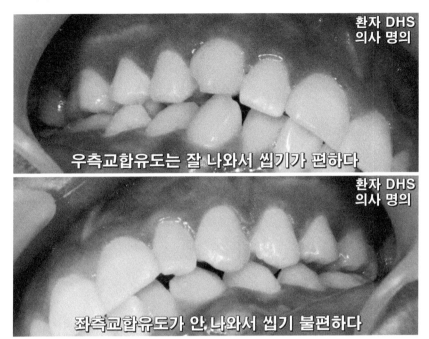

우측교합유도는 잘 나와서 씹기가 편하다

환자 DHS
의사 명의

좌측교합유도가 안 나와서 씹기 불편하다

환자 DHS
의사 명의

좌우 교합력의 균형이 깨져서 얼굴비대칭이 생겼다.

우측은 교합이 좋아서 씹기가 편하다. 13번 AM교합점이 잘 나오니까 좌측은 13번 AM교합점이 없다. 14번 AM교합점도 안 물린다. 그래서 좌측이 3, 4번 치아 후방의 6, 7번 치아에 교합간섭이 많아져서 씹기가 불편한 것이다. 교합이 안 좋으면 성형수술을 아무리 잘해 놓아도 얼굴대칭은 틀어진다. 어금니로 씹는 근육이자 인체에서 2번째로 강력한 "교근"의 좌우 힘의 균형이 틀어지는데, 어떻게 얼굴대칭과 인체균형이 안 틀어지겠는가?

성형수술을 하더라도 얼굴 좌우대칭은 맞춰놓고 해야 한다.

10장 전신균형 치의학 [무병장수의 비밀]

전신치의학이란, 광범위한 교합을 치료하여 전신균형을 제어하는 의학이다.
치의학과 의학 분야의 궁극적 목표이다.

턱 위치를 설정하는 방법

1. 왁스림을 환자가 습관대로 물기

2. 왁스림 & 근육반응검사

3. 고딕아치 쓰기

4. 고딕아치 & 근육반응검사

　전신균형에서 가장 중요한 것은 척추, 척추에선 경추, 경추에선 경추2번
[축추, axis]이 제일 중요하다. 교합을 제어하면 축추와 턱관절을 제어할
수 있다.

무병장수를 하려면 척추가 틀어지지 않고 좋아야만 한다
척추가 안 좋으면 환자는 치과에 먼저 가야 한다

교합의 이상 여부를 알아보고, 치과에서 경추사진도 찍어본다. 치과 엑스레이는 의과용보다 방사선 피폭량이 매우 적다.

치과치료의 범위가 매우 커서 전신에 영향을 미칠 정도의 치의학을 전신균형 치의학이라고 정의한다. 예를 들어 9장에 나온 교정치료 분야는 전신균형 치의학이다. 왜냐면 28개 치아의 전체교합을 변화시키는 치료이기 때문이다. 위아래 완전틀니를 하는 것이나, 또는 어느 한쪽에 완전틀니를 하는 것도 전신균형 치의학이다. 교합평면을 어떻게 만드느냐에 따라서 턱의 위치와 경추2번의 위치가 재설정되기 때문이다.

하지만 전체치료가 아닌 범위의 치료도 전신 치의학의 범주에 넣을 수 있는 경우가 있다. 예를 들어 우측 아래에 어금니가 없어서 2~3개를 임플란트를 심는 경우 정확하게 교합이 물리게 수복해주면 아무런 문제가 발생하지 않겠지만, 교합이 좌측에 비해 잘 물리지 않거나 문제가 생기면 환자는 우측으로 잘 씹지 못하게 되어 좌측 편측저작을 하게 된다. 그러면 척추가 틀어지게 될 것이다. 그러므로 전체교합을 완전히 새롭게 만드는 치료가 아니더라도 범위가 넓은 치과치료는 전신균형 치의학의 영역으로 넣어야 한다.

그런데 금니 하나를 수복하는 행위도 그것의 교합이 높거나 교합간섭이 심해서 그쪽으로 환자가 잘 씹지 못한다면 역시나 전신균형에 영향을 줄 수 있다. 그러므로 치아 하나의 치료도 전신 치의학의 범주에 넣을 수 있다. 그렇게 하다 보면 모든 치과치료 행위가 전신균형 치의학에 포함되는 행위가 된다. 거의 모든 치과치료 행위가 전신균형 치의학이다.

만약 어떤 사람이 두통, 목과 어깨의 근육통, 고혈압, 원인 모를 병에 시달리고 있다면, 척추가 틀어져서 뇌척추신경계의 흐름이 안 좋아서 생긴 경우가 많다. 교합과 척추를 이해하는 치과의사를 만나 진단해보길 바란다.

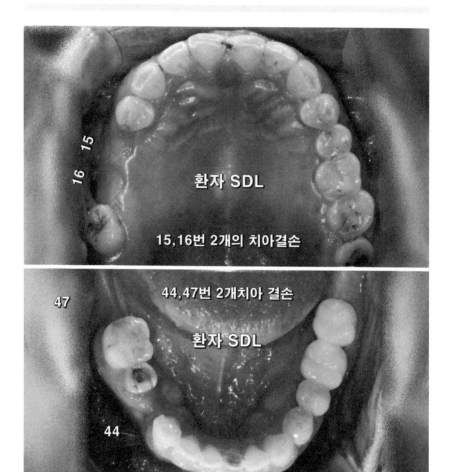

환자 SDL은 상하악 모두 4개의 치아가 결손된 환자이다.

상악에는 15, 16번 2개가 없고,
하악에는 44, 47번 2개가 없다.

임플란트 4개만 심으면 해결될 거로 보이나 그건 아니다.
임플란트를 심어도 밥을 못 씹는다. 전악보철을 해야 한다.

좌우의 환자 중에 누가 상태가 심각한 환자일까?

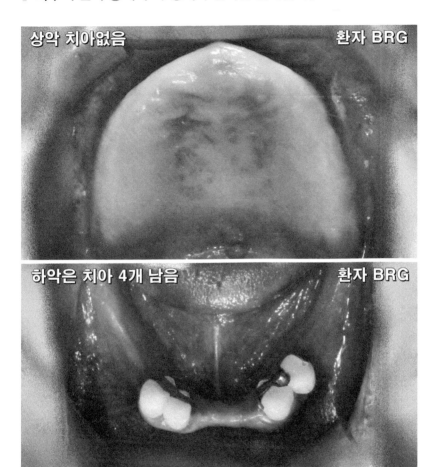

환자 BRG는 상하악 모두 24개의 치아가 결손된 환자이다.

상악에는 치아가 하나도 없다. 14개 결손이다.
하악에는 10개가 없다.

임플란트는 원칙적으로는 24개를 심어야 한다.
누가 더 심각한 환자일까?

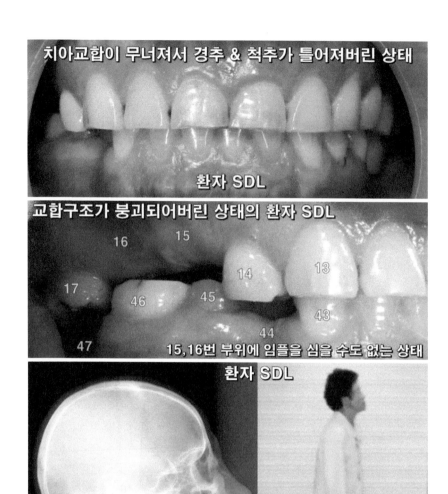

치아교합이 무너져서 경추 & 척추가 틀어져버린 상태

환자 SDL

교합구조가 붕괴되어버린 상태의 환자 SDL

16   15

17   14   13

46   45

47   44   43

15,16번 부위에 임플을 심을 수도 없는 상태

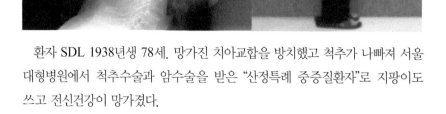

환자 SDL

환자 SDL 1938년생 78세. 망가진 치아교합을 방치했고 척추가 나빠져 서울
대형병원에서 척추수술과 암수술을 받은 "산정특례 중증질환자"로 지팡이도
쓰고 전신건강이 망가졌다.

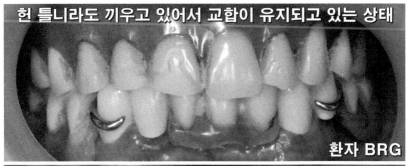

헌 틀니라도 끼우고 있어서 교합이 유지되고 있는 상태

환자 BRG

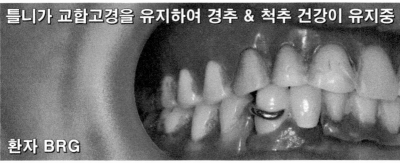

틀니가 교합고경을 유지하여 경추 & 척추 건강이 유지중

환자 BRG

환자 BRG

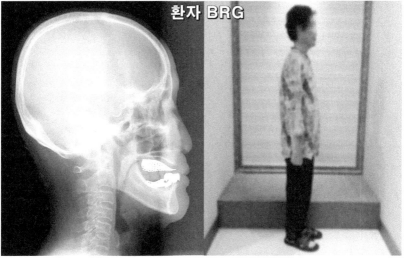

환자 BRG

환자 BRG 1932년생 85세. 틀니를 잘 끼워서 교합이 무너지지 않았기에 무병 장수 상태이다. 좌측환자와 달리 지팡이를 전혀 안 쓰고 허리도 펴고 걸으신다. 교합이 좋아 경추가 완벽한 "역 C자"를 유지하는게 비법이다.

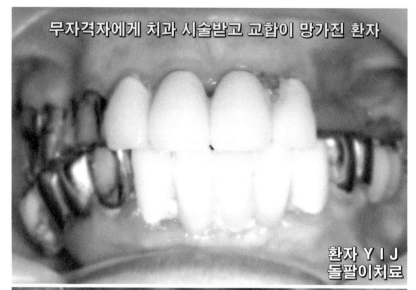

무자격자에게 치과 시술받고 교합이 망가진 환자

환자 Y I J
돌팔이치료

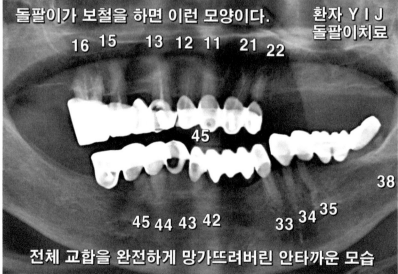

돌팔이가 보철을 하면 이런 모양이다.

환자 Y I J
돌팔이치료

16 15 13 12 11 21 22

45

38

45 44 43 42 33 34 35

전체 교합을 완전하게 망가뜨려버린 안타까운 모습

치과 무자격자[돌팔이]에게 남아있는 치아 전체를 해서 망가트려 버린 안타까운 모습이다. 교합이 완전히 망가졌다.

뇌척추신경계의 흐름이 나빠져 수명이 단축된다

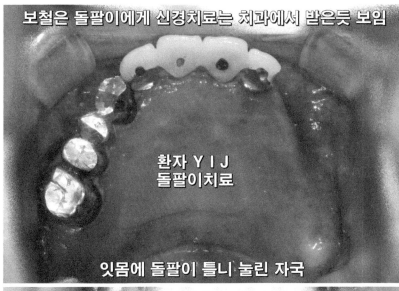

보철은 돌팔이에게 신경치료는 치과에서 받은듯 보임

환자 Y I J
돌팔이치료

잇몸에 돌팔이 틀니 눌린 자국

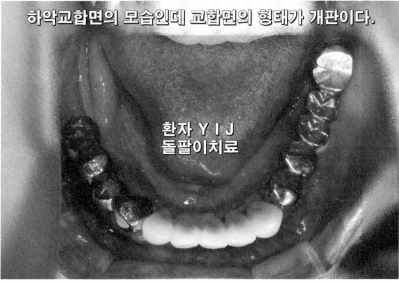

하악교합면의 모습인데 교합면의 형태가 개판이다.

환자 Y I J
돌팔이치료

음식이 잘 씹어져야지 몸도 건강한데, 그것보다 더 중요한 것이 있다. 바로 교합이 인체균형에 매우 중요하다는 점이다.

돌팔이가 교합, 인체균형을 망가뜨렸다

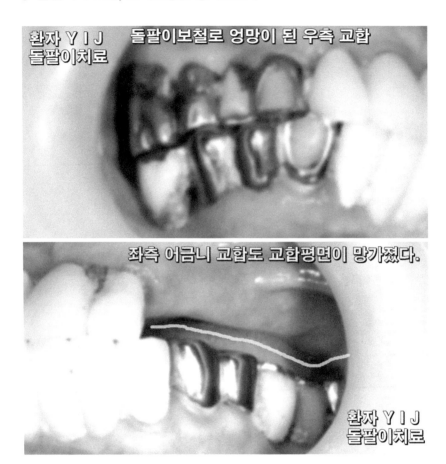

치과의사도 돌팔이가 많다. 환자의 교합이나 인체균형을 무너뜨리면 돌팔이다. 나라고 예외는 아니다. 나도 아차 방심하여 교합에 실수하면 돌팔이가 되는 거다. 치과의사도 교합맞추기를 힘들어 하는데 무자격자인 치과돌팔이들이 교합을 제대로 맞춰줄 리가 없다.

치과치료 싸게 하려다가 교합과 인체균형이 무너지면 복구비용이 최소 2,000만 원은 든다. 차라리 손대지 않는 게 낫다.

교합고경에 문제발생 시 경추 & 뇌척추신경계도 영향

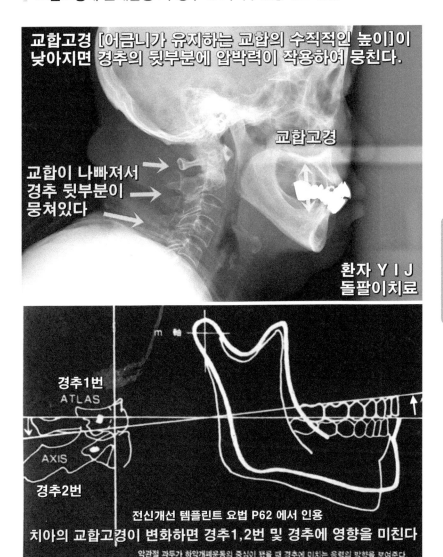

교합고경 [어금니가 유지하는 교합의 수직적인 높이]이 낮아지면 경추의 뒷부분에 압박력이 작용하여 뭉친다.

교합고경

교합이 나빠져서 경추 뒷부분이 뭉쳐있다

환자 Y I J 돌팔이치료

경추1번 ATLAS

AXIS

경추2번

전신개선 템플린트 요법 P62 에서 인용

치아의 교합고경이 변화하면 경추1,2번 및 경추에 영향을 미친다

악관절 과두가 하악개폐운동의 중심이 됐을 때 경추에 미치는 응력의 방향을 보여준다.

치아의 교합이 변화하면 경추가 변화한다. 특히 교합고경이 변하면 경추1번 [atlas]과 경추2번[axis]의 위치가 변하여 뇌척추신경계의 흐름이 변화한다.

교합고경이 무너지고 교합도 나빠 건강도 나빠짐

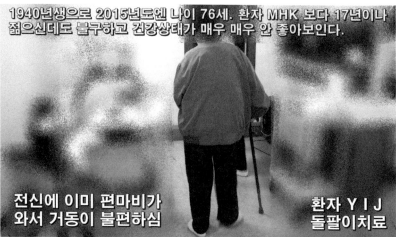

1940년생으로 2015년도엔 나이 76세. 환자 MHK 보다 17년이나 젊으신데도 불구하고 건강상태가 매우 매우 안 좋아보인다.

전신에 이미 편마비가 와서 거동이 불편하심

환자 YIJ 돌팔이치료

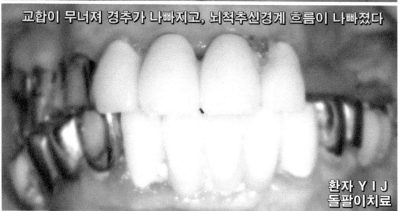

교합이 무너져 경추가 나빠지고, 뇌척추신경계 흐름이 나빠졌다

환자 YIJ 돌팔이치료

　사실 이 환자 YIJ와 우측의 환자 MHK는 부부이시다. 사모님이 17살이나 젊으신데, 남편보다 생명력이 더 약해 보인다.

　돌팔이보철을 다 뜯고 제대로 된 치과치료를 권하였으나 환자가 치료 거부하여 해드리지 못하고 있어 안타까울 뿐이다.

　동영상으로 두 분의 거동을 의학자료로 찍어놓았다. 교합이 전신균형에 매우 중요하며 인체의 생명력에 어떤 영향을 주는지 독자들은 부디 숙고해보길 바란다.

■ 교합고경이 유지되고 교합이 좋아 건강도 유지 중

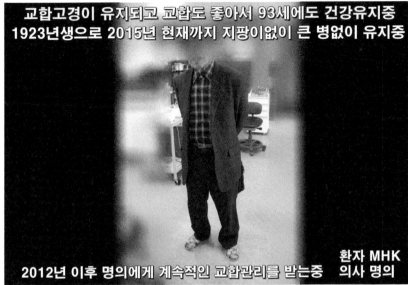

교합고경이 유지되고 교합도 좋아서 93세에도 건강유지중
1923년생으로 2015년 현재까지 지팡이없이 큰 병없이 유지중

2012년 이후 명의에게 계속적인 교합관리를 받는중   환자 MHK
　　　　　　　　　　　　　　　　　　　　　　　　　 의사 명의

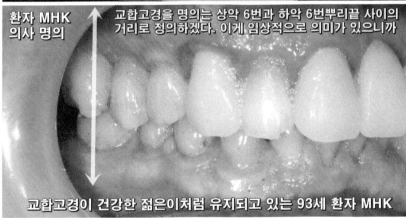

환자 MHK　　교합고경을 명의는 상악 6번과 하악 6번뿌리끝 사이의
의사 명의　　거리로 정의하겠다. 이게 임상적으로 의미가 있으니까

교합고경이 건강한 젊은이처럼 유지되고 있는 93세 환자 MHK

전
신
치
의
학

　　교합고경의 정의를 상하악 6번 치아가 유지하는 거리로 정의하겠다. 이유는 어금니의 높이가 달라질 때, 경추 및 턱관절에 큰 변화가 생기기 때문이다. 기존의 정의인 코 끝과 턱 끝 사이의 거리로 정의하는 개념은 의학적으로 큰 의미가 없다.

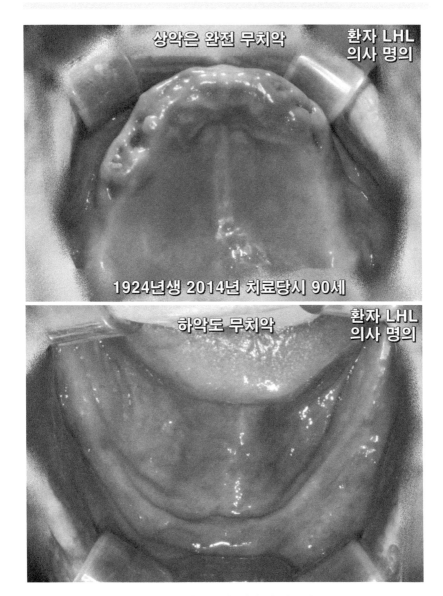

상악은 완전 무치악　　환자 LHL 의사 명의

1924년생 2014년 치료당시 90세

하악도 무치악　　환자 LHL 의사 명의

상하악 완전 무치악. 나이 들어서 이가 빠진 게 아니라,
대개 잘못된 치과치료를 받기 때문에 이런 일이 발생한다.

교합을 창조→ 턱위치의 재설정→ 경추도 재설정

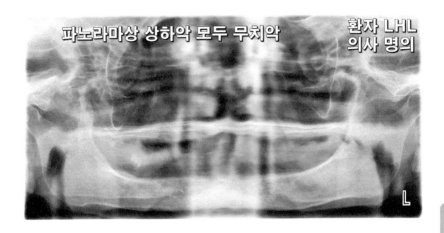

빈 허공에 치아들을 3차원적으로 배열해서 인체균형을 맞추는 작업이다. 치과의사로서 치료비를 떠나서 중요도, 난이도가 극도로 높은 작업 중에 하나이다.

원래 이런 환자는 턱과 경추, 척추가 심하게 틀어져 있으므로 턱을 완전히 정상화시켜서 치료하려면 1년 정도 재활기간을 가지면서 틀니를 3개 정도 만들어야 한다. 하지만 보험틀니 하면서 치료비도 충분히 못 받으면서 환자를 1년간이나 관찰하고 있을 수는 없고, 그냥 한 번에 만들어야 한다.

좋은 진료를 하고 싶어도 환자들이 치료비를 워낙 아까워하니 기술이 돼도 해줄 수가 없다.

왁스림을 이용하여 턱위치를 설정하기

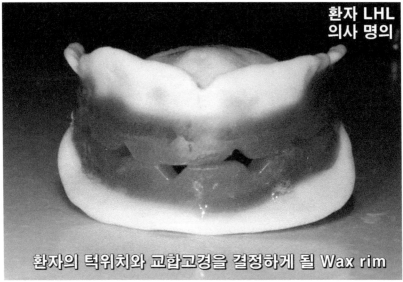

환자 LHL
의사 명의

환자의 턱위치와 교합고경을 결정하게 될 Wax rim

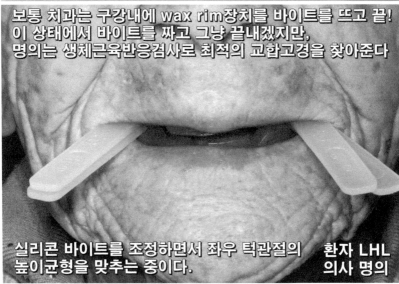

보통 치과는 구강내에 wax rim장치를 바이트를 뜨고 끝!
이 상태에서 바이트를 짜고 그냥 끝내겠지만,
명의는 생체근육반응검사로 최적의 교합고경을 찾아준다

실리콘 바이트를 조정하면서 좌우 턱관절의
높이균형을 맞추는 중이다.

환자 LHL
의사 명의

보통의 치과는 환자를 눕혀놓고 바이트 찍고 끝내버리겠지만, 나는 환자를
의자에 똑바로 앉혀서 세밀하게 본다.

생체근육반응검사를 실시하여 미세조정을 한다

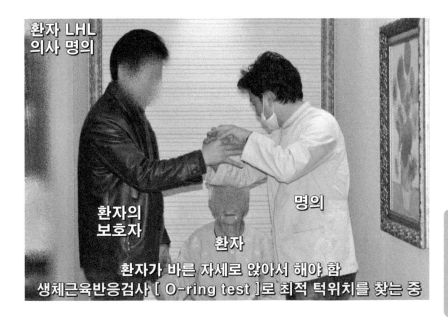

교합고경이 1mm가 높아지느냐? 낮아지느냐? 그게 그거라고 생각하기 쉽다. 하지만 그 1mm에 인체의 균형과 생명에너지의 흐름이 달라지기 때문에 교합고경은 중요한 사항이다. 1mm를 맞춘다는 건 매우 피곤한 일이지만, 난 아직 내게 던져진 질문들을 일상의 피곤 속에 묻어버릴 수는 없다.

환자가 90세의 고령이라 몸에 힘이 없어서 환자를 상대로 직접적인 생체근육반응검사가 불가능하다. 환자의 보호자가 환자의 손을 잡으면 환자의 정보가 환자의 보호자로 옮겨간다. 환자보호자의 생체반응을 대신 이용하여 환자의 상태를 점검한다. 교합고경을 1mm 정도 올리고 낮추느냐에 따라 생체반응이 강하게 나오는 지점이 있다. 대개는 교합고경이 파괴되면서 낮아져 있으므로 올리는 쪽으로 가게 된다. 치대에서 가르치는 교과서적 개념으로 하면 안 되고, 그보다 훨씬 높은 교합고경에서 생체에너지가 최대화된 턱위치가 나온다.

바이트는 굉장히 중요한 정보체이다

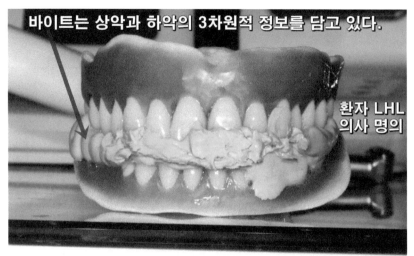

바이트는 상악과 하악의 3차원적 정보를 담고 있다.

환자 LHL
의사 명의

바이트를 물 때 하악과 경추의 3차원적 위치가 결정됨!

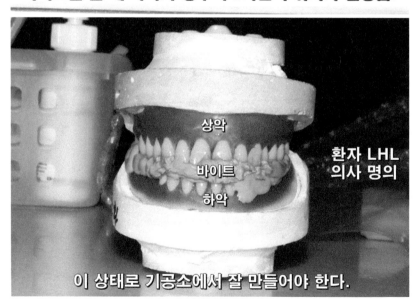

상악

바이트

하악

환자 LHL
의사 명의

이 상태로 기공소에서 잘 만들어야 한다.

치과의사는 진료실의 정확한 정보를 기공소로 전달하기 위해 최선을 다해야 한다.

틀니를 굽는 curing 중에도 오차가 많이 난다

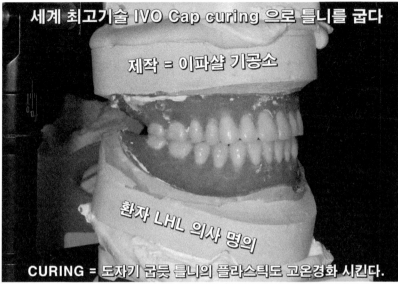

세계 최고기술 IVO Cap curing 으로 틀니를 굽다

제작 = 이파샬 기공소

환자 LHL 의사 명의

CURING = 도자기 굽듯 틀니의 플라스틱도 고온경화 시킨다.

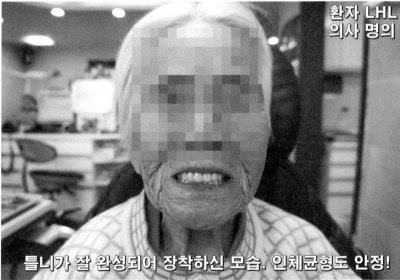

환자 LHL 의사 명의

틀니가 잘 완성되어 장착하신 모습. 인체균형도 안정!

IVO cap curing 같은 기술까지 써도 틀니는 curing 과정 중에 오차가 생긴다. 그나마 줄이려고 이걸 쓴다.

좋은 curing 기술로서 틀니제작 시 오차를 줄인다

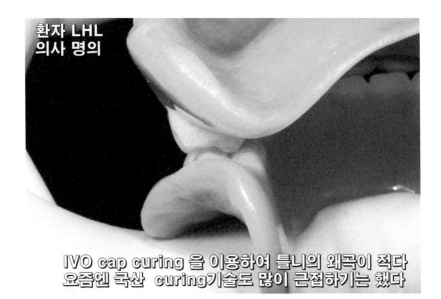

환자 LHL
의사 명의

IVO cap curing 을 이용하여 틀니의 왜곡이 적다
요즘엔 국산   curing기술도 많이 근접하기는 했다

위에 어금니 물리는 걸 봐라! 정밀하게 잘 물린다.

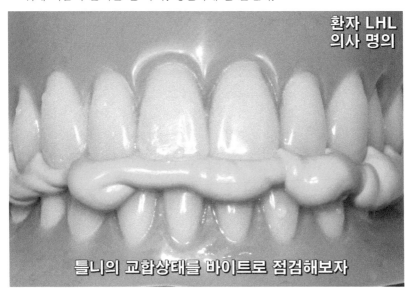

환자 LHL
의사 명의

틀니의 교합상태를 바이트로 점검해보자

그럼 바이트로 검사해보자.

교합이 제대로 형성되지 않았다면 수정해 준다

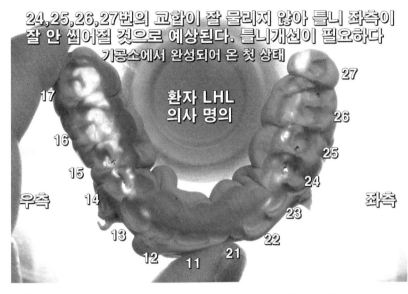

24,25,26,27번의 교합이 잘 물리지 않아 틀니 좌측이 잘 안 씹어질 것으로 예상된다. 틀니개선이 필요하다

기공소에서 완성되어 온 첫 상태

환자 LHL
의사 명의

17
16
15
14
13
12 11 21 22 23 24 25 26 27

우측   좌측

육안으로 정교해 보여도 바이트로 보니 좌측교합이 안 물린다.

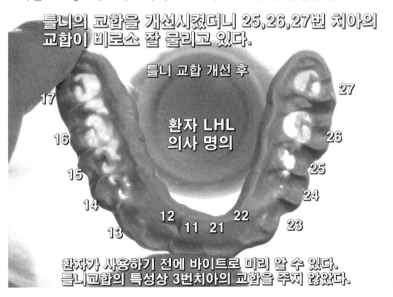

틀니의 교합을 개선시켰더니 25,26,27번 치아의 교합이 비로소 잘 물리고 있다.

틀니 교합 개선 후

환자 LHL
의사 명의

17
16
15
14
13 12 11 21 22 23 24 25 26 27

**환자가 사용하기 전에 바이트로 미리 알 수 있다.
틀니교합의 특성상 3번치아의 교합을 주지 않았다.**

교합을 즉시 수정하여 좌측도 잘 물리고 씹을 수 있게 한다.

4절 턱위치를 설정하는 잘못된 방법과 좋은 방법

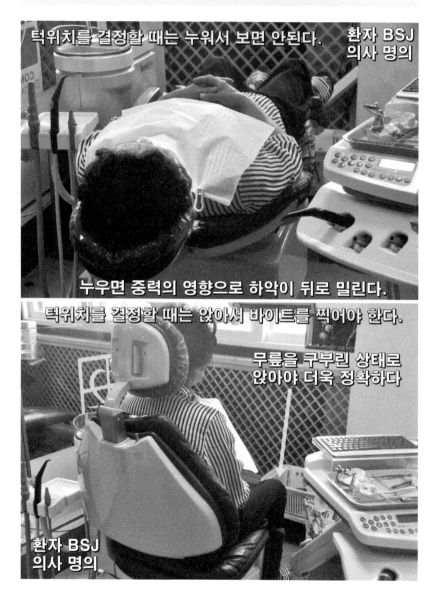

턱위치를 결정할 때는 누워서 보면 안된다. 환자 BSJ 의사 명의

누우면 중력의 영향으로 하악이 뒤로 밀린다.

턱위치를 결정할 때는 앉아서 바이트를 찍어야 한다.

무릎을 구부린 상태로 앉아야 더욱 정확하다

환자 BSJ 의사 명의

교합을 제대로 하려면 진료의자[unit chair]도 무릎이 구부러지는 걸 사서 환자를 앉힐 수 있어야 한다.

교합이 불안정하거나 예민하면 앉아서 봐야 한다

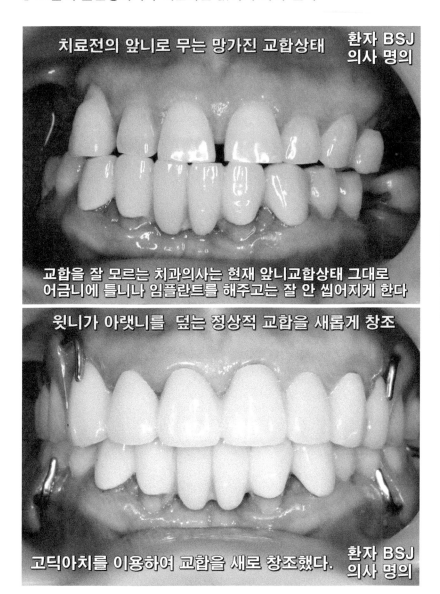

치료전의 앞니로 무는 망가진 교합상태 환자 BSJ 의사 명의

교합을 잘 모르는 치과의사는 현재 앞니교합상태 그대로 어금니에 틀니나 임플란트를 해주고는 잘 안 씹어지게 한다

윗니가 아랫니를 덮는 정상적 교합을 새롭게 창조

고딕아치를 이용하여 교합을 새로 창조했다. 환자 BSJ 의사 명의

이 환자는 누워서 하지 않고 앉아서 했다. 그런데 1절에 나온 환자처럼 왁스림으로 하지 않고 고딕아치를 썼다.

교합을 창조하여 턱위치를 결정하는 중요한 상황

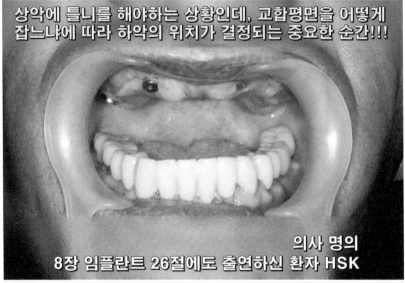

상악에 틀니를 해야하는 상황인데, 교합평면을 어떻게
잡느냐에 따라 하악의 위치가 결정되는 중요한 순간!!!

의사 명의
8장 임플란트 26절에도 출연하신 환자 HSK

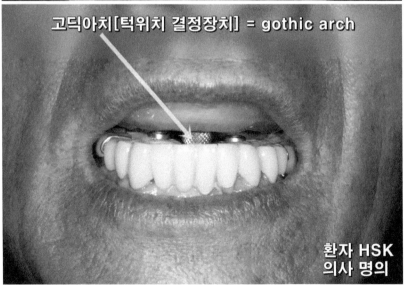

고딕아치[턱위치 결정장치] = gothic arch

환자 HSK
의사 명의

왁스림은 기공료가 없지만, 고딕아치는 제작비가 따로 든다. 그래서 조건이 맞
는 환자만 하게 된다.

고딕아치 = 턱의 운동경로 & 최적위치를 찾는 도구

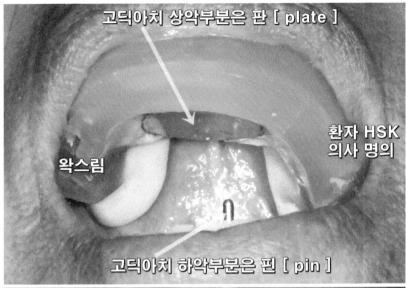

고딕아치 상악부분은 판 [plate]

환자 HSK
의사 명의

왁스림

고딕아치 하악부분은 핀 [pin]

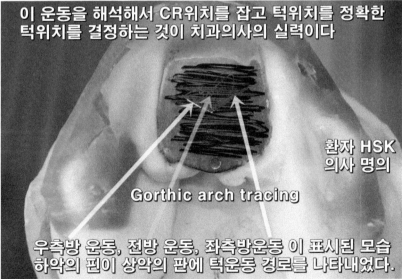

이 운동을 해석해서 CR위치를 잡고 턱위치를 정확한 턱위치를 결정하는 것이 치과의사의 실력이다

환자 HSK
의사 명의

Gorthic arch tracing

우측방 운동, 전방 운동, 좌측방운동 이 표시된 모습 하악의 핀이 상악의 판에 턱운동 경로를 나타내었다.

턱위치를 결정하는 최상의 도구인 고딕아치로 쓰고, 생체근육반응검사로 미세하게 찾아주면 현존 인류 최고 기술이다.

전 신 치 의 학

· 3부 ·
턱관절과 전신증상, 미백, 앞니성형

　턱관절치료는 유형에 맞게 해야 한다. 무조건 스플린트, 교정하는 게 아니다. 2부 9장 14, 15절과 함께 보길 바란다.

　치아미백은 의사의 기술력을 필요로 하지 않는다. 약품으로 하는 거라 실력의 차이가 없다. 그리고 앞니를 예쁘게 한다고 치아를 삭제하여 라미네이트나 보철 하는 행위는 치과의 상업적 목적인 경우가 많으므로 최대한 하지 않는 게 좋다.

의료계에서 의학적 근거가 없는 치료를 하는 의사들이 너무나 많다! 턱관절은 교합을 개선시켜야 완치된다. 치과의사만이 할 수 있다.

의학에서 암수술을 하면 보통 5년 생존율을 본다. 의학적 근거란 특정치료를 일정기간 시행하고 종료 후 최소 5년 이상 환자의 호전상태가 유지되는 걸 말한다.

A수술법으로 암수술을 하고 나서 환자가 사망하지 않고 5년간 건강하게 생존하고 있다면, A수술법은 의학적 근거가 있는 수술방법이다. 나는 의학치료가 5년 성공률이 80%는 넘어야 의학적 근거도 있고 할만한 치료법이라고 생각한다.

내가 볼 때, 턱관절병의 치료법으로 구강내과의 스플린트 치료법이나 한의사들의 FCST 기법은 의학적 근거가 없다.

내가 둘 다 공부를 해봤는데, 양측 모두 의학적 근거를 제시하지 못하기 때문이다. 다시 말해 1년이든 2년이든 치료기간을 설정하고, 치료기간이 끝나면 치료를 중단하고 가만히 환자를 놔두었을 때 5년간 유지가 안 되기 때문이다.

교정치료는 턱관절병 치료에 있어서 의학적 근거가 있다. 교정 고수가 턱관절환자의 전체 치아를 교정해 교합을 완성하고 나서 교정 종료 후 5년에서 40년 정도 턱관절병이 재발하지 않고 계속 유지시킨 의학적 근거가 이미 있다.

교정치료처럼 교합의 구조를 바꾸어야 치료가 된다. 구강 내 장치를 끼우면 끼울 때만 효과가 있고 빼면 증상의 개선 없이 똑같은 하나마나 한 치료법이 된다. 그렇다고 모든 환자가 교정치료가 필요한 건 아니다. 교합간섭제거나 견치유도레진을 통해 교합구조만 개선해도 완치 가능한 환자도 많다.

턱관절병은 교합구조의 불균형이 제1원인이므로 교합구조를 직접 개선시켜야 완치된다. 스플린트, 임시고무장치, 경추교정, FCST, 근육마사지를 한다고 고쳐지지는 않는다. 그러한 치료는 치료받을 때만 증상이 완화되므로 "치료"가 아닌 "증상완화"에 불과하다. 엉뚱한 데서 치료비와 시간만 낭비하지 말자!

1절 유형1 교합간섭으로 인한 턱관절병

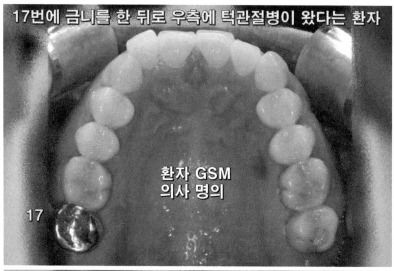

17번에 금니를 한 뒤로 우측에 턱관절병이 왔다는 환자

환자 GSM
의사 명의

17

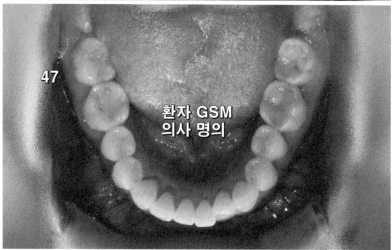

47

환자 GSM
의사 명의

원인인 금니의 교합간섭만 제거하면 완치될 환자이다.

유형1은 구치부의 교합간섭만 있는 경우로서
교합간섭제거술을 시행하면 완치된다

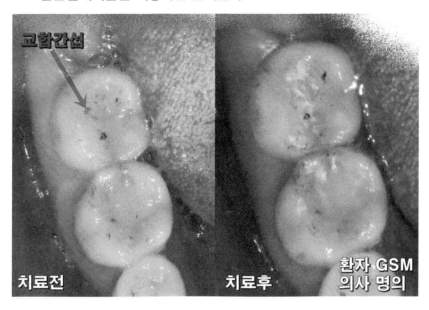

교합간섭

치료전   치료후   환자 GSM
의사 명의

금니를 하고 나서 턱관절이 생겼으므로 제1원인이 금니이다. 그러므로 금니의 교합을 맞춰주면 즉시 완치된다. 이 환자의 경우는 금니에는 교합지가 잘 찍히지 않아서 대합치인 자연치의 교합면을 삭제하여 치아의 교합을 맞춰주었다.

어떤 환자들은 교합간섭이 있어도 턱관절병이 생기지 않기도 하는데, 그건 그 환자들이 근골격계가 튼튼하기 때문이다. 이 환자는 대전에서 영광까지 찾아왔는데, 지역 내 치과를 돌아다녀 봐도 스플린트를 끼워주는 것 말고는 아무것도 해주지도 않아서 인터넷 검색을 하다가 오게 되었다. 교합간섭 제거만으로 완치가 되었다.

일부 치과에서는 이렇게 치료하면 수익이 안 나서인지 몰라도 자꾸 스플린트나 교정을 권하는데, 작은 문제는 작게 해결하면 되지 큰 공사를 해서 해결하려는 태도는 과잉진료이다.

턱관절 & 앞니

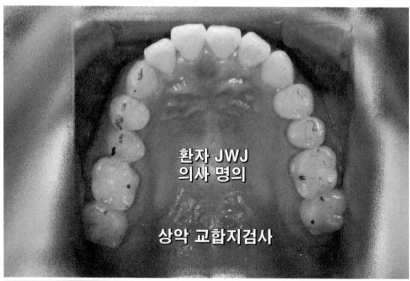

환자 JWJ
의사 명의

상악 교합지검사

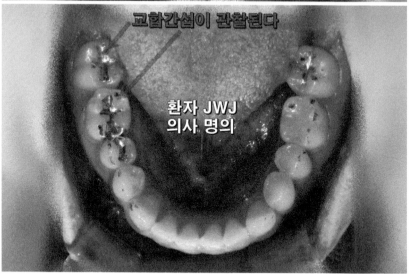

교합간섭이 관찰된다

환자 JWJ
의사 명의

46번에 생긴 교합간섭의 근본원인은 우측의 사진에서 보듯 13번의 교합유도 기능에 문제가 생긴 것이다.

유형2는 교합유도[턱관절유도]에 기능적 문제

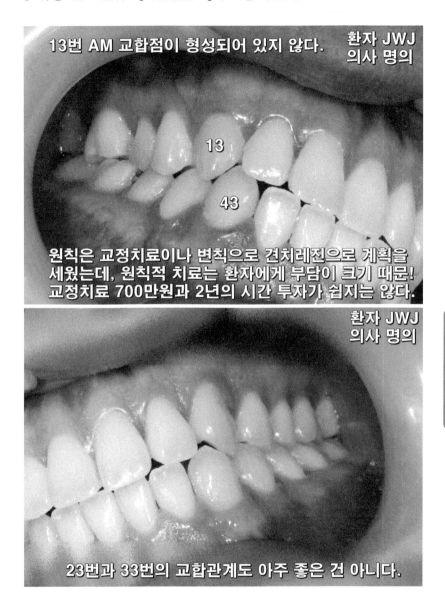

13번 AM 교합점이 형성되어 있지 않다.

환자 JWJ
의사 명의

13

43

원칙은 교정치료이나 변칙으로 건치레진으로 계획을
세웠는데, 원칙적 치료는 환자에게 부담이 크기 때문!
교정치료 700만원과 2년의 시간 투자가 쉽지는 않다.

환자 JWJ
의사 명의

23번과 33번의 교합관계도 아주 좋은 건 아니다.

턱
관
절
&
앞
니

이러한 교합을 가진 턱관절환자는 교정을 하는 것이 원칙이나 환자의 빠른
치료를 위해 교합치료를 통해 해결하였다.

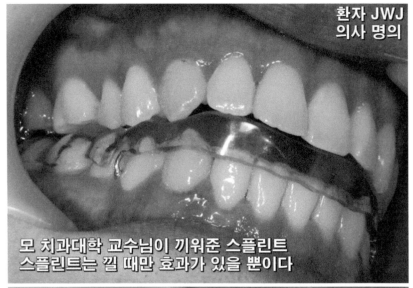

환자 JWJ
의사 명의

모 치과대학 교수님이 끼워준 스플린트
스플린트는 낄 때만 효과가 있을 뿐이다

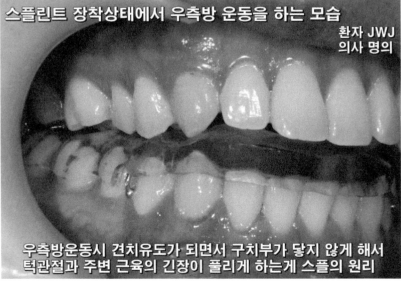

스플린트 장착상태에서 우측방 운동을 하는 모습

환자 JWJ
의사 명의

우측방운동시 견치유도가 되면서 구치부가 닿지 않게 해서
턱관절과 주변 근육의 긴장이 풀리게 하는게 스플의 원리

휠체어[보행체험장치]를 탄다고 다리가 낫는 것이 아니듯 교합구조 개선 없이
스플린트 쓴다고 턱관절이 낫는 게 아니다.

교합구조를 개선시켜야 턱관절을 고칠 수 있다

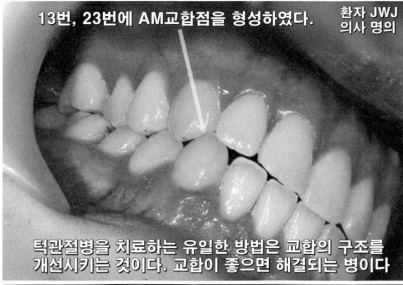

13번, 23번에 AM교합점을 형성하였다.　환자 JWJ 의사 명의

턱관절병을 치료하는 유일한 방법은 교합의 구조를 개선시키는 것이다. 교합이 좋으면 해결되는 병이다

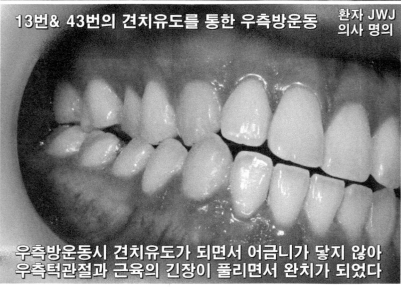

13번& 43번의 견치유도를 통한 우측방운동　환자 JWJ 의사 명의

우측방운동시 견치유도가 되면서 어금니가 닿지 않아 우측턱관절과 근육의 긴장이 풀리면서 완치가 되었다

서울 모치대 교수에게 1년간 치료받다 안 돼서 왔다. 치료 당일 환자가 오징어를 씹어도 아프지 않도록 치료를 완료했다.

턱
관
절
&
앞
니

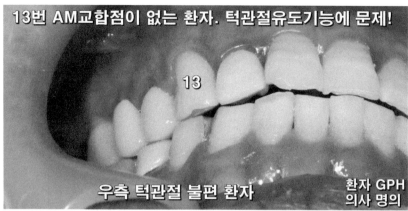

13번 AM교합점이 없는 환자. 턱관절유도기능에 문제!

13

우측 턱관절 불편 환자

환자 GPH
의사 명의

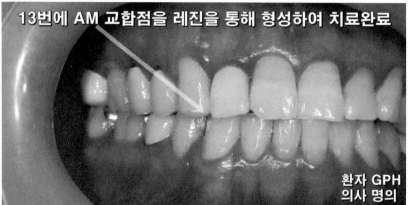

13번에 AM 교합점을 레진을 통해 형성하여 치료완료

환자 GPH
의사 명의

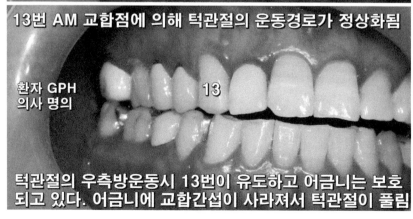

13번 AM 교합점에 의해 턱관절의 운동경로가 정상화됨

환자 GPH
의사 명의

13

턱관절의 우측방운동시 13번이 유도하고 어금니는 보호
되고 있다. 어금니에 교합간섭이 사라져서 턱관절이 풀림

좌측환자 GPH는 서울 모 치대 교수님께 계속 근육마사지만 받다가 끝이 없을 거 같다며 나를 찾아와서 치료하였다.

▌ 광주광역시의 좌측 턱관절환자

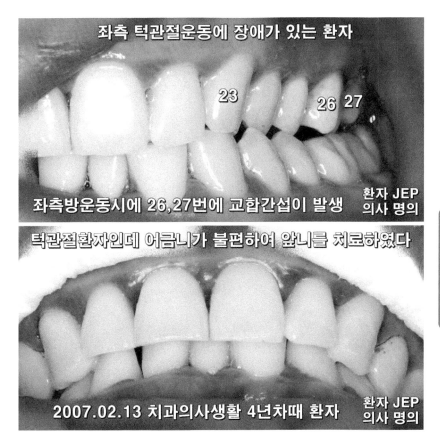

좌측 턱관절운동에 장애가 있는 환자

23   26 27

좌측방운동시에 26,27번에 교합간섭이 발생   환자 JEP 의사 명의

턱관절환자인데 어금니가 불편하여 앞니를 치료하였다

2007.02.13 치과의사생활 4년차때 환자   환자 JEP 의사 명의

이 환자는 본인이 턱관절환자라는 사실도 모르고 있었다. 나는 치과의사 면허 딴 지 4년도 안 돼서 환자가 말하지 않아도 먼저 찾아내서 교합과 턱관절환자를 고쳐주고 있었다.

명심하라! 교합구조를 바꾸는 치과치료만이 턱관절치료의 유일하고 의학적 근거가 있는 치료라는 걸.

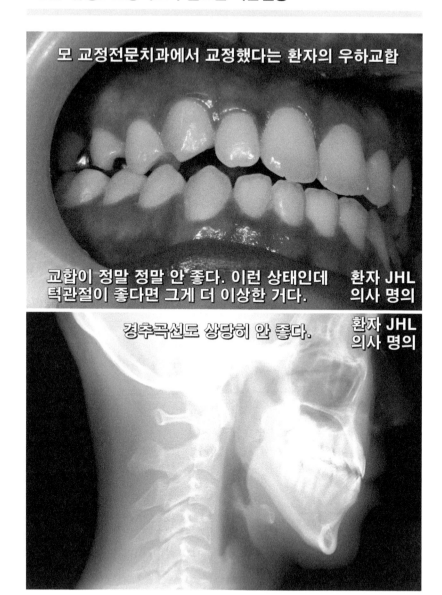

모 교정전문치과에서 교정했다는 환자의 우하교합

교합이 정말 정말 안 좋다. 이런 상태인데 턱관절이 좋다면 그게 더 이상한 거다. 환자 JHL 의사 명의

경추곡선도 상당히 안 좋다. 환자 JHL 의사 명의

환자는 교정 후에 턱관절과 목, 어깨통증으로 대학병원 두 군데에 가서 물어봤지만, 그냥 조심해서 살라고 환자를 포기했다.

TAO 교정기술을 이용하여 현재 치료 중

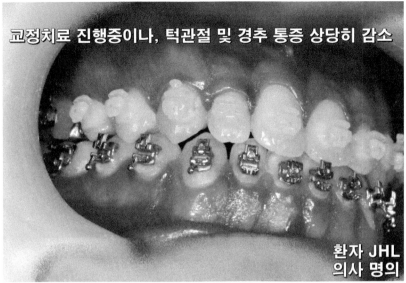

교정치료 진행중이나, 턱관절 및 경추 통증 상당히 감소

환자 JHL
의사 명의

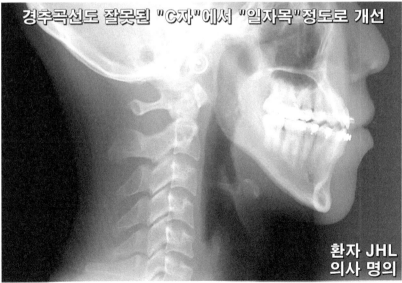

경추곡선도 잘못된 "C자"에서 "일자목"정도로 개선

환자 JHL
의사 명의

턱관절 & 앞니

내가 재교정치료를 진행 중이며, 환자 말이 "이제는 목을 움직여도 소리도 안나고 안 아프다."라고 한다.

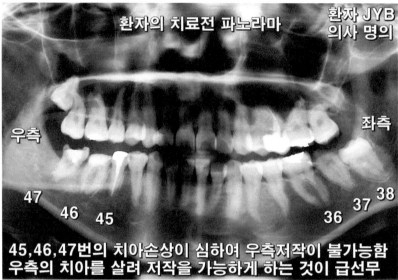

환자의 치료전 파노라마   환자 JYB 의사 명의

우측   좌측

47   38
46   45   36   37

45,46,47번의 치아손상이 심하여 우측저작이 불가능함
우측의 치아를 살려 저작을 가능하게 하는 것이 급선무

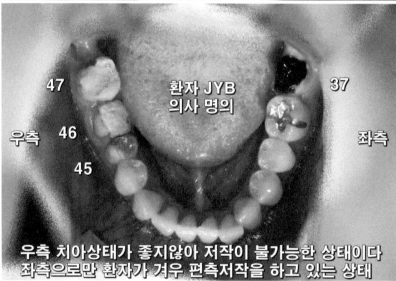

47   환자 JYB 의사 명의   37

우측   46   좌측
45

우측 치아상태가 좋지않아 저작이 불가능한 상태이다
좌측으로만 환자가 겨우 편측저작을 하고 있는 상태

부산 환자인데 타치과에서 37, 46, 47번은 빼고 임플란트하자고 했다. 좌측 턱관절이 아픈 건 우측으로 못 씹어서 그런 거다.

좌우로 똑같이 잘 씹게만 해도 턱관절은 고쳐진다

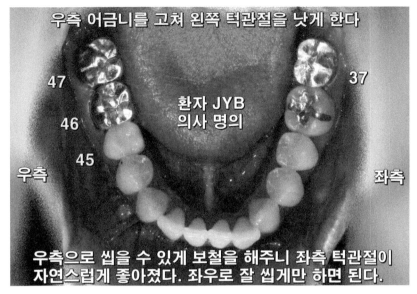

우측 어금니를 고쳐 왼쪽 턱관절을 낫게 한다

47

37

환자 JYB
의사 명의

46

45

우측

좌측

우측으로 씹을 수 있게 보철을 해주니 좌측 턱관절이
자연스럽게 좋아졌다. 좌우로 잘 씹게만 하면 된다.

왼쪽 턱관절환자인데, 목&어깨 통증, 팔저림, 두통, 안면비대칭, 척추와 골반의 틀어짐 등등 온갖 전신증상을 다 가지고 있다고 한다. 환자는 원래 스플린트를 끼우다가 효과가 없어서 나를 찾아온 것이다. 스플린트는 교합체험장치인데, 그런 것 필요 없다. 우측으로 못 씹으니 빨리 우측으로 씹게 하면 좌측 턱관절이 자연스럽게 풀리는 것이다. 우측 다리가 고장 나서 좌측으로만 걷는 환자가 아프다면 빨리 우측 다리를 고쳐서 양쪽으로 걸을 수 있게 하는 게 급선무인 것과 같다.

이런 환자에게 스플린트를 끼우라는 행위는 휠체어를 주는 것과 같다. 우측 다리를 못 쓰고 좌측으로만 걷는 환자가 좌측 다리가 아프다고 하니까, 우측다리는 안 고치고 휠체어를 주면서 이렇게 하면 좋아진다고 하는 꼴이다. 물론 이 환자는 우측으로 씹기 시작하면서 증상이 사라졌다. 그냥 양쪽 어금니로 잘 씹게만 하면 자연스럽게 해결된다.

턱관절 & 앞니

5절 유형5 스플린트가 필요한 턱관절병

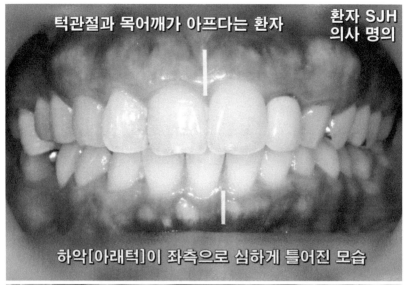

턱관절과 목어깨가 아프다는 환자   환자 SJH 의사 명의

하악[아래턱]이 좌측으로 심하게 틀어진 모습

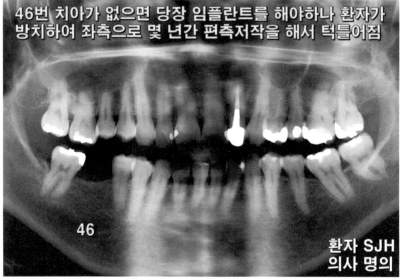

46번 치아가 없으면 당장 임플란트를 해야하나 환자가 방치하여 좌측으로 몇 년간 편측저작을 해서 턱틀어짐

46

환자 SJH 의사 명의

이렇게 심하게 틀어진 경우라면 스플린트라는 임시교합장치를 끼워 통증을 없애주고 턱위치를 바로 잡을 수도 있다.

턱이 너무 심하게 틀어진 경우엔 일단 스플린트를 할 수는 있겠으나, 그 뒤에 교정치료까지 해야 한다

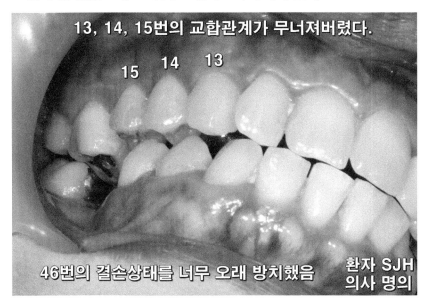

13, 14, 15번의 교합관계가 무너져버렸다.
15 14 13
46번의 결손상태를 너무 오래 방치했음 환자 SJH
의사 명의

턱관절 & 앞니

　턱관절병은 최소의 치료로 막는 게 환자에게 좋다. "유형1 교합간섭제거", "유형2 견치레진"에서 끝내는 것을 가장 추천한다. 아주 어쩔 수 없거나 꼭 필요한 경우에만 "유형3 교정치료"까지 가야 한다. 그런데 이 환자 SJH 같은 분은 목, 어깨가 당장 아파서 힘들어하신다. 이런 경우에 바로 교정치료를 해도 되나, 환자가 당장 증상개선을 원하신다면 스플린트를 끼워주어도 된다. 단, 스플린트를 끼우면서 의사는 환자에게 스플린트 이후 700만 원 넘는 전체 교정치료까지 받게 될 것이라고 반드시 진실을 이야기해 주어야겠다.

　환자가 46번 치아가 빠지고 나서 임플란트, 하다못해 브리지라도 해 넣었다면 턱이 이렇게까지 심하게 틀어지진 않았을 텐데, 환자가 방치하다가 전체구조가 망가져 매우 아쉽다.

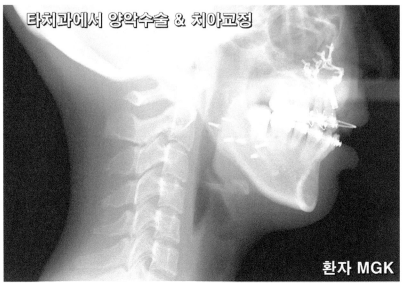

타 치과에서 양악수술 & 치아교정

환자 MGK

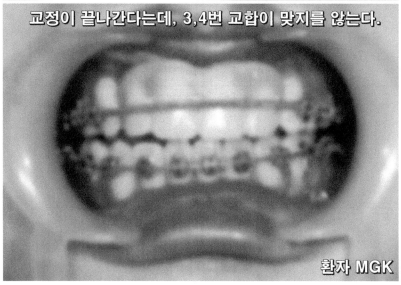

교정이 끝나간다는데, 3,4번 교합이 맞지를 않는다.

환자 MGK

인천 환자인데 안타까웠다. 양악수술까지 했는데 의사가 교합을 제대로 안 맞추고 이대로 끝내려 한다. 재교정해야 함!

교정으로 안 되면 최후의 방법으로 턱수술을 한다

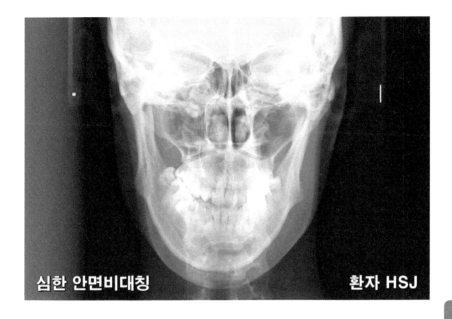

심한 안면비대칭   환자 HSJ

턱수술이 필요한 환자라 할지라도 일단은 교정을 통해 치아배열과 안면비대칭을 먼저 개선할 것을 추천한다. 왜냐면 교정이 잘 되면 턱수술이 필요 없게 될 수도 있기 때문이다.

위의 환자 HSJ는 의학적으로 성장이 완전종료되는 만 23세를 넘었다. 이 정도로 심한 치열부정교합으로 인한 안면비대칭과 턱관절병은 교정을 해 놓고 한계가 있을 경우에는 턱수술이 필요할 수 있다.

다시 한번 환자들을 위해 말하는 데, 제발 10대 초반에 포기하지 말고, 치과의사가 잘못된 이야기를 하면 듣지 말고, 교정을 잘하는 곳에서 교정을 시작하자! 인체의 성장이 남아있을 때 교정을 하면 치열도 안면대칭도 턱관절도 좋아질 수 있다. 턱수술을 피할 수 있는 방법이 있다.

7절 턱관절과 전신증상 [두통, 팔저림은 치과에서 고쳐야]

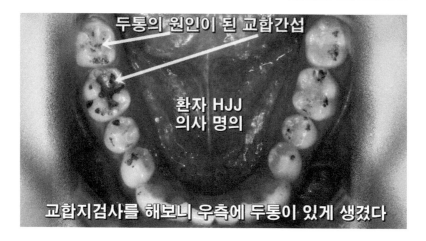

두통의 원인이 된 교합간섭

환자 HJJ
의사 명의

교합지검사를 해보니 우측에 두통이 있게 생겼다

우측 턱관절증상 & 두통 있다고 내원하여 1회 치료 후 두통이 80% 감소했고, 몇 번 더 치료해 결국 완치시켰다. 아말감도 제거해 주어야 한다.

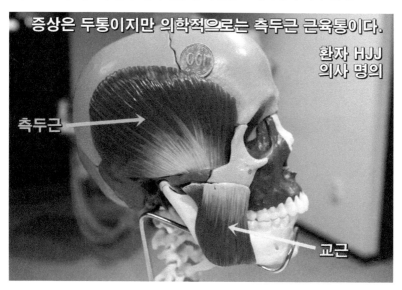

증상은 두통이지만 의학적으로는 측두근 근육통이다.

환자 HJJ
의사 명의

측두근

교근

환자가 쓰는 단어는 두통이지만 그는 실제 근육통이었다.
이런 두통환자는 생각보다 꽤 많은데, 치과의사만 고친다.

▌ 병원에서 못 고치는 목과 어깨 통증, 두통 같은 증상이 있다면 교합을 제대로 치료하는 치과의사가 고쳐야 한다. 치아가 원인이니까

좌측의 환자가 나를 찾아와 교합치료를 받지 않고, 구강내과에서 근육마사지를 하든가, 한의원에서 침을 맞게 되면 두통[실은 근육통]은 잠시 없앨 수는 있다. 하지만 그런 증상완화를 치료라고 생각해서는 안 된다. 나는 턱관절환자가 오면 절대로 근육마사지를 하지 않는다. 그런 거 안 해도 교합을 정상화시키면 근육이 자연스럽게 풀리는 데, 불필요한 행위에 시간 낭비하기 싫다. 턱관절의 원인이 근육이라고 잘못된 정보를 이야기하는 의사들이 너무 많아서 그게 오류라는 걸 알리기 위해서라도 나는 절대로 안 하고 고치려고 한다.

▌ 팔이 저린 것은 사각근 증후근이다.

아래 환자 JYB는 턱관절 유형4에 나왔던 환자이다.

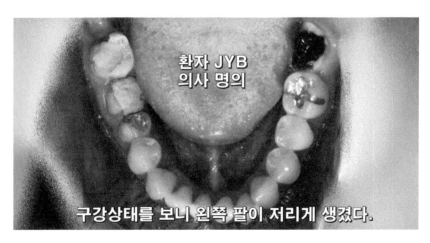

환자 JYB
의사 명의

구강상태를 보니 왼쪽 팔이 저리게 생겼다.

왼쪽으로만 밥을 씹으면 좌측의 교근, 측두근이 긴장하는 것은 물론이고, 목과 어깨 근육들이 긴장을 하게 된다. 과긴장하게 되면 근육다발 사이의 신경들이 눌린다. 특히 팔신경이 눌리면 팔이 저리게 된다. 다음 쪽 사진을 보면 이해가 쉬울 거다.

8절 턱관절이 전신증상 일으키는 해부학적 원리
[교합, 턱관절, 경추는 인체 기능상 매우 중요]

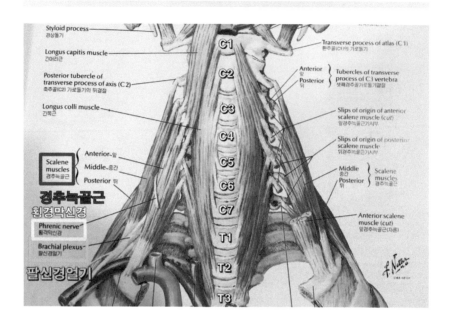

『원색인체해부학』은 전 세계 의사들이 공통으로 보는 해부학 교과서인데 25쪽에 나온 사진이다. C1부터 C7은 경추 1번부터 7번까지이고 T1부터는 흉추이다.

턱관절병 증상 중에 사각근 증후군[Scalene syndrome]이라는 게 있는데, 증상은 이렇다. 어깨, 팔, 손의 저림이나 마비감, 흉통, 호흡곤란, 수면장애가 일어난다. 원인이 뭘까? 위에 사진에 나와 있다. 팔신경 얼기가 경추늑골근 사이를 지나간다. 쉽게 말해 교합이 안 좋아서 목어깨근육이 긴장하면 팔신경 다발을 누르는 거다. 횡경막 신경이 눌려 기능이상이 생기면 호흡곤란이 오는 거다. "치과에서 이빨을 하고 나서부터 숨쉬기가 답답해요."라고 한다면, 환자를 사이코로 몰아서 신경정신과에 보낼 게 아니라 치료를 해줘야 한다.

턱관절에 문제가 생겼다는 건 경추2번이 틀어졌다는 말과 같다. 경추가 틀어지면 뇌척추신경계가 틀어지므로 전신증상이 나타나는 게 당연하다. 교합& 경추를 바로 잡아야 한다.

모든 질병은 임계점을 넘을 때 증상이 나타난다
예를 들어 오류합계점수가 100점 이상 시 증상 발현!

어떤 사각근 증후군 환자는 한의사가 목뼈를 꺾어 맞춰주는 '상부경추교정술'을 받고 좋아졌다. 어떤 환자는 치과치료를 받고 나서 좋아졌다. 어떤 환자는 의사를 안 만나고, 운동을 했더니 좋아졌다. 모든 환자는 각자 자기가 선택한 치료법이 옳다고 믿을 것이다. 그렇게 결론 내리면 그건 의학이 아니다. **어떤 방법을 써도 개선이 되는 건 임계점효과 때문이다.**

합계점수가 120점으로 팔이 저린 환자가 한의원에서 경추교정을 받으니 30점이 떨어져서 90점이 되면 증상이 사라지고, 한의사가 병을 고쳤다고 생각할 수 있다. 근데 치료를 안 받고 몇 주 지나면 다시 100~120점으로 올라가면서 증상이 생길 수도 있다. 문제는 한의원을 다니면서 계속 고가의 치료비를 내고 치료를 받지 않으면 그 상태가 유지가 안 된다는 거다.

합계점수가 120점인 어떤 환자는 전체 치아교정을 해서 교합을 완벽한 상태로 변화시켰더니 100점이 떨어져서 20점이 되면서 증상이 사라졌다. 시간이 지나 교합과 척추가 조금씩 틀어져서 40점으로 상태가 2배로 나빠졌지만 전혀 병원 갈 필요성을 못 느낄 수도 있다.

턱관절환자 중에 FCST 했다고 "효과가 있다."라고 느낀다면 그 사람들은 균형이 깨진 경추를 한 번에 맞췄기 때문이다. 카이로프랙틱으로 맞춰도 효과는 있다. 근데 그것도 거기까지만이다. 효과지속시간은 1시간 이내이다. 경추를 계속 꺾는다고 턱관절병이 고쳐지지는 않는다. 교합을 고쳐야 한다.

그럼 이제 왜 턱관절병이 구강내과나 한의원에서 완치가 불가능한지 의학적으로 생각해보자!

9절 턱관절치료의 의학적 검증 [스플린트, FCST]

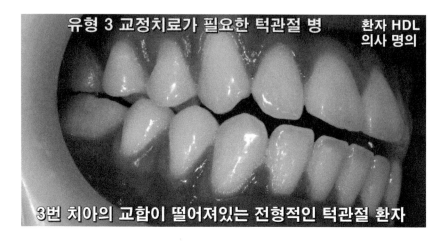

유형 3 교정치료가 필요한 턱관절 병 / 환자 HDL 의사 명의

3번 치아의 교합이 떨어져있는 전형적인 턱관절 환자

역삼동에서 온 23세 환자 HDL! 치과, FCST하는 한의원, 카이로프랙틱 등등 별걸 다 해도 턱관절이 전혀 고쳐지지 않아 나를 찾아왔다. 특히 "FCST에서 끼우라고 준 장치를 끼우고 나서 이빨이 다시 다 틀어졌어요."라고 증언했다.

위와 같은 경우 교정치료는 월 1회 내원으로 비용 700만 원대로 치료기간 2년 안에 끝나고 더 이상 어떤 추가치료를 받지 않아도 5년 이상 상태 유지가 가능하다.

교정치료, 스플린트, FCST 이 세 가지 치료법을 TV 방송국 같은 데서 환자 10명쯤 봐서 치료결과를 검증해봤으면 한다. 나랑 FCST 수장인 한의사와 맞대결해도 괜찮다. 못 고치는 쪽이 의사면허 반납하고 의료계를 떠나기로 했으면 한다.

그리고 FCST ○○○원장이 걸을 때 균형을 못 잡는 사람을 1분 안에 똑바로 걷게 하는 영상을 보여주는데, 그건 그 원장만 가능한 게 아니라 스플린트 연구하는 치과의사들도 할 수 있다. 환자 중에 인체균형에 예민한 0.1% 이내의 사람을 만나면 된다. TBA 같은 장치도 고무장치인데 판매가가 9만 원이나 하다니? 수입품 비슷한 장치도 5만 원 정도면 구매 가능하다.

FCST, 스플린트 하는 의사들에게 개인적인 감정은 없다. 다만 교합구조를 개선시키지 않는 그런 방법은 증상완화만 시킬 뿐 완치를 시킬 수 없다는 걸 분명히 말해 두고 싶다. 증상완화가 되면 환자를 완치시킨다고 잡고 있지 말고 교합을 제어할 수 있는 치과의사에게 보내는 게 좋겠다.

스플린트, FCST는 턱관절치료에 적합하지 않다
환자의 피해를 막기 위해 정확한 정보를 알린다

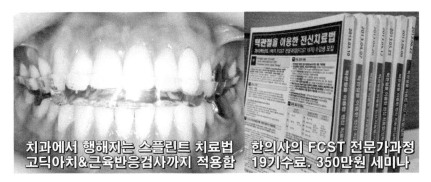

치과에서 행해지는 스플린트 치료법 / 한의사의 FCST 전문가과정
고딕아치&근육반응검사까지 적용함 / 19기수료. 350만원 세미나

나는 직접 해보고 나서 판단한다. 남의 주장은 일단 검증해본다. 스플린트 해 봤고, FCST 전문가과정 19기도 수료했다.

스플린트는 임시교합 체험장치이다. 교합을 체험해본다고 해서 턱관절병이 고쳐지지 않는다. 장치 빼면 원상복귀 된다. 원상복귀라도 되면 다행이다. 부작용인 개방교합의 위험성이 크다. [2부 9장 14절에 위험성을 경고해 두었다.]

FCST측은 턱관절병의 원인이 턱관절의 좌우가 높이가 달라서 발생한다고 믿고 있다. 실리콘장치를 써서 좌우높이를 맞추면 고쳐진다고 믿고 있다. 그럼 장치를 빼는 순간 치과 스플린트처럼 무의미해지는 것이다. FCST측이 사용하는 임시장치인 TBA, CBA는 사용할 때만 효과 있고 빼면 의미가 없다. 게다가 그런 장치를 오래 끼우면 환자가 가진 교합의 구조가 틀어져 버린다. FCST의 좌우 턱관절의 높이를 임시 실리콘장치에서 맞추고 경추를 꺾는 것은 증상완화에 불과하다. 당장 효과가 있는 것 같기는 하나 딱 거기까지다!

턱관절을 안정시키려면 스플린트, TBA, CBA 같은 인공적인 임시장치에서 안정시켜선 안 된다. 치아교정처럼 자연치아의 교합면에서 턱관절을 안정시켜야 영구적인 진짜 치료다!

턱관절 원인은 교합, 경추, 정신 3가지가 중심이다
그중에서 턱관절치료의 가장 핵심은 교합이다

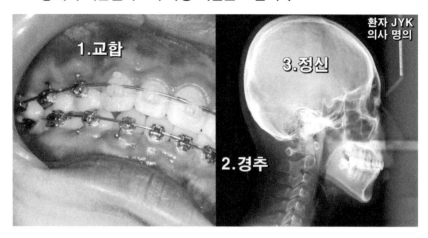

일부 치과의사들은 말도 안 되는 소리를 한다. KBS 생로병사의 비밀 「턱관절」편을 보니까 모 치대 교수님이 나와서 "턱관절의 가장 큰 원인은 스트레스이다." 라고 하셨다. 그럼 턱관절환자는 치과의사가 봐야 할 이유가 없다. 신경정신과에 가든가 마사지 잘하는 한의원에서 치료받으면 될 테니까.

그리고 스트레스를 받으면 양쪽 턱관절이 동시에 같은 강도로 아파야지 왜 한쪽 턱관절만 아프고 한쪽은 정상인 환자가 존재한단 말인가? 방송, 인터넷 정보에 쓸만한 게 없다.

<u>나는 턱관절병의 제1원인은 교합으로 60% 정도의 영향력을 가진다고 본다.</u>

턱관절의 운동경로를 제어하는 게 치아의 교합면이기 때문이다. <u>제2원인은 경추로 20%의 영향력을 가진다고 본다.</u> 경추가 좋지 않으면 목어깨 근육통이 생겨서 턱관절이나 심지어 어금니에 통증을 유발하기 때문이다. 3번째 원인으로 스트레스 및 기타요인을 이야기할 만하다.

교합이 좋아도 스트레스로 이 악물거나 수면 중 이갈이를 하면 통증이 유발되니까.

교합, 경추, 정신에 문제점이 있어도 턱관절증상이 없는 건 인체가 오류를 받아낼 수 있기 때문이다

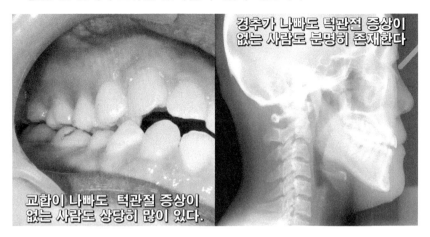

경추가 나빠도 턱관절 증상이 없는 사람도 분명히 존재한다

교합이 나빠도 턱관절 증상이 없는 사람도 상당히 많이 있다.

위 사진의 환자는 교합도 경추도 안 좋은데, 턱관절증상을 호소하지 않았다. 교합, 경추, 정신적 스트레스 세 가지 부분에서 문제가 있어도 턱관절증상이 없는 환자가 더 많다. 왜일까? 그건 인체가 오류를 어느 정도는 받아낼 수 있기 때문이다. 그리고 턱관절환자들을 의사로서 고쳐주는 것은 올바른 일이나 일부 정신적 문제가 심한 환자들은 사소한 오류를 가지고 지나치게 증상을 과장하기도 한다. 조심해야 한다.

마지막으로, 구강내과의사 & 한의사들에게 분명히 말해둔다. 여러분의 치료가 다 무의미한 건 아니다. 턱관절병 치료 초기에는 의미가 있다. 하지만 그런 방법으로 턱관절병이 영구적으로 치료될 거라고 생각지 마라! 내가 틀렸다면, 본인들의 주장을 입증할 의학적 근거를 대 봐라. 턱관절치료 종료 후 5년 이상 유지되는 임상증례를 제시해보길 바란다. 5년 유지되는 검증자료를 못 대면 그건 치료법이 아니라 증상완화에 불과한 것이다.

10절 스플린트, 한의사가 병을 악화시키는 이유와 바른 치료

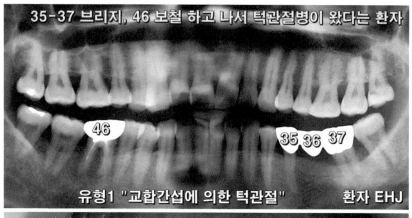

35-37 브리지, 46 보철 하고 나서 턱관절병이 왔다는 환자

유형1 "교합간섭에 의한 턱관절"　　환자 EHJ

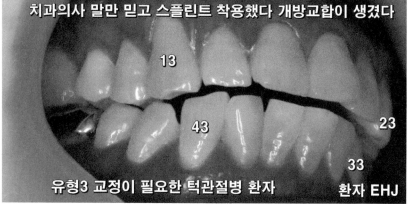

치과의사 말만 믿고 스플린트 착용했다 개방교합이 생겼다

유형3 교정이 필요한 턱관절병 환자　　환자 EHJ

환자 EHJ는 보철하다가 턱관절병이 생겼다고 한다. 처음부터 보철의 교합을 맞춰 줬으면 턱관절병이 안 생겼을 것이다. 그런데, 교합도 제대로 못 맞추고 무조건 스플린트를 끼우라고 했단다. 9달간 치과의사 말만 믿고 끼웠다가 앞니가 물리지 않게 되어 버렸다. 유형1의 상태를 유형3으로 악화시켜버렸다. 이젠 13번과 43번이 물리지 않으니 교정치료까지 해야 할 정도로 교합이 악화되어 교합병신을 만들어 놨다.

우측은 한의사가 교합을 망가뜨리는 경우를 보여주고 있다.

한의사나 의사는 턱관절치료를 할 수 없다

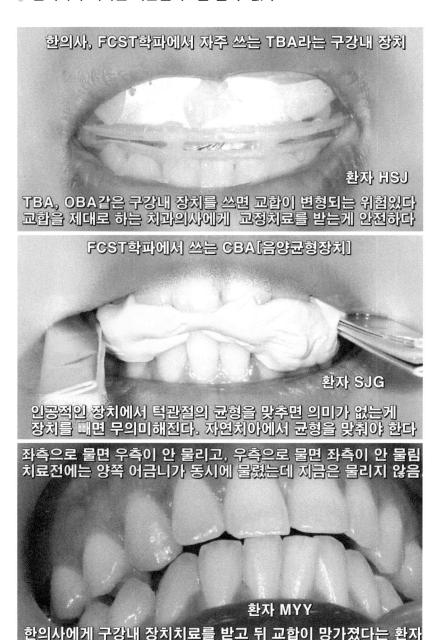

한의사, FCST학파에서 자주 쓰는 TBA라는 구강내 장치

환자 HSJ

TBA, OBA같은 구강내 장치를 쓰면 교합이 변형되는 위험있다
교합을 제대로 하는 치과의사에게 교정치료를 받는게 안전하다

FCST학파에서 쓰는 CBA[음양균형장치]

환자 SJG

인공적인 장치에서 턱관절의 균형을 맞추면 의미가 없는게
장치를 빼면 무의미해진다. 자연치아에서 균형을 맞춰야 한다

좌측으로 물면 우측이 안 물리고, 우측으로 물면 좌측이 안 물림
치료전에는 양쪽 어금니가 동시에 물렸는데 지금은 물리지 않음.

환자 MYY

한의사에게 구강내 장치치료를 받고 뒤 교합이 망가졌다는 환자

턱관절 & 앞니

치과의 스플린트나 한의사, FCST의 구강내 장치나 인공적인 장치를 쓰면 교합은 더 악화된다

한국에 유독 갑상선암이라고 해서 제거해버리는 시술이 많은데, 갑상선을 제거하면 환자는 평생 약에 의존해서 살아야 하고 그 의사를 평생 찾아와야 한다. 노예가 되는 것이다.

스플린트도 비슷하다. 환자가 스플린트를 끼워서 적응이 되면 몸도 거기에 적응이 되어 버린다. 그러면 스플린트에 의존하게 된다. 정말 무섭고 지독한 수법이다.

TV방송에 나온 턱관절을 교정한다는 모 치과의사는 자신을 찾아오는 턱관절 환자에게 무조건 300만원이 넘는 스플린트를 권한다. 안경처럼 스플린트를 끼고 살면 된다나! 미친 소리다. 그 돈 있으면 몇 백만원만 더 모아서 정식으로 교정치료를 하면 된다. 그 치과의사는 본인이 교정치료도 못하고, 교합도 잘 모르면서 환자에게 무조건 스플린트만 권하면서 돈만 벌려고 하고 있다.

FCST를 배운다는 한의사들이나 치과의사들도 많은데, 그러한 치료는 턱관절병의 증상완화효과는 있지만, 정식 치료법이라고 부를 수 없다는 걸 알아야 한다.

스플린트, FCST 구강내 장치, 둘 다 턱관절병을 고치는 치료가 될 수 없다. 그러한 인공적인 임시 휠체어 같은 장치로 턱관절병을 치료할 수 있다고 환자들을 현혹하면 안된다. 인공적인 장치위에서 턱관절의 균형을 맞춘다고 해도 그 장치를 빼면 다시 하나마나 한 치료가 된다. 심지어 그런 장치들은 교합을 영구적으로 변형시키는 무서운 부작용까지 가지고 있다. 장치를 빼면 잘해야 원상복귀가 되거나 아니면 교합변형이 오는데, 그걸 치료라고 하면서 환자에게 고가의 치료비를 받는가? 증상완화치료를 비싸게 받는 건 비합리적이다.

턱관절병의 바른 치료는 교합구조를 정상화시키고 경추를 바로 잡고, 정신적 스트레스를 없애야 한다

보통 환자가 턱관절이 안 좋다고 하면 많은 치과의사들은 어찌할 바를 모르고 두려운 나머지 회피하기 급급하다. 턱관절 환자를 대학병원이나 스플린트하는 치과에 보낸다. 그런데 문제는 그런 턱관절 환자를 의뢰받은 최종의료기관인 대학병원 구강내과에서도 진단을 제대로 못 한다. 대학교수들도 마찬가지이다. 명의처럼 유형1부터 유형6까지 분류해서 치료법을 말해주지를 못한다. 무조건 스플린트부터 끼우고 본다. 그러다가 교합변형이 안 오면 다행이고, 교합변형이 오면 그냥 환자를 방치하거나 교정까지 하게 만든다. 환자들은 턱관절전문이라는 곳에서 스플린트나 마사지만 받게 되는데, 치료받을 때만 좀 증상이 완화되고 치료를 안 하면 똑같다. 하나마나 하고 완치가 안 된다. 그래서 치과가 아닌 다른 곳을 찾게 된다. 한의원이나 기타 등등

명의가 말하는 턱관절병의 바른 치료

1. 교합의 문제를 해결하고, 필요시 구조를 개선시킬 것
   [2부 9장 4절처럼 교합을 만들면 완벽하다]

2. 경추구조를 개선시킬 것

3. 정신적 스트레스를 개선시킬 것

4. 운동을 해서 근력을 키우고 좋은 자세를 만들 것
   [대부분의 사람들이 교합이 나빠도 턱관절병이 발생하지 않는 것은 신체구조가 튼튼하기 때문이다.]

1절 Home bleaching

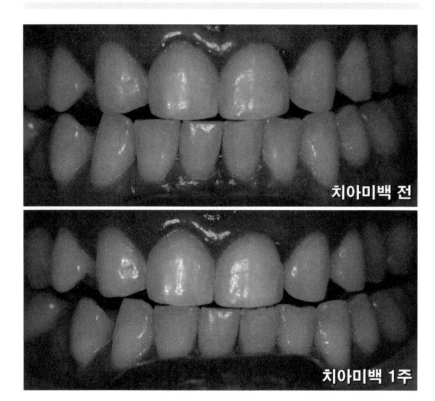

치아미백 전

치아미백 1주

치아미백! 별거 없다. 그냥 치아 표면에 과산화수소용액을 접촉시키면 변색된 입자가 빠지는 거다. 빨래를 과산화수소 용액에 담가놓으면 하얗게 표백되는 거나 치아미백 하는 거나 같다. 미백한 치아와 미백하지 않은 치아의 비교를 위해서 상악치아만 미백을 하고 하악치아는 미백을 하지 않았다.

자가미백은 치과가 아닌 집에서 환자 스스로 하는 미백이고, 전문가미백은 치과에서 하는 미백이다. 보통 치아미백은 4주를 해서 하얗게 되는 게 총 미백량이 100%라면 첫 1주일에 70%가 되고 2, 3, 4주 동안 남은 30%가 진행된다.

▌ Home bleaching [자가미백]

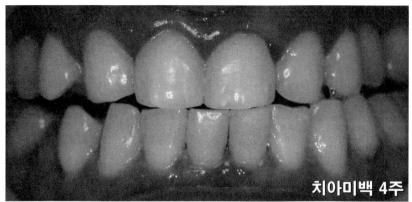

치아미백 4주

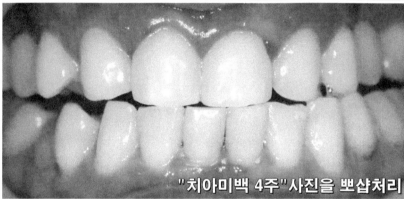

"치아미백 4주"사진을 뽀샵처리

전문가미백과 같이 하면 비용은 상승하고, 치료기간을 단축시킬 수는 있다. 자가미백은 4주 정도면 완료된다. 위와 아래는 같은 사진이다. 위에 사진이 원본에 가깝고, 아래는 하얗게 왜곡시킨 사진이다. 모델이 없어 내 치아로 했다. 미백을 상악만 했으니 하악과 비교해서 보면 된다.

사실상 미백은 치과의사의 실력차가 없다. 왜냐면 약품을 치아표면에 적용하여 표백하는 것이므로 교합을 만드는 과정처럼 치과의사의 손기술이 들어가는 과정이 전혀 없기 때문이다. 기본적 술식만 지키면 거기서 거기다.

*촬영은 TCD 방법으로 했고, 마지막 사진은 밝게 변환했다.

투박하지만 매우 현실적인 사진이다.

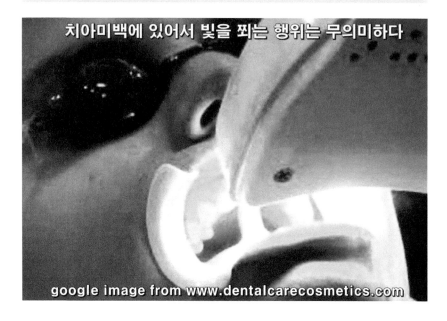

치아미백에 있어서 빛을 쬐는 행위는 무의미하다

google image from www.dentalcarecosmetics.com

치아미백은 과산화수소가 하는 것이다. 그러므로 빛 하고는 아무 관계가 없는데 환자들이 빛을 안 쬐주면 미백이 안 된다고 오해한다. 치과의사들은 어쩔 수 없이 1,000~2,000만 원짜리 광중합기를 사기도 한다. 의사들도 업체에게 속아서 사는 경우가 참 많다. 나는 직접 타치과에서 치아미백을 받을 때, 빛을 쪼이지 말라고 요구했다. 효과도 없고 치아에 열자극만 준다.

한국 식약청에서는 2013년쯤 치아미백제로 과산화수소 15% 이내로 사용하라고 지시하였다. 한국 소비자들만 불편해지고 치료효과가 나빠졌다. 유럽, 미국 및 외국에서는 치아미백제가 의약품이 아닌 화장품으로 분류되어 30~35% 과산화수소를 치과에서 사용하는데, 한국은 그걸 쓰면 불법의료가 된다. 15% 짜리를 쓰면 치과에서 전문가미백을 하는 게 무의미해진다. 1절에 나온 자가미백제의 농도가 15%다. 탁상공론으로 환자와 치과의사만 불편해졌다.

▌ Office bleaching [전문가 미백]

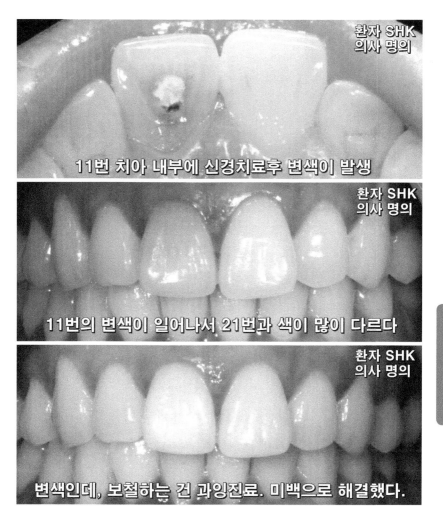

환자 SHK 의사 명의

11번 치아 내부에 신경치료후 변색이 발생

환자 SHK 의사 명의

11번의 변색이 일어나서 21번과 색이 많이 다르다

환자 SHK 의사 명의

변색인데, 보철하는 건 과잉진료. 미백으로 해결했다.

좌측은 "생활치 미백", 위의 경우는 "실활치 미백"이다. 실활치란 신경이 죽은 치아를 말한다. 이런 경우 치과에서 변색되었다고 보철하자고 한다면 과잉진료이다. 치아미백을 통해 변색을 해결한 뒤에 치아 내부를 post & resin으로 막아서 더 이상 변색이 진행되지 않도록 치료하면 되지 보철을 할 필요가 없다. 보철은 치아 파손이 심해 어쩔 수 없을 때 한다.

3절 앞니성형과 심미보철에 관한 명의의 충고

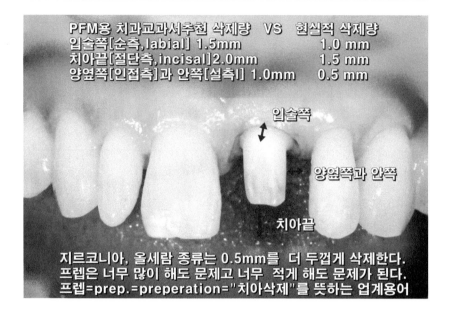

PFM용 치과교과서추천 삭제량 VS 현실적 삭제량
입술쪽[순측,labial] 1.5mm   1.0 mm
치아끝[절단측,incisal]2.0mm   1.5 mm
양옆쪽[인접측]과 안쪽[설측] 1.0mm   0.5 mm

입술쪽

양옆쪽과 안쪽

치아끝

지르코니아, 올세람 종류는 0.5mm를 더 두껍게 삭제한다.
프렙은 너무 많이 해도 문제고 너무 적게 해도 문제가 된다.
프렙=prep.=preperation="치아삭제"를 뜻하는 업계용어

　치과에서 가장 손쉽게 수익을 올릴 수 있는 항목이 바로 앞니보철이다. 가장 어렵게 수익을 올리는 항목이 6, 7번 어금니에 보철하는 것이다. 의사입장에서 안쪽에 7번 치아를 깎는 게 편할까? 앞니를 깎는 게 편할까? 앞니보철이 돈벌기가 제일 편하니까 자꾸 보철하라고 환자를 부추기고, 광고를 한다. 문제는 앞니라는 게 어금니에 금니를 할 때보다 치아삭제량이 엄청 많다는 것이다. 위에 사진처럼. 어금니 금니는 최소두께 0.3~0.5mm만 깎아도 금니에 문제가 발생하지 않게 할 수 있는데, 앞니는 포세린을 해야 하는 데 보철제작에 필요한 최소 삭제두께가 위의 사진과 같다. 0.5~1.0mm를 삭제하고, 고가의 심미보철인 올세라믹 같으면 1.5~2.0mm까지 삭제하는 부분도 있다. 앞니의 색과 모양을 정확하게 재현하기 위해서 그렇다. 이러한 행위자체가 치아건강에 당연히 좋지 않다. 어려서 교정을 하는 게 훨씬 건강에 좋다.

보철은 자연치를 손상시킨다. 최대한 안 해야 한다

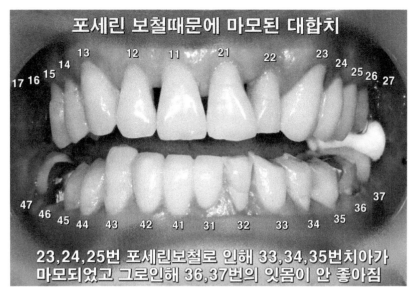

포세린 보철때문에 마모된 대합치

23,24,25번 포세린보철로 인해 33,34,35번치아가
마모되었고 그로인해 36,37번의 잇몸이 안 좋아짐

[치과시크릿 1편 2부 5장 1절에 더 자세히 해설했다.]

보철의 문제는 그 자체치아만 삭제하는 데 있는 게 아니라 맞닿는 대합치나
주변치아까지 손상시키는 "구강내 파괴장치"로 작동할 수도 있다. 33, 34, 35
번 치아를 봐라! 대합치인 위에 보철한 23, 24, 25번 포세린 때문에 완전히 마
모되었다.

나처럼 환자를 진정 사랑하는 치과의사라면
최대한 보철을 안 하려고 노력한다.

아 참, 그리고 웬만하면 앞니가 벌어져도 3번 치아는 보철하지 않아야 한다.
「치과시크릿 1편 2부 5장 1절」에 설명해놓았다.

· 4부 ·
치과의 과잉진료와 대처법

1장 교합병인데 불필요하게 신경치료 후 보철하기

2장 금 간 치아[Crack tooth]에 대한 의학적 검증

3장 정지성 충치라 치료가 불필요한데 하는 경우

4장 살릴 수 있는 치아를 빼는 경우

5장 최소 아닌 최대진료를 통한 과잉진료 및 기타

치과시크릿 3부까지는 의사로서 의학적이고 중대한 정보를 객관적으로 서술하느라 직설적인 발언, 독설을 최대한 자제하였다. 나름대로 많이 참았다. 4부부터는 표현을 함에 있어 참지 않을 것이다. 왜냐면 너무 돌려서 말하거나 부드럽게 말하면 환자들이 이게 뭘 의미하는지를 모른다. 그냥 직접적으로, Direct하게 가자!

아! 그리고 의사들 중에는 환자의 치료계획과 자기 가족의 치료계획이 다른 경우가 많다. 환자에게는 발치하고 임플란트를 하자고 하고, 같은 경우에 가족은 자연치아 살리기를 하는 경우이다. 신해철의 노래 "이중인격자"가 생각난다.

4부부터는 욕은 아니고 가끔씩 "시바"신을 부를 것이다. 시바신은 힌두교의 파괴의 신인데, 이중인격자나 나쁜 사람들을 정리해달라는 염원으로 부르는 거다. 욕은 아니다. 시바!

4부부터는 의사가 아닌 자연인으로 책을 전개하겠다.

창녀가 의사보다 훌륭한 존재이다. 과잉진료의사는 창녀만 못하다.

창녀는 사회에 필요한 존재이지만, 과잉진료의사는 사회에 해만 끼치는 쓸모없는 존재이다. 나라면 과잉진료를 일삼는 추악한 영혼과 결혼하느니 착한 창녀와 결혼하겠다. 인간으로서 영혼을 파는 짓이 가장 추악하다.

치료계획과 치료방법이 의사마다 다른 게 정상이다.

환자 중에 의사마다 치료계획과 방법이 다르다고 화를 내거나 항의를 하는 비정상적인 생각을 가진 사람들이 많다. 이게 다 환자들이 치과의사를 우습게 보기 때문에 정상적인 걸로 시비를 거는 행동이다. 이 사람들에게 묻고 싶다. 같은 교사가 같은 단원을 가르칠 때 사용하는 단어나 문장이 지난번 수업시간과 다르다. 이게 비정상적인 것인가? 인간은 로봇이 아니므로 상황에 따라 계속 달라진다. 마찬가지로 의학도 인간이 인간을 진단하고 계획을 세우고, 치료를 진행하는 것이므로 의사마다 같은 환자를 보고도 다른 치료계획을 세우기도 한다. 매우 정상적인 상황이다.

의사마다 다르기 때문에 환자가 혜택을 입는 것이다.

예를 들어 다른 치과의 90%에서는 빼야 할 치아라고 했는데 나 같은 의사가 "살릴 수 있다."고 다르게 진단을 한다면 환자는 혜택을 입는 것이다. 그러니 여러 의사의 이야기를 들어보고 자기에게 맞는 의사나 치료계획을 선택할 수 있는 자유가 있으니 환자는 얼마나 큰 혜택인가? 문제는 의사들 중 일부가 그러한 자유로운 권한을 이용하여 환자보다는 자신에게 유리하게 진료를 한다는 데 있다.

과잉진료의사들도 먹고 살려고 발버둥치는 잘못된 의료시스템의 피해자일 뿐! 의사나 환자나 같은 처지이다!

과잉진료는 의사 개인 양심의 문제가 아니다. 그네들도 생계를 위해 발버둥 치는 데, 방법을 몰라서 그러는 거다. 잘못된 사회시스템과 이를 방치하는 정치인들이야말로 진짜 사회악이다. 의사와 환자는 서로 적이 아니다. 서로 싸울 이유가 없다. 둘 다 피해자인데…. 정부를 상대로 싸워야 한다. 남자들도 본인들만 군대 끌려간다고 여자들과 싸울 이유가 없다. 차별대우한 정부를 상대로 싸워야 옳다.

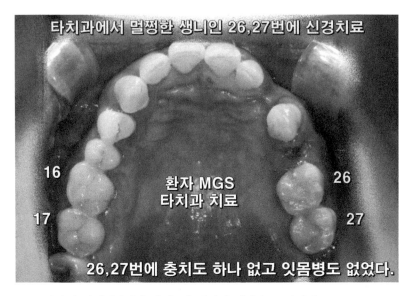

모 치과에 가서 "치아가 아려요." 했더니 신경을 죽여버림!

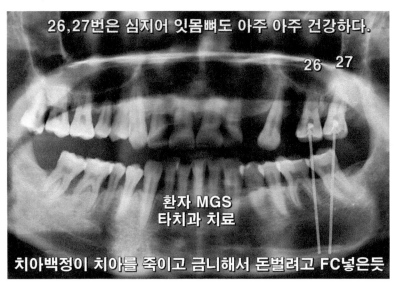

환자가 느끼기에도 이건 아닌 거 같아 우리 치과로 탈출함!

▎치아백정들이 가장 많이 하는 전형적인 과잉진료

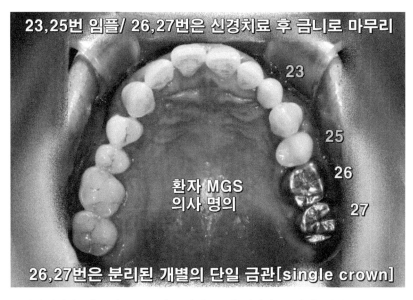

23,25번 임플/ 26,27번은 신경치료 후 금니로 마무리

23

25

26

27

환자 MGS
의사 명의

26,27번은 분리된 개별의 단일 금관[single crown]

치아백정님! 덕분에 26, 27번도 해서 돈 더 벌었다. 고맙다. 시바!

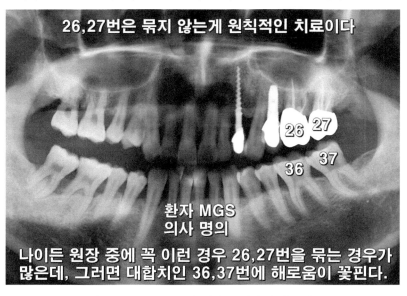

26,27번은 묶지 않는게 원칙적인 치료이다

26 27

36 37

환자 MGS
의사 명의

나이든 원장 중에 꼭 이런 경우 26,27번을 묶는 경우가
많은데, 그러면 대합치인 36,37번에 해로움이 꽃핀다.

26, 27번은 신경치료도 뿌리 끝까지 해서 정확하게 마무리함!

과잉진료

▌ 교합치료를 해보고 안될 때 신경치료를 해야 한다

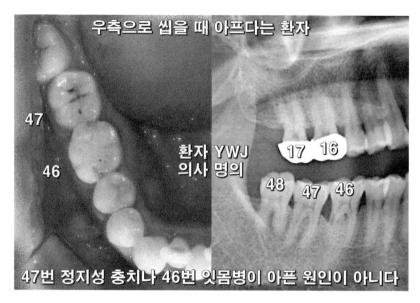

우측으로 씹을 때 아프다는 환자

47

46

환자 YWJ
의사 명의

17 16

48 47 46

47번 정지성 충치나 46번 잇몸병이 아픈 원인이 아니다

우측이 아픈 건 교합병 원인이다. 교합지검사를 하면 안다.

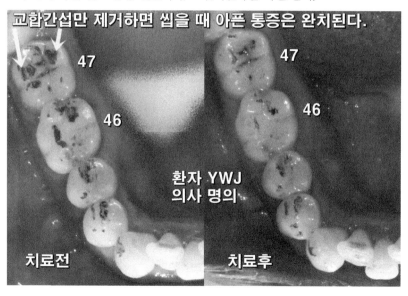

교합간섭만 제거하면 씹을 때 아픈 통증은 완치된다.

47

46

47

46

환자 YWJ
의사 명의

치료전

치료후

환자 YWJ는 「치과시크릿 1편 2부 1장 6~9절」에 자세한 해설이 나온다.

▌멀쩡한 생니를 죽여 돈 버는 치과도 있다

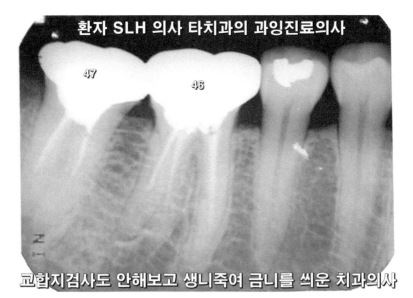

환자 SLH 의사 타치과의 과잉진료의사

47

46

교합지검사도 안해보고 생니죽여 금니를 씌운 치과의사

[환자 SLH는 치과시크릿 1편 2부 4장 5절에 자세한 해설이 나온다.]

환자가 씹을 때 아프다거나 치아가 시리다고 오면 치과의사들 중에 환자가 잘 모르는 점을 악용해서 신경을 죽이고 금니를 씌워서 돈을 벌려고 하는 치아백정들이 있다. 대개 어수룩해 보이거나 착해 보이는 환자에게 써먹는 수법이다.

좌측처럼 교합지검사를 통해 교합간섭을 정확히 제거하고 나서도 통증이 계속된다면 신경치료를 해서 신경을 죽여도 된다. 하지만 그런 선행조치 없이 단지 씹을 때 아프다고 바로 신경치료하고 보철을 하려고 한다면 돈 벌려는 의도이다.

착한 원장인데 교합을 잘 모르는 원장은 지켜보거나 엉뚱한 충치치료, 잇몸치료라도 하려고 하지, 바로 신경치료를 하려고 하지 않는다. 이번에는 보존적인 치료방법으로 안 돼서 어쩔 수 없이 신경치료를 해야 하는 경우를 살펴보자.

과잉진료

2장 금 간 치아[Crack tooth]에 대한 의학적 검증

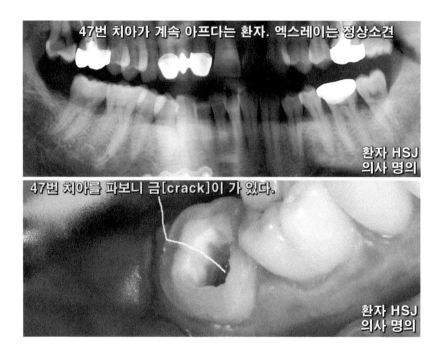

노란선 아래로 금이 가 있다. 여기로 신경이 오염되었다.

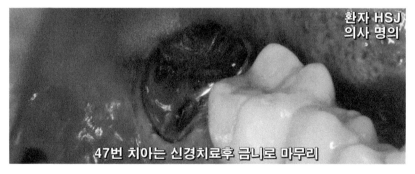

환자가 첫날 왔을 때, 신경치료를 안 하기 위해서 교합치료도 해보고 진통제도 투여했지만 효과가 없었다. 어쩔 수 없이 신경치료를 해서 통증이 가라앉았고, 신경치료 마무리 후 임시치아 상태에서 씹을 때 통증이 없는 걸 확인한 다음 금니를 들어갔다.

▌8년간 5,600명을 치료했다. 금 간 건 딱 2명밖에

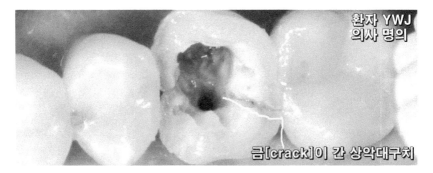

[위의 환자도 신경치료 후 금니를 했던 환자]

피부에 주름 없는 사람이 없듯 금이 안 간 치아는 없다. 나는 개원하고 8년 1개월 동안 약 5,600명의 환자를 치료했다. 겉으로 보기에 멀쩡한 치아인데 환자가 통증을 느끼는 경우엔 대부분 교합치료를 통해 해결했고, 그걸로 안 돼서 결국 신경치료를 들어간 환자가 2명인데, 너무 특수한 경우라 HSJ, YWJ 남자 환자임에도 본명까지 다 외울 수 있다. 이런 금이 간 치아는 GP로 신경치료를 하면 안 된다. GP로 했다간 나중에 발치하는 경우가 생기기 쉽다.

금 간 치아[crack tooth]는 MTA로 신경치료를 해야 생존율을 높인다.
[GP, MTA에 대한 해설은 치과시크릿 1편 2부 4장 신경치료 15절에]

치아에 금이 가서 신경치료까지 가는 경우도 매우 드물고, 혹시 그렇더라도 신경치료해서 보철하면 살릴 수 있다.

요새 치과계를 보니까 환자가 증상[씹을 때 통증, 치아시림]을 느껴서 왔는데 교합지검사도 안 해보고, 교합치료도 해보지도 않고 함부로 치아에 금 가서 그렇다고 오진하는 원장들이 무척 많아졌다. 금 갔으니 신경치료하고 금니를 씌우라는 것도 수상하지만, 어차피 빼고 임플란트하는 게 좋다는 원장까지 참으로 다양해졌다.

과잉진료

3장 정지성 충치라 치료가 불필요한데 하는 경우

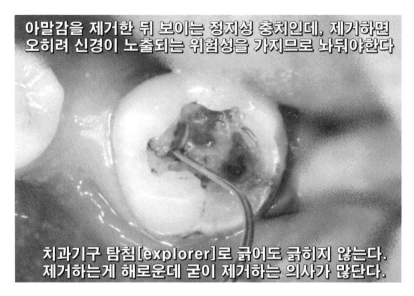

아말감을 제거한 뒤 보이는 정지성 충치인데, 제거하면
오히려 신경이 노출되는 위험성을 가지므로 놔둬야한다

치과기구 탐침[explorer]로 긁어도 긁히지 않는다.
제거하는게 해로운데 굳이 제거하는 의사가 많단다.

이걸 충치라고 파고 신경을 죽이려는 의사는 조심해야 한다.

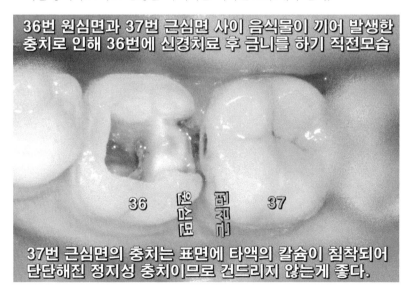

36번 원심면과 37번 근심면 사이 음식물이 끼어 발생한
충치로 인해 36번에 신경치료 후 금니를 하기 직전모습

36   원심면   근심면   37

37번 근심면의 충치는 표면에 타액의 칼슘이 침착되어
단단해진 정지성 충치이므로 건드리지 않는게 좋다.

인접면에 충치가 정지성이면 손대지 않는 게 오히려 좋다.

▮ 정지성 충치는 안 건드리는 게 더 좋다

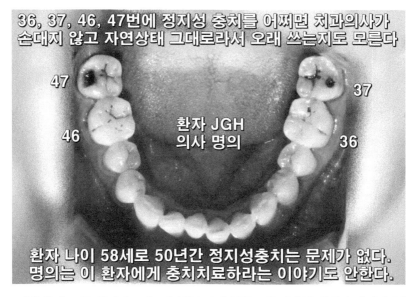

36, 37, 46, 47번에 정지성 충치를 어쩌면 치과의사가 손대지 않고 자연상태 그대로라서 오래 쓰는지도 모른다

47

37

46

환자 JGH
의사 명의

36

환자 나이 58세로 50년간 정지성충치는 문제가 없다.
명의는 이 환자에게 충치치료하라는 이야기도 안한다.

[세 증례 모두 치과시크릿 1편 2부 3장 충치치료에 자세한 해설이 나와있다.]

치과치료에서 진행성 충치라면 몰라도 정지성 충치는 전혀 위험하지 않다. 「치과시크릿 1편 2부 3장」에 정지성 충치와 진행성 충치를 구별하는 방법을 이미 알렸다. 위의 환자 JGH는 오히려 치과의사가 충치치료를 한답시고 아말감이나 인레이, 신경치료, 금니 같은 치료를 전혀 하지 않고 자연상태 그대로 놔두어서 잇몸도 건강하고, 건강한 자연치아 상태로 오래 쓰고 있다. 계속 치료 안 하고 관찰 중이다.

충치, 잇몸병 같은 세균병은 30% 미만이고, 더 심각한 병인 교합병이 70% 이상이다. 나처럼 교합을 볼 줄 아는 의사만이 그걸 보겠지만 불필요한 충치치료보다는 교합병에 관심을 가졌으면 좋겠다.

과잉진료

4장 살릴 수 있는 치아를 빼는 경우

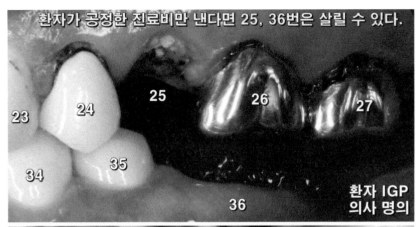

환자가 공정한 진료비만 낸다면 25, 36번은 살릴 수 있다.

23 24 25 26 27
34 35
36

환자 IGP
의사 명의

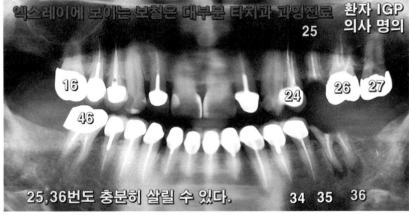

엑스레이에 보이는 보철은 대부분 타치과 과잉진료

환자 IGP
의사 명의

16 24 25 26 27
46
25,36번도 충분히 살릴 수 있다. 34 35 36

타치과를 다니다 우리 치과로 탈출한 환자이다. 48세 환자인데, 첨에 보고 깜짝 놀랐다. 입안에 무슨 보철이 이렇게 많은지? 안 건드린 자연치아 그대로가 4개밖에 없다. 시바!

2016년으로 나는 치과의사 14년 차인데, 40대에 이렇게 보철을 많이 한 경우는 처음 봤다. 과잉진료가 보편화되어 치아백정들이 활개를 치고 다녀서 그렇다. 충치가 작게 있어도 무조건 다 신경치료하고 보철을 씌우니 저렇게나 보철을 많이 하게 된 것이다.

444 ▪ 치과 시크릿 2편

▌ 자연치아 살리기는 생각보다 많은 경우 가능하나, 환자도 공정한 수가를 내는 의무를 해야 한다

36번 치아는 살릴 수 있는 치아이다. 근데 굉장히 어려운 시술이다. 일반 임플란트가 130만 원[물론 교합이 물리는 품질을 기준으로]이라면 이런 치아를 살리려면 260만 원 이상은 내야 한다. 왜? 그만큼 살리는 게 임플란트 수술보다 어렵다.

그냥 빼고 임플란트하는 게 훨씬 쉽다. 대신 환자는 왼쪽으로 밥을 씹어먹으려면 최소 6개월은 걸릴 거다.

260만 원을 준다 해도 너무 어려워서 못 하겠다는 원장이 더 많을 것이다. 엑스레이로 36번의 신경치료상태를 봐라. 뿌리 끝까지 신경치료가 정확하게 되어 있지 않은 레벨2 수준밖에 안 되어 뿌리 끝에 염증도 생겼다. 신경치료 했던 걸 다시 제거하고 재신경치료를 해서 저 치아를 살린다는 건 의사에게도 최고난이도에 해당하는 업무이다.

환자가 애초에 저가로 유명한 @@치과 같은 데 가지 말고 치료를 잘하는 데를 갔었으면 이런 상황 자체가 발생하지 않았을 텐데 치료비가 고가로 올라가고 치료를 2번씩 하게 된 것은 환자 탓이다.

치료계획은

제1안 = 36번을 살리고 37번은 임플란트 심기
  [만약 성공 시 2주 안에 식사가 가능하다.]

제2안 = 36번 빼고 임플란트 3개 심기
  [36번 근심뿌리에 1개, 원심뿌리에 1개, 37번에 1개]

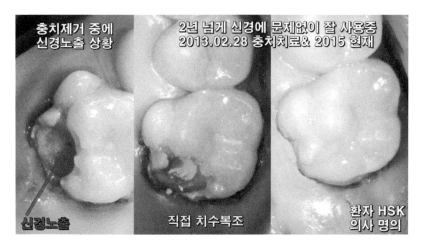

[치과시크릿 1편 2부 4장 7절 신경치료 피하는 법에서 자세히 다뤘다.]

충치치료를 할 때도 신경이 노출되면 그냥 신경치료를 할 수도 있고, 치수복조를 한번 시도할 수도 있다. 신경치료를 하면 치료비가 신경치료 5만 원, 기둥 16만 원, 금니 45만 원, 총 66만 원이 나오고 위와 같이 레진으로 해서 마무리가 되면 9만 원 이내로 마무리할 수 있다. [위의 26번 충치환자는 27번이 미맹출 된 어린 환자여서 가능했다!] 치료비는 2번째 문제이고, 치아의 신경을 죽이지 않고 최소의 치료로 하는 게 환자를 위해서 좋은 치료이다. 하지만 일부 의사들은 웬만하면 자신의 수익과 편의를 위해서 치료를 한다. 위와 같은 경우에도 신경치료를 피해 보려고 노력도 안 한다.

가능하면 신경치료나 보철은 최대한 피해야 하고, 발치도 가능하면 피하고 자연치아를 살려야 한다. 턱관절환자도 유형1 같은 경우는 교합간섭만 제거하면 완치될 환자를 "스플린트 & 교정"까지 할 필요가 없는 것이다.

▍의사는 최소가 아닌 최적의 진료를 추구해야 한다

그렇다고 최소의 치료만 해도 문제가 될 수 있다.

「치과시크릿 2부 9장 11절」에 나온 환자 SCG의 경우 당장 교정치료를 해서 안면비대칭과 주걱턱을 개선해야 하는데, 치과의사가 "이 아이는 교정을 해도 고칠 수 없다."라고 쉽게 포기하고 최소의 치료[그대로 방치]를 했다가는 나중에 양악수술과 더 큰 치료비가 들게 된다.

그래서 의사는 환자에게 최적의 진료를 해야 한다. 최소로 개입하는 걸 원칙으로 하되, 꼭 필요한 경우에는 적극적으로 치료를 해야 한다. 그러나 문제는 환자들이 치료를 권해도 대부분 안 한다는 데 있다. 치아가 없으니 임플란트를 하라고 이야기해도 안 하고 버텨서 문제를 키우는 경우가 많다.

환자들은 혼란스러울 것이다. 어떤 곳은 이것저것 하라고 하는데 어떤 곳은 괜찮다고 하고. 그래서 환자는 공부해야 한다. 『치과시크릿』 책을 사서 공부해야 한다. 치아는 당신의 척추로서 인체균형과 무병장수를 책임지므로 스스로 공부해서 자신의 건강과 인체균형을 지켜야 한다.

최적의 치료가 무엇인지는 사실상 나처럼 깨달은 자가 아니라면 의사들도 잘 모른다. 그러니 환자들이 의사에게 자신의 건강을 맡기는 건 위험한 일이다. 스스로 공부해야 한다.

· 5부 ·
잘못된 세상의 정치를 바꿔야 산다

1장 우리 삶을 망치는 정치인들과 의료시스템

나 조명의 원장은 『치과시크릿』에 치과에 대해 모든 진실을 다 이야기하고 가르쳐줬다. 그래도 국민에게 내가 알려준 좋은 치과치료의 혜택이 돌아가려면 결국은 정치를 바꿔야 한다. 그래서 책의 마지막에는 정치이야기를 써야겠다.

좋은 진료방법이 뭔지 아무리 정보가 나와 있어도 현행 의료시스템을 개혁하지 않으면 좋은 진료를 할 의사가 생겨나질 않는다. 그건 마치 응급의학에서의 효과적인 수술기술을 아무리 책에 쓴다 해도 그걸 행하는 의사가 없다면 아무 필요가 없는 것과 마찬가지이다. 의료보험수가를 개혁해야 한다. 임플란트 같은 최종치료에 예산을 투입할 게 아니라 임플란트를 하기 전 단계인 신경치료, 교합치료에 예산을 투입하면 더 많은 치아를 살릴 수가 있다. 그리고, 그런 치료를 하는 의사가 늘어나서 환자도 좋고 의료비도 내려간다.

나는 의사로서 치의학에 대한 핵심적 연구를 끝마쳤으니
이제 병든 한국사회를 고치는 의사가 되어야겠다.
그러려면 정치이야기를 좀 해서 국민의식을 깨워야 한다.

정치인들이 하도 제 할 일도 제대로 안 하고 머리도 안 돌아가서 천재 조명의 원장이 머리를 좀 빌려줄까 한다. 들어봐라!

▌시바! 국민이 거지냐? 왜 통신재벌들에게
"요금 좀 내려주시면 안 될까요?" 구걸하게 하느냐!!!

"휴대전화요금을 인하하겠다."

정치인들이 가장 많이 하는 거짓말 중 하나이다. 통신재벌들에게 구걸하지 않고도 통신요금을 90% 인하할 수 있는 비법이 있다. 통신시장을 개방하면 된다. 대한민국은 인구가 5,000만 명이니까 130만 명당 통신사 1개로 잡으면 5,000/130=38개가 필요하다. 현재 상태에서 이동통신사업허가권 35개를 시장 개방하면 된다.

진정한 창조경제, 일자리 창출은 재벌이 독과점을 통해 가진 기득권을 빼앗는 것이다. 중국에선 지금 시진핑이 이걸 하고 있다. 한국도 좀 했으면 한다. 그럼 국내 기업이나 외국계 기업이 새로 사업진출하면서 국민물가도 감소하고 일자리도 창출되고 이 얼마나 간단하고도 확실한 정책인가?

정치인들아! 선거 때마다 창조경제니, 일자리 창출이니 그런 뻔한 소리 듣기 싫다! 이렇게 말하면 당선된다.

"제가 국회의원(또는 대통령)이 되면 통신시장개방법을 통과시키겠습니다. 그러면 국민 휴대전화요금도 내려가고, 물가도 내려가고, 일자리도 창출되고 국민을 위한 정치가 됩니다.
○○당 후보인 저 △△△을 뽑아주십시오."

요렇게 훌륭한 정책공약을 한번 해봐라! 그런 훌륭한 정당과 정치인을 국민이 안 뽑아줄 수가 없다. 몰표다. 그런 게 진짜 새정치이다.
2016년 4월 국회의원 당선되기 참 쉽다.

권력을 가진 집권여당이나 야당이나 어차피 한 통속이다. "재벌옹호당"일 뿐이다. 재벌옹호당은 입으로 "민생정치"라는 단어조차 꺼내지 마라! 역겨우니까.

▌ 시민들이 자주 모여서 힘을 보여줄 필요가 있다

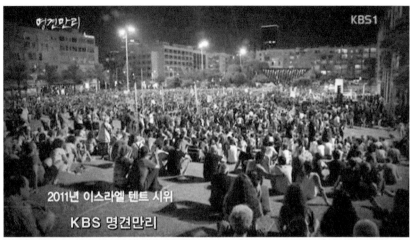

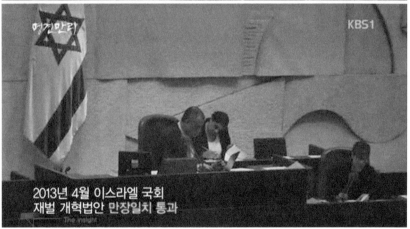

"KBS 명견만리"라는 아주 훌륭한 프로그램이 있다. 다시보기를 통해서라도 꼭 보기를 바란다. 이스라엘의 시민들은 왜 우리는 통신비가 비쌀까? 라고 생각하다 보니 재벌의 독과점이 근본문제라는 걸 깨닫게 되었다. 그래서 텐트시위하고 강하게 재벌개혁을 요구하여 마침내 법안이 국회를 통과했다.

▌ 정치를 통해 세상을 바꿔야 삶이 좋아진다

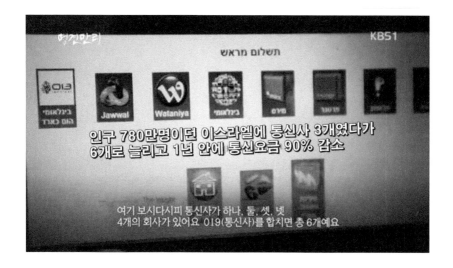

 이스라엘 인구 780만 명인데 통신사가 3개밖에 없어 6개로 늘렸다. 그렇게 되고 나서 1년 안에 통신요금이 90%가 감소했다고 한다. 산술적으로 인구 130만 명에 1개 회사 정도 된다. 이 계산대로라면 5,000만/130만=38.4개가 된다.

 또 한 가지 정치인들이 잘못 하는 것이 카드수수료 문제이다. 2016년 1월 1일부터 영세자영업자를 위해 새정치연합에서 발의한 정책 "카드수수료 인하법안"이 시행된다. 왜 정치인이 왜 민간기업의 카드수수료를 법으로 강제로 내리게 하는가? 카드수수료를 얼마로 정하건 그건 민간기업이 스스로 결정할 문제이다. 카드수수료가 2.5%일 때, 고객이 100만 원을 카드결제하면 카드회사는 가만히 앉아서 2만5천 원을 벌어간다. 재화&서비스 판매자의 매출대비 영업이익률이 10%라면 10만 원 벌 상황에서 2만5천 원을 도둑맞고 7만5천 원을 받는데 그것도 카드결제한 날로부터 일주일 뒤에나 받는다.
 사업자 순수익의 25%를 카드사가 가져가는 것이다. 말로만 자영업자들을 생각할 께 아니라 이런 재벌들의 횡포를 막을 근본적인 정책부터 세워야 하고 이런 게 정치인들이 해야할 일이다. 물론 당신들은 관심도 없겠지만…

▎정치인이 민간회사의 카드수수료를 강제하면 잘못!

대한민국은 민주주의국가이다. 왜 국가, 정치인이 민간기업의 수수료를 법으로 강제 조정하는가? 자율로 해야 한다.

카드 수수료 인하 방안	2016년 1월 1일부터 시행	
	구분	**수수료율 변경 내용**
카드	영세가맹점(연매출 2억원 이하)	1.5%→0.8%(-0.7%p)
	중소가맹점(연매출 2억원 초과~3억원 이하)	2.0%→1.3%(-0.7%p)
	일반가맹점(연매출 10억원 이하)	평균 0.3%p 인하(추정)
	신용카드 수수료율 상한	2.7%→2.5%(-0.2%p)
	국세납부대행 수수료율	1.0%→0.8%(-0.2%p)
체크카드	영세가맹점(연매출 2억원 이하)	1.0%→0.5%(-0.5%p)
	중소가맹점(연매출 2억원 초과~3억원 이하)	1.5%→1.0%(-0.5%p)

〈자료: 금융위원회〉

새정치민주연합 3년반의 투쟁

자영업자와 소상공인의 카드수수료 반값인하 성취!

이건 성취가 아니다. 재벌기득권 보호에 불과하다. 눈가리고 아웅하는 거다.

수준 떨어지는 시민들은 카드회사 배 불리는 수수료를 낮췄는데 그게 왜 잘못이냐고 반문할 것이다. 체크카드를 봐라! 체크카드란 계좌에서 현금으로 결제되는데 수수료 변경을 해도 카드사에서는 1%를 중간에 거저먹지 않느냐?

이 문제를 근본해결하려면 여신전문금융업법 19조 [카드와 현금을 차별할 수 없다]는 조항을 고쳐야 한다. 문재인 대표는 변호사인데, 나보다 법을 잘 모르시는 듯 하다. 카드사는 고객을 대신해 사업자에게 결제를 해준다. 고객에게 현금을 빌려주면서 이자개념으로 사업자에게 수수료 2.5%를 떼어가므로 사업자는 손실이 발생한다. 사업자에게 당연히 돌아가야 할 현금을 카드사가 챙긴다.

자영업자가 거지냐? "카드수수료 깎아주세요." 구걸하게

가로 챈 2.5%의 이익을 가지고 고객에게 카드포인트나 마일리지를 주면서 카드혜택이라고 쌩쇼를 하는 거다. 그냥 자영업자가 카드사용자는 정가를 받고, 현금거래고객은 카드수수료 2.5%를 뺀 만큼 현금영수증을 끊어주게 하면 된다. 카드결제방식과 현금결제방식을 서로 공정경쟁 시켜야 한다. 그러면 현금을 더 많이 쓰게 된다. 소비자들이 카드대신 현금결제를 많이 하게 되면 카드사는 자동으로 외국처럼 수수료율을 1.0% 이하로 낮춰서 현금결제와 경쟁하게 된다. 이전보다 카드사용 고객혜택은 줄겠지만, 전반적으로 소비자물가는 내려가서 국민들에게도 이익이다. 중간에 자영업자의 이익을 착취하는 카드사의 농간이 사라지니까….

새정치연합 문재인 대표가 법안 통과된 후 이렇게 말했다.

"그래도 아직 미흡하다. 카드수수료만 보더라도 가맹점 비율이 가장 높은 연매출 3억~10억까지 일반 가맹점 인하가 미미하고, 그 가운데 연매출 3~5억은 영세사업자라 해도 과언이 아닌데 그분들에게 인하 폭이 적용되지 않은 것이 굉장히 아쉽다. 그 부분도 저희가 좀 더 노력해 줄이겠다."

→ 저희가 카드사에 수수료를 좀 더 구걸해 줄이겠다??? 변호사 문재인 대표님! 왜 자영업자에게 독소조항인 여신전문금융업법 19조를 놔두면서 재벌기득권을 옹호하십니까? 그것이 국민을 위한 정치입니까?

치과원장들은 대개 영세사업자가 맞다!

조명의 원장의 2014년도 병원매출액이 3억9,500만 원이다. 문재인 대표가 말하는 실질적인 영세사업자다. 거기다가 부채 3억6,300만 원도 가지고 있으니 초영세사업자이다. 치과원장님들 중에 본인 혼자 하는 치과를 기준으로 연매출 5억도 안 되는 원장들은 사회적으로 인정된 영세사업자들이다. 만약 거기다가 은행빚이 1억 이상이라도 있다면 초영세사업자라고 생각하셔야 한다. 그런데 치과의사공급은 계속 늘고 있고 미래는 암울한데, 치협과 국민들은 치과의사를 더욱 힘들게 하고 있다. 살아남으려면 정신 차려야 한다.

▌의료시스템 개혁 없이 의사 수를 늘리면 과잉진료만 커질 뿐이다. 선진국에선 의료인 숫자를 관리한다

내가 이런 글을 쓰면, 의사 숫자도 늘려야 의료비가 내려갈 거 아니냐는 무식한 소리를 하는 인간들이 꼭 있다. 의사 숫자 늘리면 의료비가 떨어지지 않고 오히려 과잉진료만 많아져서 전체의료비는 상승한다. 그러한 이유로 인해 미국, 유럽의 선진국에서는 의사 숫자를 국가에서 관리한다. 꼭 필요한 만큼만 유지되도록. 수요보다 과잉공급이 되면 과잉진료가 돼서 국민에게 해가 되기에 숫자관리를 하는 거다.

그런데 한국은 관리를 안 하고 포기상태이다. 치과의사 숫자도 관리 안 하고, 의사도 관리 안 한다. 한국 의사가 타국가에 비해 부족하다는 통계는 거짓이다. 한의사도 통계에 넣어야 한다. 한국에선 한의사들이 개원도 하고 치료, 사망진단서발급까지 가능하다. 의사 역할을 하니까 의사 숫자에 넣어야 한다.

한국은 특이한 나라다. 서구에서 물리치료사 등급인 "therapist"급에 있는 한의사를 "doctor"급으로 인정한다.

한의사에 대한 개인적 감정은 없다. 다만 서구의학처럼 치료 전후에 대한 완벽한 의학적 자료와 임상증례를 가진 분만 의사로 인정하고 싶다. "기가 허하다." 이런 뜬구름 잡는 소리는 하면 안 되고 과학적으로 해야 한다. "aura point가 80점인데, 현재 40점으로 50% 감소되었고 내가 1달 뒤에 80점으로 회복시켜주겠다." 하고 이 과정을 눈에 보이는 구체적인 수치와 결과를 보여줘야 의사로 인정하고 싶다. 체중계로 체중변화를 측정해서 보여주듯이 기의 강함과 약함도 제3자에게 측정해서 보여줄 수 있어야 한다. 나는 눈에 보이지도 않는 교합을 바이트로 찍어서 아날로그로 된 측정치를 의학적 자료로서 환자들에게 보여준다.

국민소득 1만3천 달러인 헝가리에서 130만 원 받는 임플란트를 2만4천 달러인 한국에선 130만 원 이하로 받으니 치과치료비가 매우 저렴한 나라이다. 치과의사 숫자도 과잉이라 치료비 경쟁이 심해 치료비가 저렴해 한국국민들은 혜택을 받고 있고, 의사들은 고통받고 있다.

▌의사 수를 늘린다고 의료비가 내려가지 않는다
보험과 비보험을 경쟁시켜야 의료비가 내려간다

한국의료시스템에서 치료비를 낮출 수 있는 가장 확실한 방법은 <u>비정상적인</u> <u>보험치료비를 정상적으로 올리는 것이다.</u>

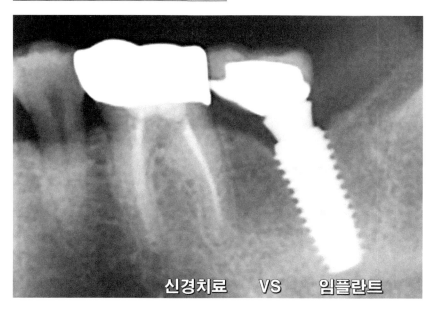

현재 국가가 대구치 신경치료비를 14만8천 원[3근관기준]밖에 안 주니까 치과 의사들이 기피하거나 정확도가 떨어질 수밖에 없다. 그래서 나중에 치료를 또 하는 일이 발생하다 보니 의료비가 증가한다. 치료는 한 번이면 족한데….

곧 65세 이상 환자는 임플란트 2개까지 보험을 해주는 데 1인당 110만 원의 예산이 들어간다. 그 110만 원을 5개로 나눠 대구치 신경치료비를 22만 원만 인상시키면, 신경치료 선에서 치료를 종료시켜 임플란트할 숫자를 줄일 수 있다.

보험수가를 인상해주는 대신 신경치료 5년간 문제가 안 생길 때, 그 22만 원을 성과급으로 지급하면 된다. 치과의사들은 5년 뒤에 성과급 받으려고 신경치료를 더 열심히 하게 돼서 임플란트를 안 하게 될 확률이 올라가게 된다.

2장 치과의사협회 & 치대가 국민과 치과의사에 미친 악영향

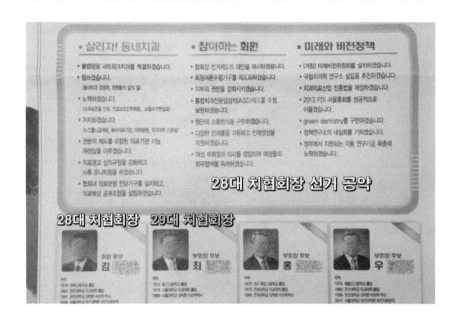

본 책에서는 대한치과의사협회는 '치협', 치과대학은 '치대'라고 명시하겠다. 치협회장은 3년 단임제로 2016년 현재 29대 치협이다. 28대 회장 때 부회장을 했던 최○○님이 29대 현 회장이시다. 전 기수 부회장님이 대개 다음 기수 회장직을 세습처럼 물려받는 전통도 있다. 치협은 3만명 치과의사를 대표해서 모든 권력을 쥐고 정부와 협상을 하는 매우 중대한 단체이다. 그런데, 현재 여러가지 심각한 문제를 일으키고 있고, 그로 인해 한국치과계에 악영향을 미치고 있다

치과의사협회장 선거는 직선제가 아니다. 치협의 권력을 장악한 211명의 대의원만이 뽑는다. 위에 공약을 보자! 대의원들은 "치대정원감축"이라는 공약이 없는 분을 회장에 임명했다. 임플란트를 예전에 국산 200만 원, 외산 300만 원을 받다가 120만 원을 받는 @@치과가 생겼으니 그런 치과를 때려잡는 것이 치과계를 살리는 길이라고 생각하셨다. 이러한 과정 중에 1인1개소법 통과 같은 훌륭한 업적도 남기셨다. 하지만 다음과 같은 무리수도 두셨다.

▌28대 치협은 MBC PD수첩을 동원해 국민들에게 PFM 메탈이 "발암물질"이라고 거짓말을 했다

2011년 나는 TV를 보고 깜짝 놀랐다. 치협이 국민 알기를 얼마나 우습게 알았으면, 공중파 TV에 나와 국민에게 대놓고 거짓말을 하다니…. 이 사건의 실상은 이렇다. 치과에서 하는 보철 중에 앞니에 주로 하는 PFM이라는 게 있다. 외면에는 포세린[도자기분말]으로 만들고 내면에는 메탈을 사용한 보철이다. 이때 내면에 사용하는 메탈에 기공작업을 편하게 하려고 2% 이내의 베릴륨이 들어가게 되는데 이게 매우 건강에 안 좋다. 2009년에 한국식품안정청에서는 2% 이상의 베릴륨이 함유된 치과보철용 메탈의 수입을 금지하고 대신 잔량은 소진할 때까지 사용을 허가하였다. 근데 @@치과는 이걸 계속 사용했다. 물론 잘못이긴 하다.

28대 치협 집행부에서 @@치과를 죽이기 위해 그 점을 악용해서 2011년 PD수첩을 통해 "베릴륨 2% 함량인 PFM 메탈이 발암물질이다."라고 거짓말을 했다. 더 웃긴 건 본인들도 썼고, 한국의 모든 치과의사가 2009년까지 썼던 제품이 발암물질이라고 했다. 그럼 그 베릴륨이 함유된 보철을 써서 암이 발생한 환자의 임상증례가 있는지 치협은 밝히길 바란다. 국민치과의사 조명의 원장은 치협이 @@치과를 없앤다고 국민들에게 거짓말을 해서 발암물질에 대한 공포감을 불러 일으켰던 점을 치과의사의 한 사람으로서 사과드립니다.

연 예산 57억인 치협은 @@치과 일로 30억을 날렸다.

2015년도 치협 예산은 57억이다. 그리고 @@치과척결성금으로 조선일보 기사를 보니 25억을 모았다는데, 그 돈을 다 공중으로 날렸다. 치협이 돈을 25억을 쓰고 @@치과가 사라졌는가? 타치과가 덤핑을 하든 말든 당신들이 웬 간섭? 그리고 @@치과에 대한 부당경쟁제한행위로 공정위에게 벌금도 5억 맞았다. 총합계 30억을 날리고 결과물은 없었다.

▌ 3만 명 치과의사에게 독이 되는 잘못된 치과정책을 211명의 대의원이 왜 제멋대로 함부로 결정하는가?

한국이 지옥이 되어가는 건 나이가 들어 판단력이 심각하게 떨어져 현역에서 은퇴해야 할 50대, 60대가 윗자리에 앉아서 잘못된 결정과 정책을 함부로 행하기 때문이다.

치과의사협회도 마찬가지이다. 치과계에서 50대, 60대라면 치과의사 1인당 인구수 1만 명이던 시절에 개원해서[현재 치과의사 1인당 인구수 2,000명] 이미 은행빚은 전혀 없고, 벌어놓은 종잣돈 2~3억으로 부동산황금기, 주식황금기를 거쳐 10배로 증식시켜 현재 자산이 대부분 최소 20~30억은 되는 분들이다. 그런 분들이 50~60대 치과의사들이다. 경제적으로 여유가 있으시면 치과계의 잘못된 보험수가문제나 간선제 같은 선거제도를 고쳐야 하는데, 본인들의 기득권을 지키려고 20, 30대 치과의사가 대의원이 되는 걸 원천봉쇄하고 있다.

▌ 치협은 3만명 치과의사들의 의견도 묻지 않고, 동의도 없이 정부와 임플란트 108만 원 협상을 해버렸다

2014년 7월 1일부터 임플란트 보험화가 실시되었다. 근데 말도 안 되는 가격에 임플란트 가격 협상을 했다.

나는 치과의사협회지에서 "보험임플란트 120만 원은 받을 수 있어서 다행이다" 하길래 그런 줄 알았는데 속았다.

2014년 보험수가 내용은 임플란트 수술 행위료가 101만 원이었다. 임플란트 이식체와 기둥은 실구매가로 받는 거다.

국산 임플란트 이식체가 보통 15만 원, 기둥이 6만 원이다. 보통 치과는 200% 할증으로 구매를 한다. 거래장부를 보면 이식체는 5만 원, 기둥은 2만 원 부품값이 합계 7만 원이다. 보험임플란트의 실제수가는 "행위료+부품값"이므로 108만 원이 되는 것이다. 보험임플환자는 만 75세의 고령환자라 수술하기 더 까다로운데 108만 원 줘도 괜찮다고 함부로 협상하다니!!!!

시바! 29대 치협 회장 & 집행부는 보험임플란트를 108만 원만 받아도 된다고 정부와 협상을 했다

이게 치과계의 선배들이 후배님들을 사랑하기에 하는 정책이라는 것이다. 50대, 60대들이 자라나는 20대, 30대를 괴롭히는 것이라는 게 바로 이런 것이다. 치협의 대의원들은 @@치과보다 더 나쁜 사람들이다. 수가가 말이 안 되면 정부에게 "108만 원이라는 보험임플란트 수가로는 못하겠습니다."라고 협상을 거부했어야지. @@치과 앞에서 발암물질이라고 거짓말로 시위했듯이 보건복지부 앞에서도 시위해야 한다. "108만 원 불가! 보험수가 인상하라!"고 시위해야 한다.

29대 치협회장님! 님이야 벌어놓은 돈이 있어 진료를 안 해도 먹고 살 수 있겠지만, 나 같은 30대 치과의사, 20대 치과의사는 모은 돈은 없는데 치과 개원비용과 임대료는 비싸고 은행빚만 겨우 갚고 있답니다. 당신들이 그렇게 협상하고도 3만 명을 대표하는 치과의사협회입니까? 108만 원 받아도 괜찮다고 정부와 협상하면서 저가치과에게 저수가라고 뭐라고 할 자격이 있는 겁니까?

치협에 회비를 내는 게 너무나 아깝다. 치과의사들이여!

나는 개원 9년 차인데 치협회비는 절대 안 낸다. 그리고 그냥 이렇게 산다. 너무 화가 나서 치협에 돈내기 싫다. 108만 원 보험임플란트에 OK 서명했던 치협 책임자들이 계속 치과의사 3만 명에게 해를 끼치고 있다.

나는 치협에게 딱 한 가지만 직접 묻고 싶다.

도대체 75세 고령환자 보험임플란트 108만 원에 해도 괜찮다고 최종 사인한 치과협회 책임자가 누구냐?

혹시 치과의사협회에 소속된 치과의료정책연구소가 책임자인지? 1년 예산을 6억[정확히는 2015년에 5억9,178만 원]이나 쓰는데, 치협의 예산집행도 도저히 이해 불가능하다.

2015년 치과의사협회의 57억 예산분석

치협의 1년 예산이 57억이나 된다. 근데 그 돈의 쓰임새를 살펴보자! 아래는 2015년 상반기 치의신보 기사 내용이다.

> 2015년도 치협 일반회계예산은 57억520만여 원으로 원안대로 통과됐다. 이는 전년도 대비 0.7% 증가한 액수다. 또 치과의료정책연구소 예산은 5억9,178만여 원, 통합치과전 문임상의 수련위원(AGD) 예산은 7억1,828만여 원, 치의신보 특별회계예산 29억5,637 만여 원이 원안대로 통과됐다.

치협 예산 중 5~6억을 매년 사용하는 치과의료정책연구소가 "보험임플란트 108만 원 해도 OK"라고 연구한 그곳인지???

연구비를 갔다가 어디다가 쓰는 거냐? 그리고 국민들이 임플란트수가 비싸다고 하면 해외하고 비교해서 국민소득대비 보여주면 될 텐데 그런 언론대응자료도 안 만든다.

가장 큰 충격과 공포는 29억에 있다. 치의신보 특별회계예산이!? 29억? 미친거냐? 치과의사 회원들이 피 같은 돈 모아서 회비 낸 거로 신문 내는 취미생활하냐? 치의신보를 왜 일주일에 2번이나 발행하는 건데, 한 번만 내지? 그리고 신문이란 건 광고수익이나 기타 다른 거로 자체수익을 내야지! 치과의사협회 예산의 51%가 치의신보 특별회계예산이라니???

기자에게 애기 들어보니 언론계에서 "치의신보"에 들어가면 월급도 안정적이고 대우도 좋다고 자랑한다고 하더라고….

나는 치과의사협회에 회비를 단돈 1원도 보태주기가 싫다!

▎ 2014년 치협 회장선거에서 있었던 코미디들!

> 최종 선거인단 선출 계산법은 다소 복잡하다. 선거관리규정에 따라 선거권자 12,724명의 10%인 1,273명(소숫점 이하는 '1'로 산입)은 선거인단의 절대적인 기준치다. 이 숫자에서 당연직 선거인단인 치협 대의원 211명과 회장단 입후보자인 12명(3개 캠프×4명)을 제외해야 하기 때문에 선거인단 후보자 수는 12,501명이 된다. 12,501명의 10%인 1,251명(소숫점 이하는 '1'로 산입)은 우선 뽑게 되고, 여기에 1,273명이라는 기준을 맞추기 위해 추가로 22명을 다시 뽑게 된다.
> 이렇게 1,273명의 선거인단이 확정되면 당연직 선거인단인 211명의 대의원을 추가하게 된다. 따라서 선거인단의 최종 숫자는 1,484명인 셈이다.

2014년 치과의사협회장 선거를 할 때였다. 20~30대 회원들이 회장 직선제를 하자고 요구했으나 대의원들에 의해 거절 당했다. 직선제 여론이 심해지니 3만 명 치과의사 중에서 치협에 회비를 완납한 12,724명에게만 투표권을 주되 그중 10명 중 1명을 추첨해 1,273명에게 회장투표권을 주자는 것이었다. 세금 안 냈다고 대통령 투표권을 제한하진 않던데?

근데 가장 어처구니가 없는 건 기존의 대의원 211명은 투표권을 그대로 1인 1표로 인정한다는 것이다. 쉽게 말해 초등학교에서 전교회장선거를 하는데, 학급회 임원들은 1인 1표를 주고, 일반 학생들은 1인 1/10표를 주겠다는 선거방식이다. 50~60대 치협 대의원들이 이런 유치한 생각을???

그뿐만이 아니다. 치협 대의원들은 20~30대 치과의사들의 지지후보인 이상훈 후보의 후보등록을 힘들게 하려고 회장선거에 나가기 위한 공탁금을 1천만 원에서 5천만 원으로 올렸다. [국회의원선거 공탁금도 1,500만 원인데…]

회장 선거 나갈려면 5천만원을 치협에 내고 찾을 수 없게 한 제도…. 너무 하다고 생각하지 않는가? 이렇게 까지 해서 2030세대 치의들을 막아야만 하는가?

치과의사생활이 힘든 건 모든 권력을 가지고 정부와 협상하는 치협이 제대로 일을 못하기 때문이다

서울에 사는 서민들이 아파트 한 채 사기도 힘든 건 그 사람들이 무능해서가 아니다. 국회의원들이 자신들의 기득권을 지키기 위해서 기업체나 공공기관을 비수도권으로 이전하지 않고 계속 건설회사를 먹여 살리고 있어서 그런 거다.

치과의사들의 생활이 힘든 것도 마찬가지이다. 기득권 세력인 치협이 치과의사 전체를 생각하는 정책은 만들지 않고, 보험임플란트 108만 원 정책이나 만들고, 2015년 예산 57억 중 51%인 29억을 치의신보 특별회계예산으로 집행하는 등 비정상적인 운영을 하고 치과의사들의 민생에는 관심이 없기 때문에 힘든 거다.

치과의사협회장 선거 제발 직선제 좀 하자!

지금이 무슨 전두환 시절이냐? 아직도 대통령을 체육관에서 대의원들이 뽑게? 치협을 제외한 한의사협회, 의사협회, 약사협회 다른 단체들은 모두 직선제 하고, 치과의사 3만 명 중에 절반이 넘는 절대 다수가 회장 직선제를 원하는데 왜 치협은 안 된다고 계속 버티는 거냐? 사실은 치협이 아니라 치협 안의 211명의 대의원들만 안 된다고 버티는 거지. 판단력이 흐린 50대, 60대 기득권 치과의사들이 젊은 치과의사들의 앞길을 막고 있으니 치과의사생활이 힘든 거다. 2017년에 치협회장선거가 있다. 한번 더 치협을 잘 지켜보자!

@@치과와 함께 치대정원감축투쟁을 했어야 했다

내가 치협회장이었다면 없애지도 못할 @@치과와 전쟁을 하는 대신 연대해서 치대정원감축투쟁을 했을 것이다. 치료비를 저가로 받든 말든 그걸 왜 치협이 신경 쓰는가? 타인의 진료품질을 평가할 만큼 본인들은 교합을 제대로 맞추는 의사인지 그것도 사실 의문이다. 명의처럼 품질기준을 알려주고 소비자가 알아서 선택하게 두면 된다.

▌ 치협, 치대는 치대정원감축에 관심이 없다

강○○ 치과의사협회 치무이사는 "개인적으로 치과의사가 과잉공급된다고 해서 과잉진료가 생긴다고 생각하지 않는다. 치협은 우리동네 좋은치과 캠페인을 통해 치과의사의 바른 진료를 선도하고 있다." 치과의사감축방안 토론회에서 치과의사협회의 이사라는 분이 이런 믿을 수 없는 발언을 했다. 치과의사신문기사에 나왔다. 심지어 치협에서는 "치대 정원외 입학을 10% 뽑는 것을 5%로 줄여도 인력감축은 충분하다."는 이야기와 정책을 이야기하는데, 그걸로는 부족하다.

▌ 치협은 25억 성금가지고 @@치과와 싸울 게 아니라, 교육부와 치대 교수들과 싸워서 당장 치대정원을 400명으로 50% 감축해야 한다

현실은 지금 당장 1년에 배출되는 치과의사 800명을 400명으로 절반을 감축해야 현재의 치과의사 숫자가 유지된다. 계산해 보면 안다. 우리나라 인구 감소 추세에 맞추려면 그렇게 해야 한다. 치협, 치대는 치과의사들이 경제적으로 어려워 자살을 하든 말든 자신들의 기득권 유지를 위해 인력감축을 싫어한다. 회비 내 줄 호구들이 필요하니까.

2015년 변호사시험 합격률이 61%이다. 당장 정원감축이 힘들면 자격시험합격률이라도 낮추면 된다. 치대 교수들이 치과의사 국가고시라도 어렵게 내서 공급을 조절해야 한다. 건축사도 건축사시험을 어렵게 해서 공급을 조절하고, 다른 직종들도 다 그렇게 하는데 치과의사계만 손 놓고 있다.

그러니 젊은 치과의사들은 대학수련이네 뭐네 그런 쓸데없는 거 하느라고 몇 년씩 낭비하지 말고 대학졸업 후 페이닥터 생활을 2년 이내로 끝내고 최대한 빨리 개업을 해야 한다. 그나마 더 먹고살기 힘들어지기 전에…. 지금 치과의사생활은 지옥이다. 지옥!

잘못된 정치

3장 정치는 은퇴할 노인 대신 젊은이가 해야 맞다

카카오에서 "85년생 복지부장관, 한국에선 불가능할까?"라는 기사를 보라! 한국 정치인의 평균 나이가 심하게 많다.

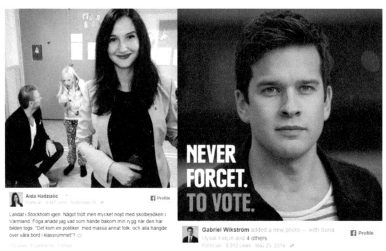

아이다 하지알리치
스웨덴 교교&성인교육부 장관
1987년 1월 21일생 만 28세

가브리엘 비크스트룀
스웨덴 복지부 장관
1985년생 만 30세

▌이미 유럽 주요국가 정상 10명이 40대이다

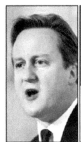 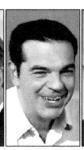 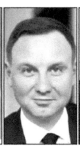 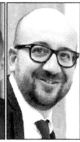 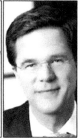

데이비드 캐머론(49세)
영국
총리

알렉시스 치프라스(41세)
그리스
총리

안체이 두다(43세)
폴란드
대통령

샤를 미셸(40세)
벨기에
총리

마르크 뤼터(48세)
네덜란드
총리

사진은 헤럴드경제 "패기의 40대 리더 세계를 움직인다"에서 발췌

**▌ 한국 대통령 & 장관 평균연령이 58.4세!
기업체의 법정정년퇴직 나이인 60세보다 겨우 1살 반 적다**

19대 국회의원 연령대 분포

60대 이상 **120**명   30대 **5**명

40대 **37**명

총 **297**명
(재적 기준)

50대 **135**명

[전체 국회의원 중간나이가 58세. 관련기사 머니투데이
"노인층에 기우는 입법" 국회의원 연령 구조도 한몫]

바둑의 세계에서는 프로기사가 30대면 은퇴할 나이이다. 왜? 판단력이 떨어지니까. 한국은 나이가 들면 은퇴를 해야지 왜 국회의원, 장관 같은 걸 하려고 하는지 모르겠다. 치과의사세계나 한국정치계나 비슷비슷하다.

한국은 은퇴할 나이인 판단력 떨어지는 50, 60대 사람들이 기득권을 잡고 제 할 일을 안 한다. 그런 잘못된 행태들이 20, 30대의 미래와 국가발전에 큰 걸림돌이 되고 있다.

통신시장개방법 같은 민생법안은 누구나 알 만한 정책이다. 이렇게 쉬운 걸 모른다면 정치를 할 자격이 없는 멍청한 분들이다. 그런 걸 알면서도 안 한다면 정치할 자격이 없는 위선자들이다. 그러므로 한국 정치인들은 멍청하거나 위선자라서 정치할 자격이 없는 분들이시다.

잘못된 정치

· 6부 ·
좋은 치과 찾는 법 &
치과소개 네트워크 사업

1장 좋은 치과를 찾는 법 / 환자에게 전하는 말

2장 환자충들의 못된 행동과 대처법

3장 치과치료비가 비싸다면 99% 환자 잘못이며,
　　임플란트, 틀니를 보험 해주는 건 예산낭비다.

4장 치과경영의 길 / 치과의사에게 전하는 말

5장 어플과 치과네트워크 사업으로 세상을 바꾼다. 나의 꿈!

1장 좋은 치과를 찾는 법 / 환자에게 전하는 말

"이 세상 어디가 숲인지? 어디가 늪인지?
그 누구도 말을 않네."
– 조용필 「꿈」

　늪이 되는 치과와 숲이 되는 치과를 잘 찾을 수 있어야 한다. 그런데 이걸 찾는 것은 환자의 책임이다. 『치과시크릿』을 냈더니 "원장님! 병원이 먼 데, 서울지역에 어디 잘하는데 소개해주세요."라는 분들이 많다. 이런 분께는 이렇게 답을 드리고 싶다. 본인의 일은 본인이 직접 하세요.
　『치과시크릿』을 들고 가서 치료받을 원장에게 직접 물어보면 될 일이다. "○○원장님! 『치과시크릿』에 나온 ○○치료법 가능한가요?" 나도 그 원장에게 물어봐야 알 수 있다.

병원은 신환중심병원과 구환중심병원이 있다

신환은 처음 오는 환자를 말하고, 구환은 오래된 환자, 전에 왔던 환자를 말한다. 막 개원한 병원은 신환중심병원이다. 다만 개원하고 2년이 넘었는데도 아직도 광고에 치중하는 신환중심병원이면 나쁜 병원이다. 좋은 병원은 소문이 나서 이미 환자가 충분해 광고를 안 한다. 그 돈으로 병원에 투자한다. 나쁜 병원은 실력도 마인드도 개판인데, 오직 가격으로 환자를 유인하는 병원이다.

임플란트 한 번도 안 해본 환자, 뭘 잘 모르는 환자를 유인해서 치료하지만, 역시나 실력이 안 좋아서 치료품질이 무척 떨어진다. 환자는 나중에 본인이 속았다는 걸 알고는 주변 사람에게 소개하지 않는다. 그래서 주변에 그 병원을 추천하거나 소개하는 사람이 거의 없다. 그러므로 먹고살기 위해 광고로 신환을 끌어모은다. 인터넷에 검색하면 바로바로 잘 나오는 병원들의 상당수가 이런 신환중심병원인데, 개원하고 2년이 넘었는데도 지나친 광고에 의존하며 경영하고 있다면 나쁜 병원일 확률이 높다.

좋은 병원은 인터넷을 검색해도 환자가 절대로 찾을 수 없다. 원장은 이미 환자가 충분해서, 자기 뜻과 맞지 않는 가격을 후려치는 환자들이 싫어서 외부광고를 절대로 하지 않는다. 환자만족도가 높은 구환중심병원으로 아는 사람만 조용히 다니게 된다. 정말 추천할 만한 좋은 치과들은 당연히 구환중심병원에 있다.

환자를 위한 좋은 병원 찾아 좋은 진료받는 비법

1. 가격보다는 책임감 있는 의사를 선택해야 한다.
   [치과는 타치과에서 손댄 걸 잘 맡아주지 않는다. 치과 선택 잘못했다가 문제 발생 시 딴 치과에서 안 받아주는 난민된다!]
2. 병원은 광고를 하지 않음에도, 소개가 많은 곳을 간다.
   [구환중심병원 중에서 잘 맞는 곳을 선택하라!]

좋은 치과 찾기

3. 진료품질에서 의학적 근거를 제시할 수 있는지 확인한다.

   [진료행위에 대해 객관적인 근거가 있어야만 한다. 10만 원짜리 전자제품을 사더라도 제품 스펙이 쫙~ 나오듯이.]

4. 진료비가 업계평균보다 고가인 곳이 좋은 곳이다.

5. 치과치료는 100% 수작업임을 명심하라!

   [환자측이 먼저 요구해 치료비를 할인하거나 병원과의 관계가 나쁘면 사람 손으로 하는 거라 품질이 떨어지게 된다.]

▌좋은 의사는 신경치료, 보철, 발치를 함부로 하지 않는다

신경치료는 신경을 죽이는 치료이다. 어금니 신경치료를 하게 되면 기둥 세우고 보철까지 60만 원 이상이 나오게 된다. 치아백정들은 환자가 통증이나 불편감을 느끼는 상황에서 의학적 근거도 없이 웬만하면 신경치료를 하려고 혈안이 되어 있다. 환자들은 조심해야 한다. 그리고 보철도 최대한 안 해야 하는 거다. 보철을 해서 교합을 제대로 맞추기가 어렵다. 발치도 치아를 못 살린다는 의학적 근거가 있을 때만 행해져야 한다.

▌레벨4급 이상이 되어야 제대로 교합을 맞추는 거다

레벨4급 교합정밀도는 ABC 교합점을 정확하게 형성하는 것을 말한다. 레벨4급 교합에 대해서는 「치과시크릿 1편 2부 5장 보철」 편에 자세히 해설해 놓았다. 치과의사가 치료 시 교합품질이 레벨4 이상으로 할 수 있는지 환자는 검증해볼 필요가 있다.

▌교합이 무너지면 치과치료비 2,200만 원이 나올 수 있다

치과에 정기검진을 가면 "충치 있는지 봐주세요."가 아니라 "교합에 이상 있는지 봐주세요."라고 하는 게 훨씬 중요하다. 충치는 별 게 아니다. 그냥 파고 때우면 된다. 그런데 교합에 특히 교합전체구조에 문제가 생기면 치료비가 교정치료 700만 원이 들 수도 있고, 여기다가 전악보철까지 하게 되면 1,500~2,200만 원이 들 수 있다. 「치과시크릿 2편 2부 9장 18절」에 나온 환자 GSY의 경우가 교정 후 전악보철까지 해야 하는 경우이다. 치료비가 2,200만 원 좀 넘게 나온다. 비싼 게 아니다. 척추수술하는 것보다 더 어렵고 시간이 오래 걸리니까….

치과는 인체균형을 제어하니 실력으로 선택해야!!!

물건을 샀는데, 맘에 안 들면 중고로 팔든지 버리면 그만이다. 치과치료는 몸 안에 남아있다. 예를 들어 우측 어금니에 치과치료를 했는데, 교합이 안 맞으면 씹지 못하는 것은 두 번째 문제이다. 첫 번째 문제는 당신의 턱이 우측을 회피 해서 좌측으로 편측저작을 하게 되면서 척추가 틀어지게 된다는 것이다. 몸 안 에서 치과치료한 부분을 제거하고 다시 제대로 할 때까지 당신의 인체균형을 죽 을 때까지 틀어버리는 것이다. 불량식품보다 더 무서운 게 교합이 안 맞는 치과 치료이다.

다리가 부러지면 치료하듯 치아도 치료하자!

당신이 다리가 부러지면 치료비를 묻지도 따지지도 말고, 빚을 내서라도 바로 치료할 것이다. 그런데 치아는 왜 그렇게 대처하지 않는가? 신경치료하고 보철이 필요한데, 안 하고 버려도 되고, 치아 하나쯤 빠져도 없이 살아도 되고 그렇게 쉽 게 생각하는 사람들이 있다. 또 어떤 사람들은 치아 하나에 문제가 생기면 바로 치과를 찾아와서 치료를 받는다. 그렇게 관리를 잘해야 큰돈이 들어갈 일이 없 다. 교정치료를 제외하고 치과치료비가 200만 원이 넘는 일이 발생한다는 것은 환자에게 문제가 있는 것이다. 해야 할 치료를 안 하고 버티니까 치료비가 200만 원 이상 나오는 것이다.

임플란트를 2개 이상하거나 완전틀니하거나 치료비가 많이 나오는 환자들은 3~4년 동안 치과를 한 번도 안 가고, 관리에 소홀해서 치료비가 눈덩이처럼 불 어난 것이다. 나이가 들어서 잇몸이 나빠져서 치아가 빠진 게 절대 아니다. 치료 를 미루니까 전체구조가 무너져서 교합이 나빠져 치아가 빠진 거다. 저가의 의료 비로 봉사하는 치과의사를 탓할 일이 아니다.

치과의사 중에도 치아백정이 있듯, 환자 중에도 환자충이 있다.

행동1 "병원 진료비를 깎으려는" 할인 환자충

법은 평등해야 한다. 대통령 아들이라고 봐주면 안 된다.

병원진료비도 평등해야 한다. 봐주지 말고 똑같아야 한다.

마트에 가격이 10만 원이라고 정찰제인데, 계산원을 괴롭히면서 "제가 옆에 아파트 부녀회장인데, 20%는 할인해주세요. 그러면 딴 고객도 소개할게요." 하면 미친 @이다.

"원장님! 제가 이러이러한 사람인데, 진료비 20% 할인해 주세요." 똑같이 미친 거다. 얼마나 의사를 우습게 봤으면 마트에서 점원에게도 안 하는 행동을 원장 앞에서 할 수 있는가? 그리고 이렇게 가격을 깎으려는 환자들이 대개 악성환자들이 많다. 환자에게 이렇게 말하라! "저희는 이런 경우 130만 원을 받고 있는데, 환자분께서 110만 원을 받으라는 건 제가 전에 치료한 고객들에게 거짓말을 하라는 것입니다. 저는 그렇게는 못하겠습니다." 이런 환자는 먼저 환자로 받을지 말지 고민해야 하고, 받을 거면 환자차트에 표시하고 반드시 불이익을 주어야 한다.

환자가 원장에게 치료비를 깎아달라고 흥정하는 짓거리는 의사를 모욕하는 행위이다. 철없는 젊은 원장 중에는 환자에게 모욕을 당해도 "그럼 얼마까지 깎아드릴까요?"하고 병신같은 친절을 베풀기도 한다. 그렇게 말려들면 동네에 "○○치과에 가서 원장을 붙잡고 늘어지면 치료비를 깎아준다더라." 소문나게 되고 기존 충성고객들이 배신감을 느끼고 치과는 개판이 될 수 있다. 의료현장에서는 의사가 상업적인 경우보다 환자가 상업적인 경우가 훨씬 더 많다.

행동2 "근거 없이 인터넷에 악평을 올린다." 인터넷 환자충

행동1을 하려다 원장이 안 된다고 하면 어떤 환자는 인터넷에 "△△치과는 불친절하고 안 좋다."라고 악평을 올려 착한 원장을 괴롭힐 수 있다. 인터넷의 파급력이 생각보다 크다.

원장은 환자를 신환으로 받기 전에 환자에게 서약서를 받아야 한다. "△△치과에서 진료받고 나서 부정적이거나 치료효과가 없다는 진료후기를 인터넷에 올리지 않는다. 이를 어기면 $$$$만 원의 민사상 손해배상을 한다. 단, 긍정적인 후기는 괜찮다."라는 내용으로 환자사인을 받아라! 턱관절치료에서 모 한의사가 완치를 못 시켜도 불만족후기 없이 인터넷상에 깨끗하게 유지되는 건 ○○○ 원장이 이런 환자서약서를 받기 때문이다. 참으로 개원의에게는 필수적인 기술이다.

행동3 "진료비를 떼어먹는" 사기 환자충

완납하지 않은 환자는 프렙을 아예 하지 않는다. 최후로는 완납하지 않으면 보철물을 기공소에 맡기지 않으면 된다.

행동4 "엔도는 여기서 하고 보철은 딴 데 가는" 배신 환자충

근관확대까지는 정성껏 해주고, 보철비용까지 완납하지 않으면 절대로 절대로 근충을 하지 않는다.

행동5 "무리한 요구를 원장이 거절 시" 난동 환자충

개원하면 1년에 1명 정도는 경찰 불러서 끌어내야 한다. 나는 인구 5만5천 명의 좁은 지역사회 살면서 환자 끌어내고 2명을 고발해서 80만 원, 50만 원 벌금 때렸다. 물론 환자 고발해 벌금 때려도 매출에는 아무 지장이 없다. 오히려 환자충이 정리되면 치과에 출근할 맛이 나고 경영에 도움된다.

의사생활을 하다 보면 인간에 대해 많은 공부를 하게 된다.
세상엔 당신이 상상하는 이상으로 환자충이 많다. 이 정도의 행동이 과하다고 생각하는 원장은 개원하지 마라! 망한다.

3장 치과치료비가 비싸다면 99% 환자 잘못이며, 임플란트, 틀니를 보험 해주는 건 예산낭비다

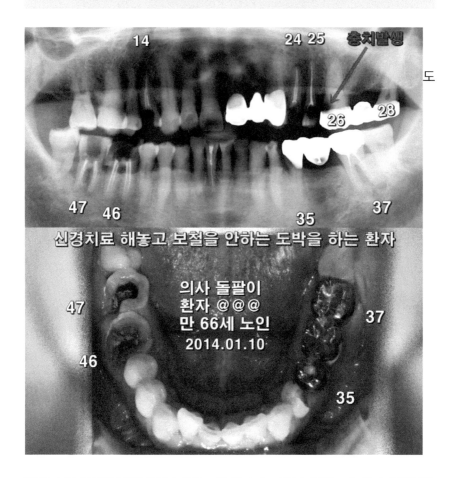

박하다 돈 잃으면 본인 관리소홀이므로 국가가 도와주지 않는다. 환자가 치아를 잃는 것도 관리소홀이므로 국가가 보험으로 임플란트를 해줄 필요가 없다. 십팔! 본 책 십팔 쪽에 나온 80세 환자 BLH를 봐라! 의료급여 1종으로 경제적으로 최고 약자임에도 임플란트를 하나도 할 필요가 없는 건, 치아에 문제가 생기면 바로 치과에서 정상적인 치료를 받았기 때문이다. 치아가 빠지는 건 나이가 들어서 그런 게 절대 아니다. 환자가 스스로 망친 것이다.

▌정신 나간 노인 때문에 예산 110만 원이 낭비된다
관리소홀로 치아 잃으면 국가가 도와주지 말아야!!!

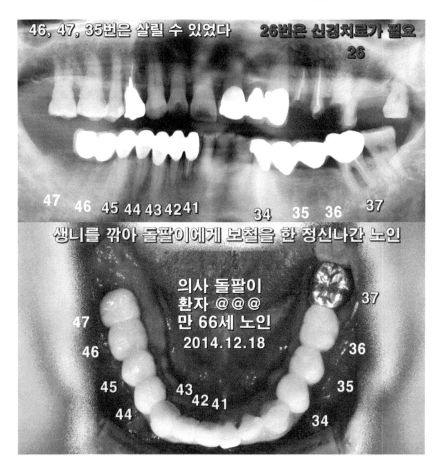

살릴 수 있었던 46,47,35번을 빼고 돌팔이에게 보철치료를 했다. 생니인 41,42,43,44,45번을 함부로 삭제하고 보철을 했는데, 나중에 몇 년 지나면 탈이 나서 43, 44, 45번도 내부가 썩어서 뽑게 될 것이다. 그 땐 틀니를 하게 된다. 노인들이 틀니를 하는 건 이런 정신나간 짓을 하기 때문인 경우가 대부분이다. 틀니2개에 120만원, 임플란트 2개에 110만원의 의료보험예산이 투입된다. 당신이 내는 피같은 의료보험비가 이런 정신나간 노인들을 위해 쓰인다.

좋은 치과 찾기

치과원장님들 중에 책에다 이렇게 다 알려주면 치과는 뭘 먹고 사느냐는 분들이 계시다. 걱정할 필요 없다. 교합을 알면 된다. 치과계의 마지막 Blue Ocean은 교합인데, 이걸 알면 환자에게 불필요한 진료를 안 해도 먹고 살 수 있다.

교합을 잘하면 엔도의 고통에서 벗어날 수 있다. 혼자 개원하고 한 자리에서 8년하고 2달이 지났지만, 단 한 번도 상악대구치 MB2 근관을 충전해 본 경험이 없다. 왜냐면 불필요하니까. 3근관만 제대로 충전하고 교합만 완벽하게 맞춰도 환자 complain은 일어날 수가 없다. 그렇다고 내가 리엔도를 많이 하는 것도 아니다. 환자가 씹을 때 아프고 시린 것은 99% 이상 교합문제임을 깨닫게 되면, 불필요한 리엔도를 안 하고 편안하게 진료를 할 수 있게 된다.

교합을 잘하면 환자불평의 고통에서 벗어날 수 있다. "보철하고 나서 씹을 때 불편하다." "잘 안 씹어진다." 이런 환자의 불평불만은 우리 치과에서는 찾아볼 수가 없다. 다른 치과에서 온 씹기 불편한 환자를 고쳐준 적은 있어도 내가 그런 환자를 만들지는 않는다.

교합을 잘하면 치과치료가 예측가능한 범위에 들어온다. 임플란트, 보철을 하기 전에 환자가 밥을 잘 씹을 수 있을지 없을지를 미리 알 수 있어서 선조치가 가능하다.

다수의 원장님들이 치과일을 재미없어한다. 왜냐면 이게 생각대로 잘 안 되니까 짜증이 난다. 나는 그 반대다. 치과일이 이 세상에서 가장 재미있고 즐겁다. 오늘도 출근해서 어떤 새로운 세상과 만날지 너무 즐겁다. 즐겁지 않으면 치과에서 먹고 자면서 이러한 책을 쓸 수가 없다.

▌ 치과치료를 잘하려면 사소한 교합을 잘해야 한다. 위대함은 사소함의 축적일 뿐이다. – 조명의

치과경영선순환을 만들려면 교합을 잘해야 한다. 잘되는 치과는 보철을 하고 나서 씹을 때 좋고 편하니까 환자가 안 오게 된다. 정기검진을 오라고 해도 2~3년간 치과에 나타나지 않는다. 그러면서 본인 대신 자기 지인들을 보철하라고 보낸다. 이게 선순환이다. 그런데 교합을 잘못하는 치과는 보철하고 나서 환자가 씹을 때 불편하다고 계속 찾아와도 원장이 그 문제를 완벽하게 해결을 못 한다. "쓰다 보면 괜찮아질 거예요."라고 얼버무린다. 보철하고 환자 본인은 많이 오면서 자기 지인들은 못 오게 한다. "야! 나 ○○치과에서 치료받았는데, 이빨 못하더라. 너는 딴 치과 알아봐라." 이런 게 악순환이다. 교합을 잘해야 선순환을 만들 수 있다.

제작비 5배 법칙. 상품가격은 제작비의 5배가 넘어야 한다.

15년 전 금니 기공료 2만5천 원, A-type 금값 2만5천 원, 금니의 제작비가 5만 원이던 시절에 치과에서는 25만 원을 받았다.

수술비 10배 법칙. 임플란트 수술 시엔 재료비의 10배를 받아야 한다. 뼈이식 없는 기본임플란트를 생각해 봐라! 이식체 5만 원, 기둥 2만 원, 기공료 6만 원 재료비 합계가 13만 원이고 임플란트수가는 10배인 130만 원을 받아야 한다. 수술성공 & 교합맞춤까지 생각하면 많이 받는 게 아니다. 15배는 받아야 하나, 최소 10배는 유지해야 한다.

직원인건비 18~20% 법칙. 월매출이 3천이면 인건비총액이 20%인 600만 원 이내여야 한다. 인건비는 직원수령액+퇴직금준비금[수령액 10%]+식대 및 기타[직원으로 해서 추가된 비용]로 계산한다.

치과경영은 과학이다. 치과시크릿 홈페이지나 세미나를 통해 알려드릴 예정이다. 지옥에 사는 의사를 구원하기 위해….

▍치과경영을 잘하려면 교합품질을 높여야 한다

의료계에 보면 상담실장의 상담능력을 키워서 치과를 잘 되게 하겠다는 어리석은 의사들이 참 많다. 그건 식당에서 직원의 메뉴상담능력을 키워 식당매출을 올릴 수 있다고 생각하는 것과 같다. 식당이 잘 되려면 본질인 맛을 올려야 한다. 치과의 맛은 교합에 있다. 교합품질을 올려야 치과를 잘 되게 할 수 있다.

개원한 지 2년이 넘었는데도 광고를 해야 하고, 직원상담능력에 따라 병원매출이 좌지우지된다면 의사가 실력이 없다는 거다. 경쟁력이 없이 가격할인, 환자 비위맞추기를 하면서 신환중심병원을 운영하는 것인데, 사는 게 무척 피곤하고 스트레스가 많다. 환자에게 끌려다니며 사는 거다.

나는 신규개원하고 1년 반 만에 외부광고를 중단했다. 개원 3년 만에 주 4.5일 근무를 하고 여행 가느라 치과를 잘 비우지만 매출은 일정하게 나온다. 수도권이라면 몰라도 여긴 시장이 좁아서 주 6일 근무를 해도 매출은 오르지 않지만, 환자에게 끌려다니지 않고 스트레스가 거의 없다.

참고로 우리 치과의 최고 연봉자는 진료실에 진료실장이다. 임금이 가장 적은 곳은 접수대에 있는 직원이다.

▍치과의사는 일반인보다 빨리 죽는 극한직업이다

2015년 미국 경제지 비즈니스 인사이더에서 발표한 건강에 좋지 않은 직업 1위에 치과의사가 선정되었다. 미국처럼 보험환자만 10~15명만 진료하는 편안한 환경에서도 건강위험도가 1위라면, 그 2배의 환자를 보는 한국 치과의사는 지옥에 살고 있는 거다. 그리고 평균적으로 치과의사는 목, 어깨 통증을 달고 살고 환자에 대한 스트레스도 심하다. 치과의사는 진료기술보다 환자관상을 보는 능력이 더 중요하다. 스트레스를 심하게 주는 환자는 처음부터 걸러야 한다.

▌ 치과의사, 환자 서로 상생하는 세상을 만들고 싶다

그러기 위해서는 먼저 치과의사가 스스로 좋은 진료를 해야 한다. 지금처럼 정지성 충치를 꼭 필요한 치료라고 환자에게 거짓말 하고, 살릴 수 있는 치아를 신경치료할 기회도 주지 않고 임플란트하라고 권하고, 치료할 때 교합도 제대로 안 맞춰놓고 망가뜨려놓고 척추를 틀어지게 해놓고는 "괜찮다. 그냥 쓰다보면 적응된다." 이 따위로 하니까 환자들이 우리를 낮게 평가하는 것이다.

만약 $$호텔이 숙박비 20만원을 받는데, 모텔이 숙박비 5만원을 받는다고 화를 내거나 비난하면 웃길 것이다. 치과의사들아! 임플란트를 @@치과에서 90만원을 받든 말든 신경쓸 필요가 없다. 당신이 130만원을 받고 싶으면 교합을 정밀하게 만들든가 아님 SSR임플란트 수술기술을 써서 치료시기를 앞당기든가 해서 환자가 납득할 만한 근거를 제시해서 원하는 수가를 받으면 될 일이다. 프로의 세계에서는 고객에게 자신의 가치를 증명하고 인정받으면 되는 거다.

▌ "치료할 돈이 없다."는 환자 거짓말에 속지 말자

그럴 리가 없다. 그런 환자는 다리가 부러졌을 때, 하는 행동을 보면 안다. 진짜 돈이 없다면 부러진 걸 안 붙이고 버틸 것이다. 하지만, 다리가 부러지면 빚을 내서라도 치료할 것이다. 다리가 소중한 것처럼 치아도 하나만 문제가 생겨도 바로 빚을 내서 치료를 하면 된다. 그럼 왜 환자는 치과만 오면 "돈 없다"는 거짓말을 할까? 동정을 얻어서 치료비를 흥정하려는 수작이다. 환자는 돈이 없는 게 아니라 치과를 하찮게 생각하고 우습게 보니 돈을 지불하는게 아까운 것이다. 그러니 할인해줄 필요 없이 다른 사람에게 받았던 비용대로 평등하게 받고 동정없이 객관적으로 대해야 한다.

5장 어플과 치과네트워크 사업으로 세상을 바꾼다
포털이 되면 돈과 영향력을 행사할 수 있다

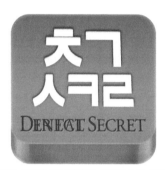

조명의 원장이 만든 치과시크릿 어플

애플, 구글은 하드웨어를 만들지 않지만, 삼성보다 더 강한 영향력을 가지는데 이 힘은 소프트웨어에서 나온다. 소프트파워라고 하는데, 이게 있어야 포털이 될 수 있다. 애플, 구글은 앱스토어라는 포털을 가지고 있어서 앱에서 발생하는 매출의 30%를 가만히 앉아서 계속 버는 것이다. 플랫폼이 되면 이게 가능하다. 김승남 회장님이 설립했던 취업포털 1위 잡코리아라는 회사가 있다. 권성문 회장님이 3억을 투자하여 회사지분의 50%를 받았다. 나중에 미국 몬스터닷컴이 잡코리아를 1,000억에 인수하여 권성문 회장은 500억을, 김승남 회장은 300억을 벌었다. 치과시크릿 프로젝트는 3억이면 충분하다. 포털이 되면 돈과 영향력을 가진다. 하지만 치과의료시장은 특수성이 있어 포털이 되려면 치과의료기술을 이해하고 고객의 문제를 해결해줄 수 있어야 한다.

나처럼 환자 문제를 해결 가능해야 의료기술포털이 될 수 있는 것이다. 앞으로 인간수명이 늘어나면 노인들이 임플란트를 많이 심게 될 것이다. 치과시크릿은 치과의료시장 & 성형외과시장[턱수술]을 장악할 수 있다. 나와 같이 뜻을 함께 할 치과의사나 투자자는 개인적으로 연락을 주길 바란다.

나의 꿈! 그리고 인류의 꿈! 무병장수

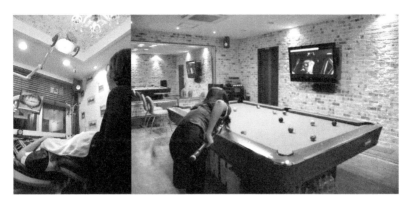

[조명의 원장이 창조하여 운영 중인 치과이다.]

치과포털이 되어 좋은 치과치료를 받고 싶은 잠재고객을 확보한다. 그리고 실력이 검증된 치과에 소개를 시켜준다. 치과 측으로부터 사이트에 광고료로 월매출의 5%만 받는다. 6천만 원짜리 치과면 월 300만 원이고 이런 치과를 100군데만 모집하면 월 3억, 연 36억 매출이 가능하다. 조 원장이 자연치아 살리기, 빠른 임플란트 수술기술 같은 특급기술도 전수해서 치과시크릿 회원치과를 이용한 고객만족도 책임진다. 추후 국내 임플란트 회사와 합자하여 중국시장에 진출하여 치과 1,000군데에서 연매출 360억도 달성한다.

4가지 있는 나의 꿈! 2025년 내로 현실화

첫째, 인류가 교합기반의 좋은 치과치료를 받게 한다.

　　치과의사조차 교합이 뭔지, 좋은 치과치료가 뭔지를 모른다.

둘째, 치과치료로 전신균형을 유지하여 무병장수토록 한다.

　　경추, 척추, 관절 모두를 건강하게 만드는 비법을 전수한다.

셋째, 위의 2가지 목표를 이루기 위해 세력을 구축한다.

　　치과분야의 포털이 되어서 영향력을 행사해야 한다.

넷째, 좋은 치료를 하는 원장이 돈을 더 많이 벌어야 한다.

좋은 치과 찾기

█ 치과시크릿 3편 "환자를 위한 치료법 & 건강법" 예고

7부 치료비, 통증, 시간을 단축하는 치과치료 비법

8부 치아관리 궁극의 비밀 [100세까지 임플란트 없이 살기]

9부 건강관리 궁극의 비밀 [100세까지 무병장수하는 비법]

나는 치과의사가 나쁜 진료를 했을 경우에 본 책의 내용에서 벗어날 수 없도록 정교하게 다 알려주었다. 이제 일반인이 좋은 치료를 받지 못한다면 환자의 책임이다. 진정으로 좋은 치과치료와 건강에 관심이 있다면 이 책과 인연을 맺을 것이다. 마지막으로 보도 섀퍼의 책 『돈』을 응용해서 죽기 전에 시를 하나 남겨야겠다.

인생의 책임론 – 조명의

인생이 불행한 것은 세상 탓이라고 생각할 수도 있고 당신 탓이라고
생각할 수도 있습니다. 어떻게 생각하든 당신은 옳습니다.

하지만…
책임을 전가하는 것은 권한을 전가하는 것입니다.

당신 인생이 별로인 게 세상 탓이라면…
세상이 바뀌기 전에 당신의 인생은 바뀌지 않습니다.

나는 내 인생이 나의 탓이라 생각하기로 선택했습니다.
나의 인생을 바꿀 수 있는 권한이 나에게 있기를 바라니까요.